BEN ESCHER

4 Nächte – Fürchte die Dunkelheit

Weitere Titel der Autorin/des Autors:
72 Stunden – Fürchte die Stille

Über den Autor:

Ben Escher ist das Pseudonym eines preisgekrönten deutschsprachigen Thrillerautors. Er arbeitete unter anderem als Journalist und Werbetexter, bevor er begann, seine Leidenschaft für düstere psychologische Geschichten im Schreiben von Thrillern auszuleben. Heute pendelt der begeisterte Hobbykoch und -musiker zwischen Stadt und Land, bevorzugt mit der Bahn.

BEN ESCHER

4 NÄCHTE

THRILLER

FÜRCHTE DIE DUNKELHEIT

Lübbe

Die Bastei Lübbe AG verfolgt eine nachhaltige Buchproduktion. Wir verwenden Papiere aus nachhaltiger Forstwirtschaft und verzichten darauf, Bücher einzeln in Folie zu verpacken. Wir stellen unsere Bücher in Deutschland und Europa (EU) her und arbeiten mit den Druckereien kontinuierlich an einer positiven Ökobilanz.

MIX
Papier | Fördert gute Waldnutzung
FSC® C014496
FSC www.fsc.org

Originalausgabe

Textredaktion: René Stein, Kusterdingen
Umschlaggestaltung: Kristin Pang
Einband-/Umschlagmotiv: © andreiuc88 / AdobeStock
Satz: Dörlemann Satz, Lemförde
Gesetzt aus der Baskerville MT
Druck und Verarbeitung: GGP Media GmbH, Pößneck
Printed in Germany
ISBN 978-3-404-18970-0

2 4 5 3 1

Sie finden uns im Internet unter luebbe.de
Bitte beachten Sie auch: lesejury.de

Sie streiten wieder.

Mutter bittet Vater, leise zu sein, doch er will nicht hören. Sie haben beide getrunken. Es fängt an, wenn sie ihn ins Bett schicken. Früher ging seine Mutter mit ihm nach oben, um ihm einen Gutenachtkuss zu geben, doch seit einiger Zeit bleibt sie auf der Couch sitzen, und er holt sich seinen Kuss selbst ab. Heute haben sie früher als sonst zu trinken begonnen, also hat er darauf verzichtet.

Sie streiten nicht ständig. Meist unterhalten sie sich anfangs nur, manchmal lachen sie auch laut. Mit der Zeit wird seine Mutter immer ruhiger, während sein Vater zu poltern beginnt. Und später in der Nacht verwandelt sich seine Energie in Wut.

Es geht um das Haus, so viel glaubt er zu verstehen. Warum das Haus ein Problem ist, kann er nicht sagen. Er ist fünf und bildet sich ein, klug für sein Alter zu sein. Aber was sie reden, ergibt für ihn keinen Sinn. Es ist doch ihr Haus, oder etwa nicht? Die Vorstellung, dass jemand anderes hier wohnen könnte, erscheint absurd. Doch scheinen sich die Auseinandersetzungen genau darum zu drehen. Seit ein paar Nächten lässt ihn der Gedanke nicht mehr los. Seine Eltern wollen das Haus weggeben. Und er weiß nicht, warum, aber er hat das sichere Gefühl, dass es an ihm liegt. Immer wieder fällt auch sein Name in all dem Geschrei.

»Was ist mit dem Jungen?! Er ist dir wieder völlig egal!«

Seither schläft er nicht mehr richtig, sondern ist immerzu wachsam. Er träumt davon, dass seine Eltern in einem Auto sitzen, das auf einen Abgrund zurollt, während er versucht, es aufzuhalten.

Seine Eltern wissen nichts davon. Er will ihnen nicht sagen, dass er nicht schläft. Wer weiß, was das auslösen würde. Was immer die beiden beschäftigt, erscheint so schon kompliziert genug. Die Lage hat sich in letzter Zeit zugespitzt, jeden Morgen stehen mehr leere Flaschen auf dem Wohnzimmertisch.

Also kuschelt er sich an den zerschlissenen Teddy, den sein Vater ihm geschenkt hat. Seine Mutter wollte zuerst nicht, dass er ihn bekommt. Sie hat seinem Vater unterstellt, er hätte ihn irgendwo im Müll gefunden. Und tatsächlich stand an einem Arm das Innenfutter heraus. Seine Mutter musste die Naht erst erneuern. Doch seither ist dieser Teddy sein treuer Begleiter. Die Geschenke der Mutter liegen in einer Ecke, manche noch nicht einmal richtig ausgepackt. Geschenke, die in letzter Zeit in immer größeren Kartons kamen – auch darüber streiten seine Eltern.

Er will die Auseinandersetzung im Wohnzimmer wie immer ignorieren, doch als etwas klirrend zu Bruch geht, versteht er, dass heute etwas anders ist. Sein kindlicher Instinkt sagt ihm, dass es nicht so weitergehen wird wie bisher. Und da trifft er eine Entscheidung, die sein Leben verändern wird. Er steht auf und schleicht sich ins Wohnzimmer, gerade in dem Moment, als es weitere Scherben gibt und die Sache endgültig aus dem Ruder läuft.

»Was denkst du? Meinst du, es ist das Richtige für ihn?«

»Ich glaube schon. Du siehst doch, wie er kämpft. Er war zu lang damit allein.«

»Er wird sich dagegen wehren.«

»Ja. Aber er wird auch einsehen, dass es die beste Lösung ist.«

»Vielleicht, kurzfristig. Aber wird er durchhalten?«

»Wir müssen es versuchen.«

»Er ist nicht so belastbar. Nicht wie andere. Die Vergangenheit wird irgendwann hochkommen.«

»Das kann auch so passieren.«

»Ja, aber wenn er Stress hat …«

»Es ist die beste Lösung, du wirst sehen. Alles wird gut gehen.«

»Er darf nie davon erfahren, dass wir dahinterstecken.«

»Wird er nicht. Von mir erfährt er nichts. Wenn du es ihm nicht erzählst …«

»Nein.«

»Dann ist alles gut. Er schafft das.«

»Hoffentlich.«

9 UHR – NOCH ZWÖLF STUNDEN BIS ZUR ERSTEN NACHT

Die Lifttür schließt sich und Marc lehnt sich dagegen. Er nimmt ein paar tiefe Atemzüge, um sich zu beruhigen, während der Fahrstuhl sich in Bewegung setzt.

Drei Sekunden einatmen, eine Sekunde anhalten, vier Sekunden ausatmen, zwei Sekunden anhalten.

Die Atemübung stammt aus dem Yoga, er hat gelesen, dass sie die Konzentrationsfähigkeit erhöht, doch er nutzt sie in letzter Zeit ausschließlich dazu, um Stress abzubauen.

Der Mann ist ihm bis in die Eingangshalle gefolgt. Er will das Geld, das Marc nicht mehr hat. Marc hat den Fahrstuhl im letzten Moment erreicht.

Es ist egal, jetzt ist er hier. Er hat den ersten Schritt in ein neues Leben getan. Er hat eine zweite Chance bekommen und wird sie nicht vergeuden.

Danke Jens. Das vergesse ich dir nie.

Nach vier Zyklen der Atemübung beruhigt sich sein Puls. Er nimmt sein Handy aus der Tasche, um nach der Uhrzeit zu sehen. In der Rechten hat er die Ledertasche, die er gestern noch gekauft hat. Sie schien ihm zu seinem blauen Sakko zu passen. Noch ist sie leer, bis auf eine Tupperdose, einen Notizblock und zwei Kugelschreiber. Der Lift verlangsamt seine Fahrt und spuckt ihn im dreißigsten Stock aus, wo ihn gleißendes Sonnenlicht erwartet. Vor ihm liegt ein leerer Korridor, an dessen Ende sich eine bodentiefe Glasfront befindet, die einen atemberaubenden Blick auf die Skyline der Stadt freigibt. Zwischen den Glasfassaden der benachbarten Gebäude klafft eine Lücke, in der tief die Sonne steht.

Er hebt den Arm, um seine Augen zu beschatten, und nimmt einen tiefen Atemzug. Die Luft ist erfüllt von einem Reinigungsmittel, riecht für ihn aber mehr nach Freiheit als Gebirgsluft. Dann betritt er die Räumlichkeiten der Kanzlei.

Marc hat erwartet, eine Rezeption vorzufinden, wo er sich anmelden kann, doch wenn sie existiert, muss sie sich in einem anderen Stockwerk befinden. So tappt er den Flur entlang und versucht, durch Milchglastüren in die Büros zu spähen. Die Namen auf den Schildern daneben kennt er nicht. Eine der Türen steht offen, dahinter sieht er einen Drachenbaum. Kein Mensch ist zu sehen.

Er widersteht der Versuchung, »Hallo« zu rufen. Er würde wie ein unsicherer Neuling klingen, und das wäre unpassend. Er gehört jetzt hierher. Den Vertrag hat er vorgestern eilig unterschrieben, *Junior Legal Project Manager* lautet seine Position. Seit dem Jura-Studium sind ein paar Jahre vergangen, er war mit anderen Projekten beschäftigt – Dingen, die sich nicht so entwickelt haben, wie er das geplant hatte. Manchmal muss man eben Risiken eingehen. Deshalb ist diese Position genau das Richtige: Vierzehn satte Monatsgehälter, Arbeitslosen- und Krankenversicherung, Sicherheit. Hier kann er sich von seinem Abenteuer erholen, sein Leben neu ordnen.

Er kommt zu einer Sitzecke, die direkt an die Fensterfront grenzt. Als er hinuntersieht, erfasst ihn ein kurzer Schwindel.

Er hält Abstand zum Glas und wendet sich nach links, wo er neben einem der Büros den Namen *Erler* liest. Er klopft und betätigt die Türklinke. Die Tür ist nicht verschlossen.

Dafür sieht er, dass die Tür des Nebenraums nur angelehnt ist.

Nach kurzem Zögern drückt er sie auf. Es handelt sich nicht um ein Büro, sondern um einen Besprechungsraum. Marc fragt sich, warum diese Räume auf der ganzen Welt gleich aussehen, weiß und kahl, mit Projektionsflächen, die wie eine Drohung funktionieren: Wehe, du bringst keine Ideen mit, um sie zu füllen!

Während die Leinwand vor den trapezförmigen Tischen, die sich funktional zu Kreisen oder Reihen anordnen lassen, auf das Bild des Projektors wartet, sieht man dem Flipchart an, dass er benutzt wurde. Die aufgeschlagene Seite wartet darauf, beschrieben zu werden, doch es gibt einen ganzen Packen beschriebener Seiten, die einfach über den oberen Rand des Flipcharts geklappt wurden.

Er selbst hatte auch so einen Flipchart in dem zu teuren Büro, das er sich für sein Start-up geleistet hat. *Fake it, until you make it*, lautete der Ratschlag – tu so, als ob, bis du es hinkriegst. Das Büro musste teuer aussehen, um den Anspruch des Projekts zu zeigen. Dass das auch den wirtschaftlichen Druck erhöht, war einkalkuliert. Ein nicht zu vermeidendes Risiko, aus Marcs Sicht. Die Bank sah das naturgemäß anders, als er um eine Stundung der Kreditraten bat. Der Bankbeamte war in seinem Alter und begann, am Businessplan herumzuschrauben, bis Marc einfach aufstand und ging.

In seinem Büro hat er jedenfalls immer darauf bestanden, jeden Morgen die Blätter vom Flipchart abzureißen und dem Schredder zum Fraß vorzuwerfen. Wenig gibt so viel Aufschluss über ein Unternehmen wie die Dokumente der internen Sitzungen. Alle Schwächen, die man nach außen hin zu verbergen sucht, sind dort offen sichtbar.

Hier scheint man davor keine Angst zu haben. Oder aber, was Marc wahrscheinlicher findet, man ist nachlässiger, als er es war. Traditionsunternehmen wie dieses hier neigen irgendwann zur Schlamperei. Auf Kleinigkeiten wie diese wird weniger Wert gelegt.

Deshalb wäre es auch ungeheuer interessant, sich diese Seiten anzusehen, die da über den Rahmen am Flipchart geschlagen sind. Der Block ist fast verbraucht, es müssen zwanzig, dreißig beschriebene Seiten sein. Undeutlich kann Marc die Spuren bunter Stifte erkennen.

Unschlüssig steht er an der Tür. Die Stille ist wie eine Einladung. Geh hin, sieh es dir an! Selbst wenn ihn jemand dabei erwischt, was soll schon passieren? Niemand scheint den alten Aufzeichnungen Wert beizumessen.

Langsam geht Marc in den Raum und sieht sich unauffällig um, als würde er nur seinen künftigen Arbeitsplatz genauer in Augenschein nehmen. Das ist absurd, weil er ja ohnehin nicht beobachtet wird.

Vor dem Flipchart angekommen, nimmt er einen der Stifte in die Hand. Er ist grün und funktioniert noch, wie Marc feststellt. Zu oft vergessen die Leute, die Kappe wieder aufzusetzen, und die Stifte trocknen aus. Bei ihm ist das die ganze Zeit passiert, und er musste regelmäßig neue kaufen. Hier scheint man darauf besser aufzupassen.

Marc sieht über die Schulter zur halb offenen Tür, hinter der immer noch alles ruhig ist, dann klappt er eines der Blätter herunter. Es ist mit bunten Blasen gefüllt, in denen Namen stehen. Neben einem davon steht »Mandant«. Es muss sich um einen aktuellen Fall handeln. Pfeile verbinden die

Blasen, neben einer davon steht ein Paragraf. Hier wurde die Strategie für einen bevorstehenden Rechtsstreit besprochen, nicht besonders interessant.

Marc will schon aufgeben, klappt aber noch ein zweites Blatt herunter. Sein Blick fällt auf ein Wort, das ihn stutzig macht.

Im selben Moment hört er vor der Tür ein Geräusch und schlägt die Blätter schnell wieder zurück. Er legt den Filzstift auf die Schiene des Flipcharts und tapst zurück zur Tür.

Vorsichtig lugt er durch den Türspalt, kann aber niemanden erkennen.

War da wirklich ein Geräusch? Oder hat er sich das eingebildet?

Er tritt auf den Gang, sieht sich noch einmal um, bevor er die Tür schließt.

Die nächsten Stunden werden so voller Überraschungen und neuer Eindrücke sein, dass er das, was auf dem Flipchart stand, wieder vergisst.

»Hallo, kleiner Bruder!«

Marc fährt hoch. Er sitzt in einem weich gepolsterten Bürostuhl hinter dem Schreibtisch seines Bruders, hat sich darin zurückgelehnt und sich gefragt, ob hier alle so tolle Stühle haben. Dabei muss er eingenickt sein.

Jens steht in der Tür und blickt sich um. »Bist du allein?«

Marc richtet sich auf. »Ja, warum?«

»Ich dachte, du hättest mit jemandem gesprochen.«

Kurz wirkt sein Bruder verwirrt, dann macht er eine wegwerfende Handbewegung.

»Du bist wirklich hier«, stellt er fest. »Ich dachte, du

machst einen Rückzieher. Mister ›Ich bin mein eigener Chef, niemand hat mir etwas zu sagen‹.«

Marc steht auf, und sie fallen einander in die Arme.

»Komm, ich zeig dir dein Büro«, sagt Jens, nachdem sie sich voneinander gelöst haben.

Er führt Marc zur Tür unmittelbar nebenan, an der ein blankes Namensschild hängt.

Das Büro ist etwa halb so groß wie das seines Bruders. Es hat den Charme eines Schauraums in einem Möbelhaus, mit leichten Abnutzungsspuren am Mobiliar. Auf dem Schreibtisch stehen ein verwaister Computermonitor und eine Tastatur ohne dazugehörigen Rechner. In einer Pinnwand aus Kork stecken unterschiedliche bunte Reißnägel.

Marc tritt in die Mitte des Raums und dreht sich einmal um die eigene Achse.

»Zufrieden?«

Marc nickt.

»Du bekommst einen Firmenlaptop«, sagt Jens. »Aber jetzt leg erst mal deine Sachen ab. Du hast einen Termin.«

Sie verlassen das Büro und gehen den Weg zurück zu der Sitzgarnitur und von dort weiter auf die andere Seite der Kanzlei.

»Wie geht es Tamara?«, fragt Jens.

»Gut. Ich soll dich von ihr grüßen.«

»Sag ihr, sie muss sich keine Sorgen mehr machen. Ich passe ab jetzt auf dich auf.«

»Schon gut. Du hast gewonnen.«

Jens zeigt ihm die Toilette, ein Badezimmer mit Dusche, für extralange Arbeitstage oder eine Joggingrunde in der Mittagspause, sowie die Kaffeeküche, wo »die wirklich wichtigen Gespräche geführt werden«, wie er erklärt. An der Wand hängt ein Plakat mit einem Kleinkind darauf, darunter steht ein Spruch geschrieben: *Denken Sie an Ihre Kinder, machen Sie einen Ehevertrag!* Jens genießt es sichtlich, seinen kleinen Bruder wieder unter seine Fittiche nehmen zu können. Er versuchte schon unmittelbar nach dem Studium, ihn zu sich in die Firma zu holen, doch Marc wollte seinen eigenen Weg gehen. Mit einem Kumpel, der Telematik studiert hatte, gründete er ein Start-up, das eine App für Onlinebroking anbieten wollte – *Casual Money* nannten sie das Projekt. Doch die App kam nie über ein Prototypenstadium hinaus, und die Investoren wollen nun ihr Geld zurück. Einer von ihnen hat Marc geklagt, er hätte falsche Versprechungen gemacht. Für den Anwalt musste er sich weiter verschulden. Vor vier Wochen war es endgültig vorbei, er nahm die Website offline und kündigte den Mietvertrag des Büros.

Nun ist die alte Rollenverteilung wiederhergestellt. Jens hat seine Genugtuung darüber nicht verborgen, als sie Marcs neuen Job nach der Vertragsunterzeichnung gemeinsam begossen haben. Jens hat ihn in einen Club gezerrt, der Techno spielte und in dem er alle Leute zu kennen schien. Marc hat schon länger nicht mehr Party gemacht, sein Geschäft hat ihn rund um die Uhr in Beschlag genommen. Auf dem Nachhauseweg wollte Jens betrunken über ein Brückengeländer balancieren, zehn Meter über dem Wasser. Marc musste all seine Überredungskünste aufbieten, um ihn davon abzuhalten.

Er wird nun wieder mehr Zeit mit seinem Bruder verbringen. Es könnte schlimmer sein, deutlich schlimmer sogar. Noch ist die Gefahr nicht gebannt, der Mann in der Lobby hat ihn daran erinnert. Als die Bank ihm kein Geld mehr geben wollte, musste Marc sich anderer Kanäle bedienen. Genutzt hat es nichts.

Davon darf Jens natürlich nichts erfahren. Er weiß zwar

von den Schulden, aber über das Ausmaß hat Marc gelogen. Auch wenn er es nicht gern zugibt, die Hilfe von Jens kommt ihm wie gerufen. Sein Bruder hat ihm die Haut gerettet.

–

»Guten Tag! Mein Name ist Sandra Arend. Ich bin Psychologin und für die betriebliche Gesundheitsvorsorge zuständig.«

Die blonde Frau im Businessoutfit ist in seinem Alter und strahlt Souveränität aus.

»Freut mich, Sie kennenzulernen«, sagt Marc. »Ich weiß leider nicht, ob ich Ihnen viel erzählen kann. Heute ist mein erster Tag.«

»Das macht überhaupt nichts. Dieses Gespräch führe ich mit allen neuen Mitarbeitern.«

Sie hat einen Fragebogen vor sich und füllt einige leere Felder aus, Marcs Alter und seine Position im Unternehmen. Einige Fragen zu seiner Arbeit streicht sie durch, dann beginnt sie ihn nach Vorerkrankungen zu fragen und ob er Medikamente nimmt. Er verneint beides.

»Irgendwelche Allergien?«

»Nein.«

»Trinken Sie häufig Alkohol?«

Marc zögert. »Gelegentlich.«

»Und andere Substanzen?«

»Nein.«

Sie nickt und blättert um.

»Muss ich auf alles antworten?«, erkundigt er sich. »Das sind sehr private Dinge.«

»Sie müssen nicht. Aber es geht um Ihre Gesundheit. Ich kann Ihnen auf jeden Fall versichern, dass Ihre Angaben unter Verschluss bleiben. Ich gebe nur meine Einschätzung Ihrer Gesamtsituation weiter.«

»Einverstanden.«

Sie nimmt die Hände vom Fragebogen und lehnt sich zurück, wobei sie ihn mustert. »Und wie fühlen Sie sich heute?«

»Gut. Sehr gut.«

Er meint es ernst. So gut fühlt er sich seit Langem nicht mehr.

»Ausgeruht?«

»Voller Energie.«

»Schlafen Sie nachts?«

»Ich schlafe ausgezeichnet.«

»Gibt es manchmal Tage, wo Sie sich erschöpft, lustlos fühlen?«

»Nie. Ich bin immer voll leistungsfähig und versuche, mein ganzes Potenzial abzurufen.«

Er sieht gleich, dass es zu viel war. Arend hat seine Lüge bemerkt. Normalerweise sieht man es ihm nicht an, wenn er lügt.

Sie wendet sich wieder ihren Akten zu und zieht ein Blatt mit einer Liste von Namen ganz unten aus ihrer Mappe heraus.

»Ich frage, weil Sie sich für das Camp angemeldet haben.«

»Ein Camp?«

Sie zeigt ihm die Liste. Da steht tatsächlich sein Name. »Sie wussten nichts davon?«

»Nein. Worum geht es da?«

»Eine Teambuildingmaßnahme. Es handelt sich um eine Kooperation Ihres Arbeitgebers mit der Universität, an der ich forsche. Dabei soll untersucht werden, wie sich die Natur auf den Stresspegel von Hochleistungsperformern auswirkt.

Sie werden abends in einen Wald gefahren und schlafen dort in Zelten. Tagsüber arbeiten Sie normal. Eine Smartwatch ist mit einer mobilen App verbunden und überwacht Ihre Vitalfunktionen.«

»In einen Wald?«, fragt Marc verblüfft.

»Richtig. Die Zahl der Menschen mit stressassoziierten Krankheiten steigt stetig, gerade in Ihrem Geschäft«, fährt sie fort. »Arbeiten im Sitzen, Leistungsdruck, fehlende Bewegung, all diese Dinge bergen gesundheitliche Risiken. Der Wald stellt den natürlichen Ausgleich wieder her, gerade in letzter Zeit wurden viele neue Mechanismen gefunden, wie Wald und Mensch miteinander in Beziehung treten. Ruhe und Dunkelheit sind positiv, aber es kommt auch zum Austausch von chemischen Botenstoffen. Man kann mit Fug und Recht behaupten, dass der Wald zu uns spricht, dafür gibt es wissenschaftliche Belege.«

»Ich habe davon gehört«, gibt Marc zu, auch wenn er noch nicht versteht, was das mit ihm zu tun hat.

»Programme wie dieses sind in letzter Zeit stark nachgefragt, man bekommt schwer Plätze. Nur ausgesuchte Mitarbeiter dürfen mitmachen. Dass Sie noch während der Probezeit akzeptiert wurden, ist außergewöhnlich. Sehen Sie es als Chance.«

»Danke für das Angebot, aber das muss ein Fehler sein«, erklärt Marc schließlich. »Ich habe mich bestimmt nicht angemeldet. Nichts für ungut, aber ich schlafe lieber daheim.«

Nachdem sie das mit einem Nicken zur Kenntnis genommen hat, erklärt sie ihm, dass er immer zu ihr kommen kann, wenn es ein Problem gibt, ganz gleich welcher Art. Außerdem erzählt sie ihm von einem Briefkasten, wo die Angestellten anonym Verbesserungsvorschläge einbringen können. Eine Idee vom Chef selbst, wie sie betont.

Der Chef. Von ihm hat er bereits gehört. Er solle sich in Acht nehmen, hieß es.

»Soll ich Sie von der Liste streichen?«, fragt sie noch, bevor er geht.

»Ich bitte darum.«

Marc platzt in das Büro seines Bruders und findet eine Frau mit kurzen schwarzen Haaren auf seinem Schreibtisch sitzend vor, während Jens in seinem Chefsessel lungert.

»Marc, Brüderchen! Kannst du nicht klopfen?«

Die Frau, die Ende dreißig sein muss und aussieht, als würde sie viel Sport machen, mustert ihn von Kopf bis Fuß.

»Wir sehen uns später«, sagt sie zu Jens und verlässt das Büro, wobei sie sich enger als nötig an Marc vorbeischiebt.

Jens wartet, bis sie die Tür geschlossen hat. »Was kann ich für dich tun?«, fragt er unschuldig.

»Ein Outdoorcamp? Ernsthaft?«

»Ich hatte vergessen, es dir zu sagen. Ich habe dich angemeldet.«

»Warum denn das bitte?«

»Wegen deiner Stressprobleme.«

»Ich habe keine Stressprobleme«, entgegnet Marc.

Sein Bruder bleibt ruhig. »Komm schon, mir musst du nichts vormachen.«

»Du hast mit Tamara gesprochen, nicht wahr? Was hat sie dir erzählt?«

Jens lehnt sich zurück und legt die Beine auf den Schreibtisch. »Reg dich nicht auf. Es ist eine gute Sache. Ich wollte es dir sagen.«

Marc ärgert die Sache mehr, als er zugeben will.

»Nur weil wir jetzt in der gleichen Firma arbeiten, heißt das nicht, dass du mich herumkommandieren kannst wie früher. Ich bin kein kleiner Junge mehr.«

»Schon gut! Sie haben mich gefragt, und ich musste schnell entscheiden. Es beginnt schon heute Abend. Ich bin übrigens auch dabei.«

»Schön für dich. Ich nämlich nicht.«

Marcs Bruder macht ein fragendes Gesicht.

»Ich habe mich abgemeldet«, erklärt Marc.

Jens nimmt die Beine wieder vom Tisch und schüttelt energisch den Kopf, wobei er zum Telefon greift. »Das geht doch nicht.«

»Was soll das heißen?«

Jens hält den Hörer einen Moment lang in der Luft, dann legt er ihn wieder auf.

»Tut mir leid, kleiner Bruder, aber du musst da hin. Das ist die perfekte Gelegenheit für dich! Du kannst deine neuen Kollegen kennenlernen, und ihr könnt euch in Ruhe beschnuppern. Du weißt doch, wie das läuft, Netzwerke sind das Wichtigste. Und es gibt nichts, was einen mehr zusammenschweißt, als gemeinsam in der Wildnis in einem Zelt zu schlafen.«

»Und sich dabei überwachen zu lassen«, ätzt Marc.

Jens ringt die Hände. »Sei doch nicht so negativ, denk an deine Karriere! Ich ruf da jetzt an und sage, dass du es dir anders überlegt hast.«

Er scheucht seinen Bruder mit einer Geste aus seinem Büro.

Marcs neuer Chef heißt Josef Badler. Er steht an der Rückwand seines Büros, wo neben Urkunden historische Waffen, Eisenhelme, Ritterschwerter und Musketen hängen – Symbole für die Streitigkeiten, die Anwälte für ihre Mandaten ausfechten. Badler betrachtet sie wie ein Feldherr eine Landkarte mit Truppenbewegungen. Sein Anzug ist etwas zu weit geschnitten, trotz seines Übergewichts, als beinhalte er eine Reserve für weitere Kilos. Jens hat erzählt, er habe die Kanzlei vor gut zwanzig Jahren gegründet, nachdem er sich als Strafverteidiger für Prominente einen Namen gemacht hatte. Ein Dinosaurier, der die Generation Slimfit mit Argwohn betrachtet.

»Herr Erler«, sagt er und bittet Marc mit einem Kopfnicken, Platz zu nehmen, während er sich an seinen Schreibtisch setzt und eine dünne Mappe zur Hand nimmt. »Ich habe hier Ihren Lebenslauf vor mir, der ist in Ordnung. Ihr Bruder spricht in den höchsten Tönen über Sie.« Er blättert durch einige Seiten, bevor er diese wegschiebt und Marc ansieht. »Aber das ist alles Vergangenheit, jeder neue Mitarbeiter startet bei null. Sie müssen sich beweisen, und ich werde mir Ihre Arbeit genau ansehen.«

Er wartet auf eine Reaktion, als wollte er Marc Gelegenheit geben, einen ersten Fehler zu machen.

»Haben Sie damit ein Problem?«, fragt er.

»Überhaupt nicht«, antwortet Marc.

»Gut. Ich brauche verlässliche Leute, es ist schwieriger denn je, welche zu finden. Als ich diese Kanzlei vor zwanzig Jahren gründete, war ich ganz allein. Andere hätten einen Partner genommen, ich nicht. Es ist wichtig, allein bestehen zu können. Sie werden das auch lernen.« Er deutet auf einen Karton mit Ordnern, der neben der Tür steht, durch die Marc den Raum betreten hat. »Das sind die Protokolle von

Gerichtsverfahren, an denen ich als Strafverteidiger beteiligt war, als ich in Ihrem Alter war. Sie werden sehen, dass ich alle meine Verfahren gewonnen habe. Jedes davon bedurfte einer anderen Strategie. Sie werden neben Ihrer Arbeit beginnen, sich in diese Fälle einzulesen. Sie können die Sachen gern mit nach Hause nehmen. Es wird nötig sein. Ich will, dass Sie sich überlegen, warum ich erfolgreich war. Wenn Sie damit durch sind, unterhalten wir uns darüber.«

Marc widersteht dem Drang zu widersprechen. Er hat eigentlich nicht vor, seine Abende mit Tamara für den Job zu opfern. Aber Badler gleich zu Beginn vor den Kopf zu stoßen scheint keine gute Idee zu sein.

»Und noch etwas: Scheitern scheint neuerdings en vogue zu sein, die Leute probieren sich aus, aber nicht bei uns. Wir arbeiten nach den höchsten Qualitätsansprüchen. Hat Sie jemand über unseren Feedbackkasten aufgeklärt?«

»Frau Arend hat mir davon erzählt.«

»Niemand ist von diesem Anspruch ausgenommen, auch ich nicht. Wir streben ständig nach Verbesserung. Ich habe diese Maßnahme eingeführt, damit wir noch besser werden können. Wenn Ihnen also etwas auffällt, das optimiert werden könnte, äußern sie das direkt und ohne Umschweife, selbst wenn es meine Arbeit betrifft. Das ist enorm wichtig. Sie können damit natürlich auch direkt zu mir kommen. Die Idee mit der Möglichkeit, anonym Kritik zu äußern, kam von Frau Arend. Sie sagt, so wäre es leichter. Ich habe das akzeptiert.« Er sieht kurz so aus, als würde er über sein Unternehmen nachdenken, wie er so weit gekommen ist. »Ich brauche vollen Einsatz und maximale Verlässlichkeit.«

»Auf mich ist Verlass«, sagt Marc.

»Davon gehe ich aus. Und noch etwas.« Er sieht ihm in die Augen. »Ihr Bruder wird Ihnen nicht helfen. Wenn ich merke, dass Sie sich hinter ihm verstecken, sind Sie hier ganz schnell wieder raus. Sie sind ganz allein, wie ich es damals war. Verstehen Sie?«

Marc nickt.

»Gut. Willkommen im Team.«

Badler entlässt ihn mit einer Geste. Als Marc zur Tür geht, dreht er sich noch einmal nach der drapierten Waffensammlung um. Und da erkennt er, was Badler vorhin so innig angestarrt hat: eine Urkunde über die Zuerkennung der Ehrendoktorwürde einer russischen Universität. Nun erinnert er sich: Badler will mit »Herr Doktor« angesprochen werden. Jens hat ihn beschworen, es nicht zu vergessen.

Nach dem Gespräch mit seinem neuen Chef sitzt Marc nun allein in seinem Büro, einen Stapel Ordner mit Badlers Fällen und einen neuen Laptop auf dem Tisch, mit dem er Kontakte und die Termine für die nächsten Tage synchronisiert. Er hat einen Blick in Badlers Fälle geworfen, ohne sich wirklich darauf konzentrieren zu können. Dann hat er auf seinem Handy einige Videos auf YouTube angesehen und dabei völlig die Zeit aus dem Auge verloren. Er neigt dazu, das Essen zu vergessen. Deshalb hat er die Tupperbox mit dem mitgebrachten Salat geöffnet. Quinoa, Avocado und Spinat. Sie enthalten alles, was der Körper braucht, und sorgen für maximale Leistungsfähigkeit.

Neben dem Salat auf dem Tisch liegt das Buch von Lawrence Lamb, das ihn überallhin begleitet. Marc hat immer skeptisch auf Ratgeberbücher geblickt, die schnellen Erfolg versprechen, doch als er Lambs Buch *Der gelassene Manager* in die Hände bekam, änderte sich alles. Er las es in einem

Rutsch durch und war während der folgenden zwei Wochen kaum ansprechbar. Seither hat er noch weitere Ratgeberbücher gelesen, die sich konkret mit IT-Business beschäftigten, aber keines machte ähnlich Eindruck wie Lambs »Manager«, wie das Werk unter seinen Jüngern genannt wurde.

Lamb stammt aus London, brach mit siebzehn die Schule ab und gründete sein eigenes Start-up. Drei Jahre später war er Millionär, weitere drei Jahre später Milliardär. Als er glaubte, alles erreicht zu haben, was er erreichen wollte, verkaufte er den Großteil seiner Firmenanteile und legte sich eine Insel im Pazifik zu, wo er seither abgeschieden lebt. Inzwischen betreibt er dort Landwirtschaft und erzeugt seine eigenen Biolebensmittel. Die Bücher schreibt er zum Zeitvertreib, um Menschen glücklicher zu machen, wie er sagt. Der Schlüssel zu Glück und Erfolg liege in der Gelassenheit, lautet sein Credo. Glück ohne Erfolg ist eine Lüge, und echter Erfolg ohne Glück eigentlich nicht möglich. Beides muss im Einklang stehen.

Als er zum ersten Mal davon gehört hat, klang es ihm beinah zu esoterisch, aber Lambs Karriere spricht für sich, und so gab Marc ihm eine Chance. Viele Entscheidungen, die Marc im Zusammenhang mit seiner Firma traf, gingen direkt auf Dinge zurück, die er von Lamb gelernt hat.

Sechs Bücher sind es inzwischen, aber das letzte hat Marc nicht mehr zu Ende gelesen. Lamb ist seltsam geworden, inzwischen klingt es fast nach Religion. Er ist auch kaum wiederzuerkennen, mit seiner Glatze und den selbst genähten Kleidern. Alle Lambianer – den Ausdruck gibt es wirklich – sind sich einig, dass der »Manager« das Hauptwerk ist. Eine Reihe erfolgreicher Gründer beruft sich auf ihn.

Die gute Laune von vorhin hat sich erschöpft, der Aktenstapel scheint wie ein Damoklesschwert über ihm zu schweben. Marc rückt ihn zurecht, aber er scheint immer noch wackelig zu sein.

Er hat ein paar der Gerichtsprotokolle durchgeblättert. Badlers Gesprächston scheint sich über die Jahre nicht verändert zu haben, schon als Verteidiger war er sehr von sich eingenommen und hatte keine Scheu, es auch nach außen hin zu zeigen. Wie er trotzdem so erfolgreich sein konnte, ist Marc unbegreiflich.

Durch die Glastür kann Marc sehen, dass es draußen bereits dämmert.

Der Gedanke an eine Nacht im Wald erscheint ihm plötzlich gar nicht so übel.

Er wird für heute Schluss machen. Er muss noch einmal nach Hause, um zu duschen und warme Sachen einzupacken. Irgendwo müssen noch Schuhe mit gutem Profil und eine wasserdichte Jacke sein. Er wird Tamara schreiben, ob sie ihm die Klamotten heraussuchen kann.

Gedankenlos scrollt er durch Instagram und Twitter, als plötzlich die Tür auffliegt und Jens vor ihm steht.

»Bist du bereit?«

»Bereit wofür?«, fragt Marc.

»Es geht los. Wir fahren in den Wald.«

»Aber ich muss noch nach Hause!«

Jens tappt ungeduldig mit dem Fuß auf den Boden. »Keine Zeit.«

»Ich habe keine passende Kleidung. Und brauchen wir einen Schlafsack?«

»Hab ich alles«, meint Jens.

Marc sieht, dass sein Bruder es ernst meint. »Ich muss noch Tamara Bescheid sagen.«

»Dann mach das. Wir treffen uns in fünf Minuten unten.«

Marc greift zu seinem Telefon und wählt Tamaras Nummer. Sie meldet sich sofort.

»Wie ist es?«, will sie wissen.

»Gut. Ich bin gerade fertig.«

»Dann bestelle ich jetzt das Essen. Wie lang brauchst du?«

Das hat er ganz vergessen, sie wollten zur Feier des Tages bei dem guten indischen Restaurant Essen ordern. Es wird CO_2-neutral von Fahrradboten geliefert. Marc wollte noch Wein besorgen.

Er zögert. »Wir müssen das Essen wohl verschieben.«

»Ist alles in Ordnung?«

»Ja, es ist wegen Jens …«

»Was ist mit Jens?«

»Er hat mich zu einem Teambuildingcamp angemeldet, aber ich weiß noch nicht, ob ich teilnehme.«

Er erzählt von dem Gespräch mit der Psychologin, dass sie im Wald kampieren sollen.

Tamara wendet ein, dass er doch gar keine Campingausrüstung hat, worauf Marc erklärt, dass Jens ihm das ganze Equipment leiht.

»Das bedeutet, du kommst heute nicht nach Hause?«, fragt sie.

»Ich überlege noch.«

»Wir haben doch darüber gesprochen«, gibt sie zurück. »Lügen aus Rücksicht hilft niemandem. Du überlegst nicht, du hast dich längst entschieden.«

Er widerspricht nicht.

»Vier Nächte?«, fragt sie.

»Vier Nächte. Wenn es für dich in Ordnung ist.«

Ein paar Sekunden ist es still in der Leitung. »Klar. Wenn Jens dich angemeldet hat, ist es bestimmt gut, dass du mitmachst. Die Kollegen kennenlernen.«

»Danke. Du bist die Beste.«

Darauf antwortet sie nicht. Sie verabschieden sich, er verspricht, morgen vorbeizukommen, um passende Klamotten zu holen, und dabei wollen sie sich einen Augenblick Zeit nehmen, um auf den neuen Job anzustoßen. Richtig feiern werden sie dann, wenn er seine erste Lohnabrechnung bekommt.

Marcs Knie sind blutig, sein Atem rasselt vom Rennen, doch nichts davon ist von Bedeutung. Er ist elf Jahre alt, bereits zu klug, um noch ein echtes Kind zu sein, und zu jung, um zu wissen, was es bedeutet, ein Mann zu sein. Sein Bruder ist weiter, er hat bereits erste Erfahrungen mit Mädchen gemacht, was Marc mit kaum zu ertragendem Neid erfüllt. Immer ist sein Bruder ihm ein paar Schritte voraus. Drei Jahre sind es, und Marc wünscht sich, er könnte sie irgendwie aufholen, die Spanne verringern. Doch die Natur ist gegen ihn. Und so wird er weiterhin die Demütigung ertragen müssen, der kleine Bruder zu sein und zuzusehen, wie sein Bruder alles vom Leben bekommt und er nichts.

Heute ist es egal, heute spielen sie, als wären sie Gleichaltrige. Sie laufen in den Wald. Jens behauptet, dort ein verwaistes Baumhaus gesehen zu haben. Jens ist mit seinen langen Beinen vorausgelaufen, und Marc hat Mühe, Schritt zu halten. Er verkneift sich, Jens hinterherzurufen. Es kann nicht mehr weit sein, nur ein paar Minuten von der Straße. Ein Mädchen namens Ruth hat es ihm gezeigt. Marc malt sich diese Szene in den buntesten Farben aus. Ruth ist ein ganzes Jahr älter als Jens und fast so groß wie er.

Marc erreicht einen Graben, der sich quer durch den

Wald zieht. Auf der anderen Seite sieht er Äste wackeln, als Jens im Unterholz verschwindet. Marc darf nicht zögern, wenn er seinen Bruder nicht verlieren will. Er rammt die Fersen in den weichen Boden und rennt den Abhang hinunter, kommt ins Rutschen und fängt sich wieder. Er hat den Grund des Grabens, auf dem ein ausgetretener Pfad verläuft, fast erreicht, als er einen Ast übersieht und mit dem Fuß daran hängen bleibt. Marc stürzt und überschlägt sich. Der Aufprall ist dumpf und hart, und Marc glaubt zu spüren, dass er eine Delle im Waldboden hinterlässt. Der Schmerz kommt mit etwas Verzögerung, explodiert wie ein Feuerwerk in seinem Bein. An der Stelle am Schienbein, wo der Ast ihn erwischte, ist eine Schürfwunde, die zu bluten beginnt.

Die Verfolgungsjagd mit Jens ist plötzlich nicht mehr wichtig. Marc hält sich das Bein und bleibt liegen. Leise weint er, mehr aus Kränkung denn aus Schmerz. Vielleicht hätte er doch rufen sollen.

Doch da hört er neben sich Blätter rascheln. Es ist Jens.

»Alles in Ordnung?«

Marc wischt schnell die Tränen ab. »Ja. Ich bin nur ausgerutscht.«

»Du blutest. Tut es weh?«

»Eigentlich gar nicht«, lügt Marc und richtet sich auf.

Das Bein schmerzt, als er es belastet, doch er stellt fest, dass er auftreten kann.

Die Besorgnis von Jens hält nur kurz an. Schon kehrt die Begeisterung in seine Augen zurück. »Es ist gleich da vorne, komm mit!«

Marc nickt und macht probeweise einen Schritt, da rennt Jens schon wieder weiter.

Als Marc den Hang des Grabens erklommen hat, sieht er, dass Jens recht hat. Da vorne ist etwas in einer großen

Buche. Jemand hat in vielleicht fünf Metern Höhe eine alte Tür abenteuerlich zwischen die Äste geklemmt, sodass sie einen Boden bildet. Drumherum wurden aus rohen Brettern Wände gebaut.

»Hier, schau!«, ruft Jens, der unter dem Baum steht und eine Strickleiter in der Hand hält, die nach oben führt.

Sieht gefährlich aus, denkt Marc und hofft, dass sein Bruder nicht so dumm ist, da hinaufklettern zu wollen. Doch in diesem Moment setzt Jens auch schon seinen Fuß auf die erste Sprosse.

Als Marc die Strickleiter erreicht, ist Jens bereits oben und verschwindet im Baumhaus. Kurz darauf taucht sein Gesicht wieder auf.

»Worauf wartest du? Sie ist ganz fest, sieh her.«

Jens rüttelt von oben an der Leiter, als ob das irgendetwas beweisen würde. Marc bleibt nichts anderes übrig, als ebenfalls hochzuklettern. Er zwingt sich, nicht nach unten zu sehen, und nach ein paar Sprossen geht es besser.

Als er oben ankommt, macht das Triumphgefühl alle Schmerzen und Ängste wett. Auch Jens scheint es nicht kaltzulassen, auch wenn er wie immer alles hinter einer Maske der Souveränität verbirgt, die nie genau erkennen lässt, wie es ihm wirklich geht.

Eine Weile sitzen sie schweigend da und lassen ihren Atem zur Ruhe kommen. Das Baumhaus ist leer, bis auf eine Kerze in der Mitte, von der Wachs auf das Holz geronnen ist.

»Und hier warst du mit Ruth?«, wagt Marc zu fragen, obwohl er Angst vor der Antwort hat.

Der Blick, den er erntet, ist selbstbewusst, fast herablassend. Heiß durchfährt Marc der Neid.

»Ich habe sie geküsst«, behauptet Jens, als wäre es das Normalste auf der Welt.

»Hast du nicht!«

»Wenn ich es doch sage«, bekräftigt Jens, einen Moment lang ganz in seine Erinnerung versunken.

»Wie hast du … was hat sie …«

Das Unerhörte verschlägt Marc die Sprache. Es kann nicht sein, sein Bruder lügt.

»Es ist ganz leicht, ich kann dir erklären, wie es geht«, sagt Jens.

Marc winkt schnell ab, auch wenn ihn brennend interessiert, was sein Bruder zu sagen hat.

»Morgen gehe ich mit ihr zur Brücke«, fügt Jens hinzu.

»Aber wir dürfen doch nicht zur Brücke!«

Bei Jens klingt es, als wäre es keine große Sache. Doch die Brücke ist für alle Kinder tabu. Über sie donnern Lastwagen, und darunter schläft manchmal ein Obdachloser. Dort würde ohnehin niemand freiwillig hingehen. Dachte Marc zumindest.

»Vielleicht nehme ich dich auch einmal mit dorthin, wenn du größer bist«, sagt Jens.

Die Ankündigung befriedigt Marc in keiner Weise. Er interessiert sich nicht für Dinge, die er machen kann, wenn er größer ist. Davon gibt es schon eine lange Liste, und er ist nicht überzeugt, dass irgendetwas davon jemals passieren wird. Außerdem weiß er nicht, ob er wirklich zur Brücke will.

Auch Ruth kann nicht ernsthaft mit ihm dort hingehen wollen. Jens übertreibt wieder einmal maßlos.

Später wird er ihn noch fragen, ob sie nun fest zusammen sind, und Jens weiß darauf keine Antwort. Sie sitzen noch eine Weile in ihrem neu eroberten Reich, bevor sie die Stimme des Heimleiters aus dem Wald hören und schnell wieder hinunterklettern, bevor es Ärger gibt.

Als sich die elektrischen Schiebetüren öffnen und Marc ins Freie tritt, stehen auf dem Platz vor dem Hochhaus fünf schwarze SUV. Der Himmel ist mit grauen Wolken bedeckt, es dämmert bereits. Der Wind ist kühl, und Marc schließt die Knöpfe seines Sakkos.

Sie sind natürlich doch nicht gleich in den Wald gefahren. Die Abfahrt hat sich verzögert, Jens verschwand noch einmal, um den Grund dafür herauszufinden. Als er zurückkam, berichtete er, dass jemand noch etwas fertig machen musste.

Bei den Fahrzeugen stehen ein knappes Dutzend Leute. Sein Bruder erkennt ihn und winkt ihn zu sich. Sie gehen zu einem der Autos, das nur für sie beide bestimmt zu sein scheint.

»Du hast meine Sachen?«, fragt Marc.

Jens deutet in den Kofferraum, wo Schlafsäcke, eine Sporttasche und Kisten mit Proviant liegen.

Marc bemerkt einen Mann mit einer Kamera, der jemandem am Eingang des Gebäudes zuwinkt. Badler geht gemeinsam mit Arend auf die Wagen zu und begrüßt den Fotografen. Die beiden posieren vor einem der Fahrzeuge und lassen sich ablichten.

»Presse?«, fragt Marc.

Jens nickt. »Er zeigt allen, was er für ein toller Arbeitgeber ist. Die Gesundheit seiner Mitarbeiter steht an erster Stelle …« Der ironische Unterton ist nicht zu überhören.

Da ist das Fotoshooting auch schon beendet, und die anderen steigen in ihre Autos.

»Komm, Brüderchen«, sagt Jens.

Sie steigen hinten ein und nicken dem Fahrer zu. Eine Karawane aus großen Geländefahrzeugen setzt sich in Bewegung, um die nächste Autobahnauffahrt anzusteuern.

Jens fragt, wie das Gespräch mit dem Chef gelaufen ist, und Marc antwortet kurz angebunden.

»Hat er dir auch seine alten Fälle gegeben?«

»Ich hoffe, er erwartet nicht wirklich, dass ich das lese?«

»Gehört dazu, leider. Wenn du hier vorankommen willst, musst du da durch.«

»Wer war die Frau in deinem Büro?«, fragt Marc.

Jens grinst, während seine Gedanken kurz woanders zu sein scheinen. »Veronika, Gruppenleiterin im Controlling. Und bevor deine Fantasie mit dir durchgeht: Nein, da läuft nichts. Zumindest aktuell.«

Neben der Autobahn wird die Besiedelung dünner, Cargo-Zentren und Industriebetriebe lösen die Wohnhäuser ab, und schließlich verschwinden auch sie. Als sie von der Autobahn abfahren, ist dort nur noch dichter Wald.

Marc findet die Idee immer noch seltsam, aber der Anblick des dichten Unterholzes neben der Straße weckt Erinnerungen, und er merkt, wie er sich beruhigt. Ein paar Minuten rumpeln sie über von Schlaglöchern durchsetzte Schotterstraßen, dann lichtet sich der Wald und ein bärtiger Mann mit Mütze und oranger Jacke hebt die Hand. Er tritt an das erste Fahrzeug heran und unterhält sich mit dem Fahrer, um ihnen zu zeigen, wo sie parken können.

Sie fahren weiter und kommen zu ein paar niedrigen Bungalows, den Überresten einer Ferienhaussiedlung. Sie wirken verwahrlost, obwohl die Fenster und Türen intakt sind. Es liegt an den kleinen Bäumen, die nicht weit von den Hauswänden aus dem Boden sprießen und die niemand zurückgeschnitten hat. Hier scheint seit längerer Zeit niemand mehr zu wohnen. Auf einem hölzernen Bogen, der sich über einen ehemaligen Eingang spannt, hängen einzelne Buchstaben, ein E und ein R.

Kurz darauf stehen sie auf einer Wiese, alles reckt und streckt sich. Sie saugen die kühle Luft in ihre Lungen, die nach altem Laub und Pilzen duftet. Dazu mischt sich ein leicht modriger Geruch, der aus der verlassenen Feriensiedlung zu kommen scheint. Das Gefühl von Freiheit, das mit den Erinnerungen kam, ist inzwischen abgeebbt. Dieser Wald ist anders als jener aus ihrer Kindheit. Auch dort gab es Sperrmüll, aus dem man Baumhäuser bauen konnte, und doch wirkt dieser weniger einladend. Die Art und Weise, wie sich die Natur die Ferienhäuser zurückholt, hat nichts Romantisches an sich.

Der Bärtige ist verschwunden, und sie warten.

»Wer sind die anderen?«, flüstert Marc seinem Bruder unauffällig zu, um sich von seinen Gedanken abzulenken.

Jens deutet auf die kurzhaarige Frau, die Marc im Büro seines Bruders gesehen hat. Sie trägt eine unauffällige Softshelljacke sowie geschnürte Schuhe, die aussehen, als hätten sie mehrere Bergtouren mitgemacht.

»Veronika hast du ja schon kennengelernt. Siehst du ihr Headset? Sie hört nie auf zu arbeiten. Im Moment telefoniert sie gerade.«

Marc erkennt, dass sein Bruder recht hat. Ihr Mund bewegt sich kaum merkbar.

»Ich hoffe für sie, dass es hier guten Empfang gibt. An ihr ist das geplante Handyverbot gescheitert. Ihre Probleme mit Stress sind harmlos, sie sieht nur hin und wieder gegen vier Uhr morgens nach, ob sie eine Mail bekommen hat. Das ist nicht krankhaft bei ihr, sie ist einfach so.«

Neben ihr steht ein Mann um die fünfzig, der in seinem graubraunen Anzug etwas von einem Versicherungsvertreter hat, mit schütterem Haar und Bauch. Er trägt für den Wald ungeeignete Lederschuhe, und fühlt sich sichtlich unwohl.

»Das ist Günter«, erklärt Jens, der Marcs Blick gefolgt ist. »Er ist unsere Geheimwaffe, der Mann, dem Rentner vertrauen. Wenn er vor deiner Tür stünde, um dir einen Staubsauger anzudrehen, würdest du ihn kaufen. Günter fragt sich gerade, wie weit es zum Hotel ist. Das mit dem Zelt hat er vermutlich für einen Scherz gehalten.«

Sie lassen ihre Blicke weiterschweifen und erblicken eine Frau, die etwas größer und kräftiger ist als Veronika. Ihr Alter ist schwer einzuschätzen, es dürfte irgendwo zwischen dem von Jens und Marc liegen. Sie trägt ebenfalls Outdoor-Klamotten, aber ihre sehen aus, als wären sie brandneu. Marc versucht zu erkennen, ob irgendwo noch ein Etikett baumelt. Ein giftgrünes Daunengilet scheint ihr zu warm zu sein, und sie zieht es aus und verstaut es in ihrem expeditionstauglichen Rucksack. Dann greift sie zu ihrem Handy. Es steckt in einer dicken Hülle, die aussieht, als könnte man mit einem Panzer darüberfahren, ohne sie zu zerbrechen.

»Margret. Sie schreibt Listen, weil sie immer die Kontrolle behalten will. Ihre Vorstellung von Leben ist es, einen Punkt von ihrer To-do-Liste zu streichen, was sie vermutlich in diesem Augenblick gerade tut.« Margret steckt ihr Handy ein und sieht zu Marc und Jens herüber, woraufhin beide den Blick abwenden. Jens spricht leise weiter.

»Ein Kollege hat einmal gesagt, dass auf einer ihrer Listen groß ›Entspannen‹ steht, als einziger Begriff, den sie nie durchstreicht. Siehst du ihre neuen Sachen? Hat sie bestimmt schon vor Wochen bestellt. Bald wird sie merken, dass Onlinerezensionen nicht alles sind.«

Neben ihr steht ein junger Kerl mit Brille und der Physiognomie eines Teenagers, der auf sie einredet, was sie gekonnt ignoriert.

»Frank, der Praktikant. Wenn ich recht sehe, hat er kein

Gepäck mit. Er hat wohl auch seinen Schlafsack vergessen und erklärt Margret gerade, wie er das Problem lösen wird. Weil es für ihn eigentlich keine Probleme gibt, nur Challenges. Wenn ich dir sage, mit welcher Aufwandsentschädigung wir ihn abspeisen, kriegst du einen Lachkrampf.«

Marc sieht noch eine aparte junge Dame, die an ihren Nägeln kaut, wenn sie sich unbeobachtet glaubt, und so alt wie Frank sein muss. Während Jens erklärt, dass sie Jessy heißt, kommt der Bärtige zurück. Neben ihm erscheint die Arbeitspsychologin Sandra Arend.

»Das Feuer brennt schon. Wir können anfangen.«

ERSTE NACHT

»Willkommen in meinem Wald. Mein Name ist Bruno, und die folgenden Nächte werden wir gemeinsam verbringen.«

Bruno hat seine Mütze abgenommen und die Jacke ausgezogen. Im Schein des Feuers zeichnet sich ein Gesicht mit Krähenfüßen um die Augenwinkel ab. Er könnte Mitte fünfzig oder auch sechzig sein. Ohne Jacke kann man seine sehnigen Glieder erahnen, die von langjähriger körperlicher Betätigung herrühren, doch seine Schultern hängen seltsam kraftlos herab.

»Ich bin diplomierter Outdoorpädagoge und biete Naturerlebnisse für Firmen an. Früher habe ich als Bergführer gearbeitet, in den Dolomiten. Aber Sie wissen ja, man wird älter, und jetzt habe ich auf Teambuilding umgesattelt.« Er lächelt etwas wehmütig. »Am Wichtigsten ist es, viel in der Natur zu sein. Ich zeige Menschen wie Ihnen den Wald und die Kraft, die in ihm steckt – Kraft, die wir für uns nutzen können.« Er fasst hinter den Baumstamm, auf dem er sitzt, und hebt eine Kiste auf. »Was die medizinische Seite angeht, sind Sie vermutlich besser informiert als ich. Ich soll Ihnen diese Uhren geben, die sich mit einem Server in der Firma synchronisieren. Wenn nicht, fragen Sie bitte nicht mich!«

Er lacht unsicher und sieht dabei Arend an. Die Kiste wird im Kreis um das Feuer herumgegeben, und jeder nimmt sich eine der Uhren. Marc legt sie gleich an und sieht, dass sie sich tatsächlich mit seinem Telefon koppelt.

»Ist das so etwas wie ein Fitnessarmband?«, hört Marc jemanden fragen.

Arend bestätigt. »Damit werden ihre Vitalfunktionen aufgezeichnet. Wir wollen wissen, wie sich der Aufenthalt im Wald auf ihren Stresslevel auswirkt. Es ist äußerst wichtig, dass sie die Uhr während der nächsten Tage nicht abnehmen – nicht, bevor die Maßnahme zu Ende ist.«

Ratlose Blicke wechseln sich mit Schulterzucken ab. Ohne weitere Fragen legen sie die Armbänder an.

»Kenne ich Sie nicht von irgendwoher?«, fragt Günter, der Mann im Anzug, den Outdoortrainer. Dann hebt er den Finger. »Jetzt weiß ich es, Sie waren doch auf dem Everest, nicht wahr? Es gab da diese Fernsehdoku …«

»Ich war nie auf dem Everest«, sagt Bruno schnell.

»Aber auf einem anderen Berg, nicht wahr?«

»Das ist lange her.«

»Erzählen Sie uns doch davon!«, lässt Günter nicht locker.

Doch Bruno ist sichtlich unwohl bei dem Thema. Sandra Arend, die neben ihm sitzt, ergreift das Wort.

»Sie werden noch genug Zeit haben, sich darüber zu unterhalten. Mich kennen Sie ja alle. Auch ich darf Sie zu unserem Camp begrüßen. Es ist schön, dass Sie sich selbst etwas Gutes tun. Entspannung und Erholung sind nicht einfach nur *nice to have*. Sie sind auf verschiedene Weise mit unserer Gesundheit verknüpft. Chronischer Stress führt nicht nur zu Erschöpfung und psychischer Instabilität, er ist auch mit einer Reihe von Krankheiten verknüpft, bis hin zu Nervenzusammenbruch und Burn-out.«

Anerkennendes Nicken geht durch die Runde. Sie sind alle nicht zimperlich, wenn es darum geht, für die Karriere einmal eine Nacht durchzuarbeiten. Aber chronische Krankheiten, das will niemand. Sie wollen bis ins Alter leistungsfähig bleiben.

Da hebt der Praktikant Frank die Hand und wedelt mit dem Finger in der Luft. »Wer veranstaltet das Camp eigentlich?«

»Ich habe es organisiert«, antwortet sie. »Ich bin in Kontakt mit internationalen Instituten für Arbeitspsychologie. Wir werden die Ergebnisse in anonymisierter Form veröffentlichen.«

»Warum, wenn ich das ganz offen fragen darf? Werden Sie dafür bezahlt?«

Die Psychologin beißt kurz die Zähne zusammen. »Das Projekt ist Teil meiner Dissertation.«

Da geht Marc ein Licht auf. Sie ist also wirklich so jung, wie sie aussieht. Sie hat wohl gerade erst ihr Diplom gemacht.

Arend wartet, ob jemand etwas einwendet, dann fährt sie fort: »Ich möchte Sie aber einladen, nicht zu viel über den wissenschaftlichen Aspekt nachzudenken. Sehen Sie es als Chance! Es ist erwiesen, dass Menschen in der Natur zu besonderer Entspannung fähig sind.«

Das scheint allen einzuleuchten.

»Wenn Sie keine weiteren Fragen haben, werde ich mich jetzt zurückziehen. Sie sind bei Bruno in guten Händen. Ich wünsche Ihnen eine erholsame Zeit in der Natur!«

»Zum Kennenlernen möchte ich mit Ihnen ein Spiel machen«, sagt Bruno.

Sie stehen bei den Zelten, mit Stirnlampen auf den Köpfen, die Bruno ihnen gegeben hat. Inzwischen ist die Nacht hereingebrochen, und abseits des Feuers sieht man praktisch nichts mehr. Marc hat gerade die Klamotten angezogen, die Jens ihm mitgebracht hat. Sie sind etwas weit, aber nicht unbequem. Die Funktionshose ist jedenfalls deutlich besser für den Wald geeignet als die betont geschäftlich-legere, die Marc für die Arbeit ausgesucht hatte und die nun im Kofferraum eines der Shuttles liegt, mit dem sie zurück in die Firma gebracht wird.

»Aber wir kennen uns doch!«, antwortet Frank wie aus der Pistole geschossen.

»Das stimmt, aber Spiele stärken das Vertrauen. Und vielleicht gibt es ja Dinge, die Sie noch nicht übereinander wissen.« Bevor jemand etwas einwenden kann, steht er auf. »Das Spiel heißt *Wahrheit oder Lüge*, es ist perfekt, um das Eis zu brechen. Wir gehen dazu in diesen kleinen Wald.«

Er zeigt auf das Unterholz neben der Lichtung.

»Sie werden einander dort in Zweiergruppen treffen, und jeder wird dem anderen drei Geschichten aus seinem Leben erzählen. Aber nur eine ist wahr, die anderen sind gelogen. Sie müssen erraten, welche Geschichte stimmt.«

Er beginnt, bunte Zettelchen auszuteilen: an Jens, Marc, die telefonsüchtige Veronika, den Bürohengst Günter, die Listenschreiberin Margret, den übermotivierten Praktikanten Frank und die junge Frau, die Jessy heißt, wie sich Marc nach kurzem Nachdenken erinnert. Sieben Waldbewohner.

»Um zu kontrollieren, ob alle miteinander gesprochen haben, bekommt jeder von Ihnen Zettel mit einer Nummer darauf. Das Spiel ist vorbei, wenn jeder von Ihnen alle Zahlen in der Hand hält.«

Marcs Zettel sind gelb und haben die Nummer 3. Er beäugt sie skeptisch, diese Teambuilding-Aktivitäten liegen ihm nicht besonders. Zu lange wurde er von allen wie ein Kind behandelt, und jetzt soll er Kinderspiele spielen. Doch er denkt an die Worte seines Bruders. Er ist hier, um Kontakte zu knüpfen, und das Spiel wird ihm dabei helfen.

»Noch etwas«, sagt Bruno. »Bitte gehen Sie nicht zu tief in den Wald hinein. Es gibt zwar in diesen Breiten keine Wölfe und Bären mehr, aber Sie könnten sich verlaufen. Ganz in der Nähe ist eine Schlucht, ich möchte nicht, dass Sie in der Dunkelheit abstürzen.«

Marc ist sich nicht so sicher, was die Bären angeht. Gab es da nicht unlängst einen Todesfall durch einen Bärenangriff? Wobei möglich ist, dass es weiter im Süden passiert ist, irgendwo in Italien. Auf Brunos Signal hin schlendern sie in den Wald und verteilen sich zwischen den Bäumen. Dann eröffnet der Outdoortrainer das Spiel. Marc und Jens nicken sich zu und tauschen ihre Zettel, dann blickt Marc sich nach den anderen um, doch alle scheinen sich von ihm abzuwenden, bis er von hinten angesprochen wird.

»Wollen wir spielen?«, fragt Frank, der junge Praktikant. »Du fängst an.«

»Okay«, sagt Marc.

Sie stellen sich vor. Marc nimmt sich einen Moment, um nachzudenken.

»Also. Eins: Ich bin neu in der Firma. Zwei: Ich liebe französische Filme. Und drei: Ich bin ein wahnsinniger, psychopathischer Killer, der Leuten im Schlaf auflauert. Was davon ist wahr?«

Frank sieht ihn erschrocken an.

»Sorry, nicht lustig. Du hast es vermutlich erraten.«

»Du bist neu.«

»Richtig«, sagt Marc. »Jetzt du.«

»Ich spiele gerne Pen-And-Paper-Rollenspiele, mein Hobby ist kochen, und ich bin ein Fan von Karl Marx.«

Marc denkt nach. »Ich komme nicht dahinter. Sagst du es mir?«

»Rollenspiele«, sagt Frank. »Hier mein Zettel.«

Er schnappt sich Marcs Nummer 3 und geht schnell weiter.

Na, das hat ja wunderbar geklappt.

Er nimmt sich vor, auf dumme Späße zu verzichten.

Vor sich sieht er, dass Veronika gerade mit seinem Bruder Zettel tauscht. Als sie Marc erblickt, kommt sie auf ihn zu. »Bereit? Ich beginne.«

Sie tut so, als würde sie nachdenken.

»Eins: Ich bin eigentlich Hollywoodschauspielerin. Zwei: Ich bin leidenschaftlich gern im Gerichtssaal. Drei: Ich finde dich süß.«

Marc spürt, wie er errötet. »Nummer zwei«, sagt er.

Sie lacht. »Machst du Witze? Ich hasse den Gerichtssaal! Ich kann nichts anderes und brauche das Geld. Und du?«

Er stammelt etwas daher, tauscht mit ihr die Nummer aus, wobei er darauf achtet, ihre Hand nicht zu berühren, und macht, dass er weiterkommt.

»Wir sehen uns!«, sagt sie und zwinkert ihm zu, um gleich darauf zu ihrem Handy zu greifen und im Weggehen eine Nachricht zu tippen.

Als Marc ihr nachsieht, entdeckt er die junge, Nägel kauende Frau Jessy etwas abseits hinter einem Baum und geht zu ihr.

»Wollen wir spielen?«

Sie dreht sich zu ihm um, und er sieht gleich, dass etwas

nicht in Ordnung ist. Es wirkt so, als hätte sie sich hinter dem Baum verstecken wollen.

»Oder willst du allein sein?«

Sie schüttelt den Kopf. »Ich bin Jessy. Du bist der Bruder von Jens, nicht wahr?«

Marc nickt. Er merkt, dass sie zögert.

»Etwas stimmt nicht mit ihm«, sagt sie dann plötzlich.

»Was meinst du?«

»Er hat mir gerade etwas erzählt … das kann nicht wahr sein.«

»Im Spiel? Es war wahrscheinlich eine Lüge. Darum geht es hier doch.«

Sie zögert. »Schon. Aber darüber macht man keine Witze.«

»Was hat er erzählt?«

»Du schläfst mit ihm im Zelt?«, fragt sie.

»Ja, warum?«

»Pass bitte auf ihn auf.«

Sie will weitergehen, doch er hält sie an der Schulter fest. »Warte, nicht so schnell. Warum sollte etwas mit meinem Bruder nicht stimmen?«

Sie sieht auf seine Hand. »Er ist komisch in letzter Zeit. Ich weiß auch nicht. Vielleicht bilde ich es mir ein.«

»Arbeitet ihr eng zusammen?«

Ein verächtliches Lächeln umspielt ihre Lippen. »Wir haben eine Affäre«, erklärt sie. »Ich dachte kurz, es wäre mehr, aber ich habe mir wohl etwas vorgemacht.« Sie schüttelt seine Hand ab. »Wir müssen jetzt weiterspielen«, sagt sie und geht.

Nach dem Spiel schenkt Bruno heißen Tee aus, den er vorbereitet hat und den sie schweigend am Lagerfeuer trinken. Franks Laune hat sich gebessert, er trägt im Gegensatz zu den anderen immer noch die eingeschaltete Stirnlampe und flüstert Günter irgendwas ins Ohr. Ob die anderen das Spiel genossen haben, kann Marc nicht erkennen. Jessy weicht seinem Blick aus, während Veronika das Kunststück zuwege bringt, mit einer Hand ihr Handy zu bedienen und zugleich mit der anderen den Tee auf Höhe ihres Gesichts schweben zu lassen, ohne tatsächlich davon zu trinken.

»Gut«, sagt Bruno und stellt die Tasse ab, um nach einer Schachtel zu greifen. »Das Feuer brennt gerade schön, deshalb machen wir noch ein zweites Spiel. Ich habe hier Malkreiden und Papier. Bitte geben Sie das durch die Reihen. Jeder nimmt ein Blatt.«

In dem Karton sind außerdem Klemmbretter. Sie klemmen Papier auf die Bretter und teilen die Kreide auf, sodass jeder mehrere Farben hat. Bei Marc sind es grün und schwarz. Im Schein des Feuers sehen beide Farben sehr ähnlich aus.

»Ich möchte, dass Sie nun etwas malen, das Sie glücklich macht. Etwas Schönes, an das Sie gerne denken.«

»Wozu soll das gut sein?«, fragt Veronika, die widerwillig ihr Handy einpackt.

»Sie werden es gleich sehen.«

Frank beginnt sofort zu zeichnen, und die anderen tun es ihm nach. Marc überlegt kurz, dann zeichnet er Tamara. Die Farben sind falsch, aber er nimmt das Spiel ohnehin nicht ernst. Er macht eine Strichmännchen-Version seiner Frau, die ihm lächerlich vorkommt. Niemand könnte das, was er für sie empfindet, auf Papier bringen. Marc versteht auch nicht, welche Emotionen Bilder bei manchen Leuten auslösen können. Einmal war er im Louvre, doch während Leute um ihn herum von Gefühlen sprachen, die ihnen diese Bilder vermitteln, sah er nur Menschen aus vergangenen Jahrhunderten in komischen Verrenkungen.

Doch als er mit Tamara fertig ist, ertappt er sich dabei, dass er neben ihr ein kleines Kind zeichnet. Auch ihm gibt er lange Haare. Das Ergebnis überrascht ihn. Er hat nie darüber nachgedacht, ob er gern einen Sohn oder eine Tochter hätte, aber offensichtlich ist sein Unterbewusstsein der Meinung, es sollte ein Mädchen sein.

Marc lässt das Klemmbrett sinken, bevor sein Geist weitere ungebetene Einblicke gewährt, die ihn heute zu sehr verwirren würden.

Auch die anderen beenden ihre Zeichnungen und warten auf Brunos Anweisungen.

»Gut. Jetzt geben Sie Ihre Zeichnung bitte dem Sitznachbarn zu Ihrer Rechten.«

Marc reicht das Brett gehorsam an Jens weiter. Er hofft, dass sein Bruder keinen Blödsinn macht. Es ist nicht auszuschließen, dass seine Zeichnung am Ende irgendwelche anzüglichen Details enthält. Das würde zu Jens passen.

»Haben alle die Zeichnung des Nachbarn in der Hand? Gut. Und jetzt möchte ich, dass Sie die Zeichnungen zerstören, indem Sie sie überkritzeln.«

»Wie, zerstören?«, fragt Günter.

Bruno genießt die Bestürzung. »Sie haben richtig gehört. Zerstören Sie die Träume ihrer Nachbarn.«

Während Marc zögert, macht Jens sich sofort eifrig ans Werk.

Bruno hat das Programm beendet, und Marc ist ohne ein Wort gegangen. Er hat die anderen hinter sich gelassen, immer noch verstört von der Inbrunst, mit der Jens seine Zeichnung übermalte. Keine Anzüglichkeiten – Jens nahm die Anweisung bitterernst und überdeckte die Zeichnung mit dicken Strichen, bis das Papier an einigen Stellen riss. Als Marc die Zeichnung zurückbekam, war vom Bild der Tochter nichts übrig. Bruno wies sie an, nun selbst noch einmal an der Zeichnung zu arbeiten und etwas Neues daraus zu machen. Er sah, dass die anderen mit Leidenschaft an die Arbeit gingen und das zerstörte Werk in etwas Schönes verwandelten, mit dem sie am Ende zufrieden waren – manche zufriedener als mit ihrer eigenen Zeichnung, wie sie beteuerten. Bruno erklärte ihnen, dass genau das der Sinn der Übung sei. Doch Marc konnte sich nicht dazu motivieren, noch einmal daran zu arbeiten. Es war lächerlich, aber ein Teil von ihm fühlte sich, als hätte er gerade ein Kind verloren. Sollte er etwa ein neues zeichnen? Er machte in paar wahllose Striche, um nicht aufzufallen, und war froh, als das Spiel vorüber war. Jens ließ sich allzu deutlich anmerken, wie sehr er diese Spiele liebt.

Das Camp liegt auf einer Lichtung, die von dichtem Gestrüpp umgeben ist. Weil Marc keine Lust hat, einen Durchgang zu suchen, ist er zum Eingang zurückgegangen. Dort sieht er wieder den Bogen mit den fehlenden Buchstaben.

Marc tritt näher und untersucht den Bogen im Licht seiner neuen Stirnlampe. Neben dem E und dem R gab es noch sieben weitere Buchstaben. Sie liegen verstreut auf dem Boden, von hohem Gras überwuchert. Er hebt einen davon auf, wobei er ein paar Grashalme ausreißt. Es ist ein S, aus Sperrholz geschnitten, das vom Regen schimmlig und weich geworden ist. Marc streckt die Hand aus und hält den Buchstaben vor den Bogen, sodass er zwischen den beiden noch vorhandenen steht.

ESR …

Er lässt den Buchstaben wieder fallen. Um herauszufinden, wie die Inschrift gelautet hat, müsste er auch die anderen Lettern aus dem Gras holen und nebeneinander auflegen. Dazu hat er gerade keine Lust.

Marc denkt daran zurückzugehen, als ihm hinter dem Bogen etwas auffällt. Zuerst dachte er, dass dort einst ein Parkplatz gewesen sein muss, denn der Weg ist breit genug für ein Auto. Doch auf der Fläche dahinter, die von hohem Gras überwuchert ist, entdeckt er etwas, das wie ein Stück eines Metallgeländers aussieht.

Marc bahnt sich seinen Weg durch das Gras, wobei seine Hose nass wird. Er hofft, keine Tiere plattzutreten, Schnecken oder Käfer, die nicht rechtzeitig fliehen können.

Als er das Metall erreicht, erkennt er seinen Irrtum. Es gehört zu einem blauen Kinderkarussell, einem von jener Sorte mit radartiger Griffleiste aus Gummi in der Mitte, mit dem sich das Gerät in Bewegung versetzen lässt. Der Gummiüberzug ist spröde geworden, und wo die Farbe abgeblättert ist, ist das Metall rostig. Aus einer Laune heraus fasst Marc an eine der äußeren Eisenstangen und drückt kräftig dagegen. Er hat ein Quietschen erwartet, doch zu seiner Überraschung lässt sich das Karussell problemlos anschieben und dreht einige Runden, bevor es langsamer wird. Auch das Gras scheint nirgends hineingewachsen zu sein, sodass es den Schwung einbremsen könnte.

Marc ist in Gedanken versunken, als er im Augenwinkel eine Bewegung zu sehen glaubt. Etwas war dort neben ihm in der Dunkelheit zwischen den Bäumen. Als er die Lampe darauf richtet, sieht er nur verzerrte, sich verändernde Schatten, wenn er den Kopf dreht.

Ein Tier?

Plötzlich fröstelt es ihn, und ohne dass er es will, muss er an den Kredithai denken, der ihn zuletzt bis in die Lobby seiner neuen Arbeitsstelle verfolgt hat.

Marc weiß, dass er in letzter Zeit viele Fehler gemacht hat. Der größte war aber, dass er zu dem Pfandleiher gegangen ist, der Mike hieß und dessen Geschäftslokal sich auf dem Weg zum Firmenbüro befand. Einer jener Läden, die anpreisen, auch Gold zu verkaufen, und zu denen Spielsüchtige gehen, um ihr Auto zu verpfänden oder irgendeine Uhr, die ein Erbstück war. Als Marc mit dem Mann ins Gespräch kam, schien dieser seine Verzweiflung zu spüren und präsentierte in gebrochenem Deutsch die eine oder andere Idee, die Marc entschieden ablehnen hätte sollen. Er erkannte, dass er es mit einem Kredithai zu tun hatte und sich auf dünnes Eis begab. Doch die Verlockung war zu groß. Marc glaubte fest daran, dass die stattliche Summe den Unterschied machen würden. *Sie kriegen Geld auf die Hand und leben ganz normal weiter.* Ein neuer Kunde hätte genügt, und er hätte das Geld zurückzahlen können. Doch der Kunde kam nicht, stattdessen neue Forderungen der Bank. Die Schulden bei ihm hat Marc angesichts größerer Sorgen einfach verdrängt, ebenso wie das Pfand, das er ihm für das Geld versprochen hat.

Doch nun versucht Mike, ein Mann mit Halbglatze, wobei das restliche tiefschwarze Haar zurückgegelt ist, sein Geld zu bekommen. Marc sieht ein, dass er dem Mann einen Teil seiner Schulden zurückzahlen muss, am besten mit seinen ersten Gehältern, auch wenn das wehtun wird. In der Zwischenzeit muss er sich Mike entziehen.

Er glaubt nicht, dass der Mann ihn hier so schnell finden wird, was tatsächlich ein Vorteil an dem ganzen Camp ist.

Das Gefühl des Unbehagens verschwindet, und plötzlich vermisst er Tamara so heftig, dass es fast wehtut. Später wird er ihr noch schreiben.

Als er sich umdreht, um zurückzugehen, glaubt er in der Ferne noch etwas anderes zu hören, das nicht hierher passt. Er könnte schwören, dass es das Rumpeln eines Lastwagens gewesen war.

Zurück beim Camp steht Jens am Eingang, als hätte er gewartet.

»Wo warst du?«

»Hab mich nur umgesehen.«

»Hier gibt es nichts«, sagt sein Bruder. »Du solltest nicht alleine herumstreifen.«

Marc sieht ihn genauer an. Etwas an ihm ist verändert. Er wirkt angespannt.

»Komm, legen wir uns aufs Ohr. Du bist sicher müde von deinem ersten Arbeitstag. Hier im Wald wirst du herrlich schlafen.«

Marc möchte entgegnen, dass sie als Kinder gemeinsam im Wald geschlafen haben – einmal sogar im Baumhaus –, doch Jens ist bereits vorausgegangen. Neben dem Eingang zum Camp befindet sich ein Wassertank mit Hahn. Dort putzen sie sich die Zähne, bevor sie sich in ihr Zelt zurückziehen und die Schlafsäcke auspacken. Das Zelt ist ziemlich runtergekommen, aus grünem Stoff, als stamme es aus alten Militärbeständen. In der Mitte steht ein Holzofen, das Ofenrohr fungiert als zentraler Pfeiler, der eine feuerfeste Metallmanschette trägt, an dem die Zeltplane fixiert ist.

Sie schlüpfen in ihre Schlafsäcke, und als es ruhig wird, kann Marc nicht aufhören, an Jessys Bemerkung zu denken.

Er überlegt, seinen Bruder darauf anzusprechen, doch Jens hat bereits seine Augen geschlossen.

Er nimmt sich vor, sich keine weiteren Gedanken zu machen. Es ist der Beginn eines neuen Lebens, das spürt er. Ein guter Beginn, angesichts der Umstände.

Gute Nacht, großer Bruder.

Er dreht sich zur Seite und döst sofort weg.

Marc erwacht mit dem Gefühl, dass da jemand ist.

Er dreht sich um, doch die Pritsche seines Bruders ist leer. Ein Blick auf die Smartwatch zeigt ihm, dass er maximal eine Viertelstunde geschlafen hat. Jetzt ist er wach und desorientiert.

Es muss sein Bruder sein, der ihn geweckt hat. Bestimmt ist er nach draußen gegangen, um sich zu erleichtern. Marc richtet sich auf, und plötzlich ist da eine Bewegung neben ihm. Bevor er sich umdrehen kann, rennt jemand durch den Eingang des Zelts ins Freie. Raschelnde Schritte entfernen sich in den Wald.

»Jens? Bist du das?«

Die Frage ist sinnlos, wer immer das war, ist längst außer Hörweite. Es muss Jens sein, doch warum sollte er weglaufen? Marc überkommt eine Gänsehaut. Etwas ist nicht in Ordnung, das spürt er. Er muss nach seinem Bruder sehen.

Marc steht auf, schlüpft in seine Schuhe und tritt aus dem Zelt ins Freie. Draußen ist alles ruhig, es hat aufgeklart und der Schein eines über ihm stehenden Halbmonds erhellt die Lichtung matt, doch nach der Dunkelheit im Zelt sind seine Augen an das schwache Licht angepasst. Niemand ist zu sehen, die anderen scheinen zu schlafen oder zumindest so zu tun. Er versucht sich zu erinnern, in welche Richtung die Schritte verschwunden sind, doch er ist sich nicht sicher. Die Worte des Bärtigen sind noch in seinem Ohr. Die Schlucht, er darf sich nicht zu weit wegbewegen.

Doch die Sorge ist stärker. Marc sucht sich eine Richtung aus, die ihm stimmig erscheint, und geht los. Schnell erreicht er das Ende der Lichtung und findet sich in dichtem Wald wieder. Er steigt auf einen Ast, der ein lautes Knacken von sich gibt, und bleibt erschrocken stehen. Wovor hat er plötzlich solche Angst? Statt leise zu sein, sollte er auf sich aufmerksam machen, seinen Bruder rufen. Bestimmt steht er hier irgendwo, um zu pinkeln. Sie werden sich gemeinsam wieder schlafen legen.

Doch alles um ihn ist still, sein Bruder ist nicht hier.

Als er gerade weitergehen will, bewegt sich neben ihm ein Schatten, den er für einen Baum gehalten hat. Etwas greift ihn am Arm und drückt gnadenlos zu.

Marc hält die Luft an, als der Mensch neben ihm ein »Psssst« von sich gibt.

»Ich bin es!«, flüstert jemand. Obwohl es fremd klingt, erkennt er Jens.

»Hast du mich erschreckt!«, beginnt Marc, doch sein Bruder legt ihm die Hand auf den Mund.

»Sei still!«, zischt er. »Komm mit!«

Jens zieht ihn in den Wald hinein, weiter vom Camp weg. Nach vielleicht dreißig Metern bleibt er stehen.

»Was ist los mit dir?«, beginnt Marc. »Hast du sie nicht mehr alle?«

»Du musst mir jetzt zuhören«, sagt Jens. »Etwas ist nicht in Ordnung. Jemand war in unserem Zelt.«

Marc muss an die Person denken, die hinausgelaufen ist. »Ja, du! Du bist weggerannt.«

»Bin ich nicht. Hör zu, sie wollen gar nicht, dass wir uns entspannen. Es geht um etwas anderes. Ich hätte es gleich wissen sollen. Du hättest nicht mitkommen dürfen.«

»Jens. Jens! Beruhig dich. Hast du schlecht geträumt?«

Ganz bestimmt ist es nur das. Dennoch überkommt Marc erneut eine Gänsehaut. So hat er seinen Bruder noch nie erlebt, es ist, als würde er einem Fremden gegenüberstehen.

»Es ist real!«, stößt Jens zwischen den Zähnen hervor. »Ich habe uns in Gefahr gebracht.«

»Wir beruhigen uns jetzt, okay? Gehen wir zurück zu Bruno und erzählen ihm alles. Er hat sicher eine Erklärung dafür. Vielleicht war er es. Vielleicht wollte er Holz nachlegen.«

»Wir können nicht zu ihm.«

»Warum nicht?«

Jens sieht ihn eindringlich an, und seine Augen funkeln in der Dunkelheit. »Jemand kennt die Wahrheit. Über uns. Aber ich weiß, was zu tun ist.«

Marc kann in der Finsternis undeutlich ein Grinsen ausmachen, in dem er endlich seinen Bruder erkennt.

»Du musst mir jetzt vertrauen, kleiner Bruder.«

»Welches Zelt ist das?«, flüstert Marc.

Jens reagiert nicht. Zielsicher ist er auf ein Zelt in der Mitte zugegangen. Nichts deutet darauf hin, wem es gehört, für ihn sehen sie alle gleich aus.

Zuerst scheint es, als würde Jens zögern. Als wäre er im Begriff, seinen Fehler einzusehen und sich alles noch einmal zu überlegen. Doch als aus dem Zelt ein Rascheln ertönt, geht alles blitzschnell.

Jens ist auf einmal beim Zelteingang und schlägt die Plane zur Seite. Marc hört ein Rumpeln, dann einen spitzen Schrei, der von einem Mädchen stammen könnte. Im nächsten Moment taucht Jens wieder auf und zieht einen Schlafsack hinter sich her, in dem jemand liegt. Als Jens den Schlafsack einige Meter von den Zelten weggezerrt hat, wendet er sich der Person darin zu.

»Du warst das!«, presst Jens hervor. »Gib es zu. Ich habe alle überprüft, es kann niemand anders gewesen sein. Du hast wohl geglaubt, du kannst mir was vormachen?«

Jens hat den Reißverschluss ein Stück geöffnet, und zwei Arme tauchen auf, die sich schützend vor dem Gesicht des Liegenden kreuzen.

Aus dem Zelt kommt jemand und hält ein kleines, blaues Licht hoch, das aussieht, als würde es zu einem Handy gehören.

»Was ist denn in dich gefahren?«

Es ist die jugendliche Stimme von Frank, dem Praktikanten. Im Licht der Lampe kann Marc Günter erkennen, der da auf dem Boden liegt. Sein Mund öffnet und schließt sich, doch er bringt keinen Ton heraus. Jens bedeutet Frank mit einer Geste, auf Abstand zu bleiben, bevor er sich wieder Günter zuwendet und ihn an den Handgelenken packt.

»Guter Versuch, wirklich. Aber jetzt rede: Was willst du? Ich weiß, dass du nicht allein bist. Mit wem arbeitest du zusammen? Ich will wissen, was ihr vorhabt!«

Jens klingt, als würde er schreien und flüstern zugleich, heiser und wütend. Marc will etwas sagen, doch er ist ebenso perplex wie Günter. Er tritt einen Schritt näher und überlegt, wie er seinen Bruder beruhigen kann, als dieser aus dem Nichts zuschlägt. Ein ekelhaftes Klatschen ist zu hören, und Günters Kopf schlägt auf dem Boden auf. Jens hat die

Handgelenke freigegeben, und Günter legt die Hände aufs Gesicht, als würde es irgendetwas nutzen, seinen Angreifer nicht zu sehen.

Inzwischen hat der Lärm die Schlafenden in den benachbarten Zelten geweckt, und weitere tanzende Lichter tauchen auf.

Neben Marc erscheint Veronika. »Was macht ihr da?«

»Gar nichts, ich … Jens ist aufgestanden und hat plötzlich wirres Zeug geredet.«

Bevor Veronika nachfragen kann, schlägt Jens erneut zu. Günter beginnt zu wimmern. Mehrere Menschen haben sich inzwischen halbkreisförmig um die Szene versammelt und beleuchten das Geschehen mit ihren Handys. Niemand wagt es, sich dem rasenden Jens zu nähern, der mit seiner rasselnden Stimme gepresste Verwünschungen ausstößt.

Nun erscheint auch Bruno und sieht die anderen fragend an. Marc erkennt Arend, die offenbar die ganze Zeit in der Nähe war und sich Bruno zuwendet. »Er hat einen Zusammenbruch. Wir müssen ihn fixieren«, sagt sie mit seltsam ruhiger Stimme.

Das war offensichtlich an Bruno gerichtet, der sich nicht rührt. Seine Körperhaltung zeugt von Angst, um nichts in der Welt scheint er sich Jens nähern zu wollen.

Doch Marcs Bruder hat aufgehört, den flennenden Günter zu schlagen. Er wird der anderen gewahr und sieht sich um, als wären sie Fremde. Mit einem Mal springt er auf und rennt los. Er hält geradewegs auf Bruno zu und will ihn zur Seite rempeln, als er plötzlich zu Boden geht.

Alle scheinen gleichermaßen überrascht. Marc braucht einen Moment, um zu verstehen, dass Bruno seinen Bruder niedergeschlagen hat.

Jens greift sich ans Kinn. Er wirkt benommen und robbt einen Meter nach hinten.

»Bleib da liegen«, sagt Bruno.

»Jemand muss die Polizei rufen«, sagt Frank im Brustton der Überzeugung. Als niemand reagiert, setzt er nach. »Was ist? Warum tut niemand etwas?«

Es ist Arend, die ihr Handy hervorholt.

»Bitte nicht«, sagt Marc. »Er hat nur schlecht geträumt.«

Doch er versteht selbst, wie unsinnig das ist. Arend sieht ihn an, als wäre er nicht ganz dicht. Dann wählt sie eine Notrufnummer.

Marc will noch etwas sagen, doch er sieht, dass es keinen Sinn hat. Sein Bruder hat offensichtlich den Verstand verloren.

Jens versucht inzwischen wieder aufzustehen.

»Bleib liegen«, sagt Bruno.

Als Jens sich nicht daran hält, schlägt der Outdoortrainer erneut zu.

»Lass ihn in Ruhe!«

Er stürzt zu seinem Bruder hin und stellt sich schützend vor ihn.

»Sehen Sie zu, dass er liegen bleibt«, sagt Bruno. In seinen Augen ist eine Angst, die nicht zu seiner Entschlossenheit zu passen scheint.

Marc dreht sich zu Jens, dessen Lippe eingerissen ist. Er blutet aus dem Mund.

»Alles in Ordnung«, grinst er schief und zeigt rote Zähne. »Du musst eine Weile ohne mich durchhalten. Aber du schaffst das schon. Diese Firma – wir sind nicht zufällig hier. Ich komme zu dir, wenn ich kann, dann erkläre ich dir alles.«

Marc geht nicht darauf ein. Das alles ist ihm zu bizarr.

»Gleich kommt jemand, um dich zu holen«, sagt Marc. »Bleib ganz ruhig. Ich hole dich wieder raus.«

Jens scheint das komisch zu finden. »Bei der Brücke. Dort treffen wir uns.«

Bevor Marc reagieren kann, springt Jens auf und rennt los. Bruno will Marc zur Seite stoßen, doch das kostet wertvolle Zeit, die Jens nutzt, um einige Meter Vorsprung zu gewinnen und in die Dunkelheit des Waldes einzutauchen. Bruno rennt hinterher.

Kurz denkt Marc, dass Jens auf und davon ist. Doch nur Sekunden später hört er Jens vor Schmerz aufschreien. Bruno hat ihn doch eingeholt.

Als wenige Minuten später Blaulicht die Stämme erhellt und in den Baumkronen bizarre Farbspiele erzeugt, erkennt Marc, dass es nicht die Polizei ist. Arend hat einen Rettungswagen gerufen.

Arend und Bruno stehen ein ganzes Stück abseits, am Rand des Waldes. Nachdem der Rettungswagen und die Polizei abgefahren sind, ist es nun wieder dunkel. Genau kann Marc sie nicht verstehen, doch es ist offensichtlich, dass sie sich streiten.

Marc wollte mit dem Rettungswagen mitfahren, aber man ließ ihn nicht. Arend sagt ihm, er könne es später in der Klinik versuchen, die hätten einen Nachtdienst und dort bekomme er vielleicht eine Auskunft. Einmal hat er versucht, Tamara anzurufen, doch sie hat ihr Handy bereits ausgeschaltet, und er probiert es kein zweites Mal.

Marc ist so durcheinander, dass er sich nicht darauf konzentrieren kann.

Es ist nicht bei dem Rettungswagen geblieben, der Jens geholt hat. Auch die Polizei rückte an. Die beiden bulligen Sanitäter hatten eine Zwangsjacke dabei. Das Bild von Jens mit den zurückgebundenen Händen, wie er scheinbar willenlos in den Wagen steigt, hat sich in seinem Hirn eingebrannt. Noch nie hat er seinen großen Bruder so schwach gesehen.

Die anderen Teilnehmer sind nicht wieder zurück in ihre Zelte gegangen, sondern haben sich ohne Absprache am Feuerplatz getroffen. Veronika ist gerade dabei, die Glut neu zu entfachen. Sogar Günter ist gekommen und sitzt außerhalb des Scheins der aufstiebenden Funken. Er ist ganz in sich versunken.

»Das kannst du auch lassen«, schulmeistert sie Frank. »Wir werden bald weg sein.«

Veronika würdigt ihn keines Blickes, sondern bringt gekonnt das Feuer in Gang. Als sie fertig ist, kommt Arend zurück.

»Sind alle da?«, fragt sie. »Gut. Ich muss mich für das entschuldigen, was passiert ist. Auch wenn niemand hätte ahnen können, dass so etwas geschieht: als psychologische Betreuerin trage ich dennoch die Verantwortung. Ich kann verstehen, dass Sie durcheinander oder vielleicht sogar verängstigt sind. Es kann einem zu denken geben, wenn man zum ersten Mal einen Menschen mit einer akuten Psychose sieht.«

Marcs Denken bleibt an dem Begriff hängen.

Bitte nicht.

Doch Arend spricht bereits weiter. »Ich kann Ihnen aber versichern, dass keine Gefahr besteht. Ihr Kollege ist in guten Händen, ich habe selbst eine Weile in der Klinik gearbeitet.«

»Klinik?«, fragt Veronika. »Sie haben ihn eingewiesen?«

Arend nickt. »Eine private Nervenklinik am Rand der Stadt, die einen ausgezeichneten Ruf hat. Das ist es, was Ihr Kollege Jens jetzt braucht.«

»Was er braucht, ist eine Zelle«, konstatiert Günter.

Sofort richten sich alle Blicke auf ihn.

»Ich kenne seine Vorgeschichte nicht, aber so etwas kann auch bei normalen Menschen ganz plötzlich auftreten«, widerspricht Arend.

Günter wendet sich an Marc. »Er ist kein normaler Mensch. Sag es ihnen.«

Arend geht dazwischen. »Ich verstehe, dass das belastend ist. Falls ich Ihnen irgendwie helfen kann, sagen Sie Bescheid. Ich werde noch eine Weile hier am Feuer bleiben. Ansonsten: Gehen Sie wieder schlafen, wir sehen uns morgen in der Früh.«

»Wie jetzt?«, fragt Frank.

Arend sieht ihn an, als warte sie darauf, dass er weiterspricht.

»Werden wir nicht zurück in die Stadt gebracht?«

»Nein, warum?«

Frank stößt ein verächtliches Lachen aus. »Das fragen Sie? Wir können doch nicht hierbleiben, nach dem, was passiert ist.«

»Was geschehen ist, war für uns alle unangenehm, aber die Teambuildingmaßnahme ist davon natürlich nicht betroffen.«

»Natürlich«, äfft Veronika sie nach, wobei sie im Feuer stochert und Frank einen Seitenblick zuwirft. Von Günter ist ein müdes Lachen zu hören.

»Der Wald ist das Gesündeste, was Ihnen passieren kann. Sie werden sehen, im Zelt schlafen Sie viel besser als in Ihren Wohnungen. Das ist wissenschaftlich erwiesen. Der Wald wird Ihnen helfen, das alles viel besser zu verarbeiten. Betrachten Sie es als glückliche Fügung.«

Darauf weiß Frank nichts mehr zu sagen.

Tatsächlich sind sie geblieben. Marc liegt im Zelt, die anderen sitzen am Lagerfeuer, aufgedreht und voller Fragen. Er will mit niemandem reden und liegt wach in seinem Schlafsack, die leere Pritsche seines Bruders neben sich.

Nach und nach wird es draußen ruhig. Als Marc nach einer gefühlten Stunde immer noch nicht schlafen kann, schält er sich aus seinem Schlafsack und schleicht hinaus in die Nacht.

Draußen ist es kühl geworden. Marc steckt die Hände in die Taschen und sieht hinüber zu den Überbleibseln des Lagerfeuers, dessen Glut noch einen matten Schimmer abstrahlt. Er wendet sich in die Gegenrichtung und geht zum Waldrand. Dort saugt er die frische Luft in seine Lunge und kann zum ersten Mal fühlen, wie er sich beruhigt.

Er schreckt auf, als er ein Geräusch nicht weit zu seiner Rechten hört.

»Nicht erschrecken, ich bin's«, sagt eine Frauenstimme.

Er denkt nach und kommt zum Schluss, dass es Veronika gewesen sein muss. Nach kurzem Zögern geht er zu ihr.

»Kannst nicht schlafen, was?«, sagt sie. »Kein Wunder.«

Eine Weile stehen sie schweigend nebeneinander. Veronika scheint das Geschehene auch zu beschäftigen.

»Zum Teufel«, bricht es aus ihr heraus. »Ich wusste, dass das eine Katastrophe wird.«

»Was meinst du?«

»Das ist wieder eine von diesen tollen Ideen. Mitarbeitermotivation.«

»Wessen Idee?«, will Marc wissen.

»Was glaubst du denn? Vom Chef. Vielleicht denkt er wirklich, dass er uns damit etwas Gutes tut. Bei seinem kranken Hirn kann man das nicht einmal ausschließen.«

Marc denkt über ihre Worte nach. Etwas hat seine Aufmerksamkeit geweckt.

»Du sagtest, du hast gewusst, dass so etwas passieren wird?«

Schweigen neben ihm.

»Hast du gewusst, dass Jens so etwas tun wird?«

»Natürlich nicht!«, gibt sie etwas zu laut zurück.

»Wie hast du es dann gemeint? Wie konntest du wissen, dass etwas geschehen wird?«

Sie seufzt. »Tut mir leid, das war geschmacklos. Ich wollte nicht … Ich meinte diese Firma, wir stehen alle unter Druck. Aber eigentlich ist es nichts, was es nicht in anderen Firmen auch gibt. Dein Bruder wird sicher wieder gesund. Heutzutage lässt sich so etwas gut behandeln.«

»Du glaubst nicht, dass etwas dran ist an dem, was er gesagt hat?«

Sie sieht ihn fragend an.

»Er hat Günter unterstellt, uns nachzustellen. Mehr habe ich nicht verstanden.«

»Das ist Unsinn«, sagt sie schnell, bevor sie ihn stehenlässt und zurückgeht.

Marc hat die Nummer der Klinik gewählt. Es läutet einige Male, bis sich eine müde Frauenstimme meldet. Marc erklärt, worum es ihm geht, und nennt ihr Jens' Namen.

»In welchem Verhältnis stehen Sie zu dem Patienten?«

»Ich bin sein Bruder«, erklärt Marc.

»Warten Sie einen Moment.«

Stille am anderen Ende der Leitung. Er glaubt zu hören, wie Schritte sich entfernen. Bis ein dumpfes Geräusch das Aufheben des Hörers anzeigt.

»Ihr Bruder ist versorgt worden und schläft.«

Marc ist sehr erleichtert, bevor ihm klar wird, dass er bestimmt nicht von selbst in einen Schlummer gesunken ist. »Wie geht es ihm?«

»Genaueres kann ich Ihnen erst morgen nach der Untersuchung sagen.«

Marc ist von der Kühle in ihrer Stimme irritiert.

»Bitte, er ist mein Bruder. Er hatte einen Zusammenbruch. Muss ich mir Sorgen machen?«

Die Frau zögert, Marc glaubt, sie seufzen zu hören.

»Als er ankam, war er ruhig. Wir haben ihm trotzdem ein Beruhigungsmittel gegeben. Ihr Bruder ist in guten Händen. Rufen Sie morgen noch einmal an.«

Dann legt sie ohne ein weiteres Wort auf.

Auf dem Weg zu seinem Zelt sieht Marc im Schein des Feuers Bruno sitzen, der sinnend auf seine Hände hinabblickt, als gehörten sie nicht zu seinem Körper.

Der Polizist, der vor ihm auf dem Schreibtisch sitzt, beugt sich ganz nach vorn, bis er dessen vom Kaugummi süßen Atem riecht.

»Willst du uns nicht noch einmal erzählen, was passiert ist? Von Anfang an?«

Er schüttelt heftig den Kopf. Zweimal hat er dem seltsam riechenden Mann die Geschichte schon erzählt. Doch der Polizist ist damit nicht zufrieden. Je öfter er alles hört, desto ungehaltener scheint der Mann zu werden. Auch seine Kollegin hinter ihm kann ihn nicht beruhigen.

Während die beiden Polizisten über ihn reden, hebt er seine Hände, um zu kontrollieren, dass sie wirklich sauber sind. Als er in die Wachstube gebracht wurde, durfte er auf die Toilette gehen, um sie zu waschen. Er war so lange dort, bis man ihn holen kam.

Er findet nichts, nicht zwischen den Fingern, nicht unter den Nä-

geln. Doch wenn er die Hände unter den Tisch sinken lässt, fühlen sie sich immer noch ganz klebrig an.

»Es war also wirklich ein Unfall?«, sagt der Polizist resigniert. »Deine Mutter ist gestürzt?«

Noch einmal ziehen die Bilder vor seinem geistigen Auge vorbei, und er nickt.

»Und du bist ganz sicher, dass dein Vater nicht nachgeholfen hat?«, fragt der Mann. »Oder vielleicht du selbst? Vielleicht hast du ja etwas damit zu tun?«

»Hör jetzt sofort auf!«, sagt die Polizistin.

Der Polizist richtet sich auf und hebt die Hände zur Entschuldigung. »Er sagt nicht die Wahrheit. Du siehst es doch auch!«

»Wir können nichts tun«, erklärt sie. »Und wenn du ihn unter Druck setzt, hält das niemals vor Gericht stand, das weißt du.«

»Und das sollen wir akzeptieren? Bis die nächste Mutter eines kleinen Kindes die Treppe hinunterfällt. Und was ist mit dem Kleinen? Es ist auch in seinem Interesse, dass er die Wahrheit sagt!«

»Er ist ein Kind, Herrgott noch mal!«

»Es kann doch nicht sein, dass wir nichts tun können«, murmelt der Polizist kraftlos.

»Wir müssen die Frau noch einmal befragen, wenn es ihr besser geht.«

»Sie wird ihn schützen. So ist es immer.«

Während die Polizisten weiterreden, muss er an das denken, was der Polizist vorhin gesagt hat. Es stimmt. Es ist wirklich seine Schuld.

»Ich bin aufgestanden. Dabei hat Papa gesagt, ich soll im Bett bleiben.«

Die beiden Polizisten verstummen. Die Frau kommt zu ihm. Sie riecht anders, ein wenig wie Mama, wenn sie abends ausgeht. »Schon gut«, sagt sie. »Du hast nichts falsch gemacht. Deine Mutter ist stabil. Das bedeutet, sie wird wieder gesund. Du wirst sie bald wiedersehen.«

Er nickt heftig, in der Hoffnung, dass es dann wirklich wahr wird.

Als sie ihn aus dem Vernehmungsraum bringen, steht dort sein Vater. In seinen Armen hält er den größten Teddybären, den der Kleine je gesehen hat.

Auf der Fahrt vom Wald in die Firma nickt Marc immer wieder ein. Er kam erst nach zwei Uhr ins Bett und hat kaum geschlafen, im Zelt haben sich seine Gedanken im Kreis gedreht. Immer wieder lief die Szene mit seinem Bruder vor seinem geistigen Auge ab, und er ließ es geschehen, weil er glaubte, einen Punkt zu finden, den sein Verstand fassen kann – ein Detail, das alles erklärt und ins rechte Licht rückt. Doch mit der Zeit wurde der innere Film immer kürzer, im Halbschlaf verzerrten sich die Erinnerung ins Albtraumhafte. Im gleichen Maß wie die Bilder an Deutlichkeit verloren, wurden die Gefühle intensiver, veränderten sich, bis sie nicht mehr zum Erlebten passten.

Mit einem Ruck bleibt das Auto stehen, und Marc steigt aus dem Wagen. Die anderen SUVs fahren gerade ab, seiner ist der letzte. Marc nickt dem Fahrer zu und sieht sich um, während der Motor neben ihm aufheult, bevor sich eine für die Stadt ungewöhnliche Stille breitmacht. Es ist sechs Uhr früh, die Straße vor dem Firmengebäude ist menschenleer. Der Kredithai ist nirgends zu sehen.

»Ein Passwort? Was meinen Sie damit?«

Marc hat von seinem Büro aus noch einmal in der Klinik angerufen und nun einen jungen Mann an der Strippe. Und der erklärt ihm, dass er nicht mit Jens reden kann.

»Sie können nicht einfach mit einem der Patienten reden. Dazu brauchen Sie ein Passwort. Das bekommen Sie als

Angehöriger. Wir müssen sichergehen, dass Sie nicht irgendjemand anders sind.«

»Gestern bekam ich eine Auskunft«, beteuert Marc.

»Das bezweifle ich. Wir dürfen das gar nicht.«

»Wie komme ich an das Passwort?«

»Wenn der Patient wirklich Ihr Bruder ist, kann er Sie kontaktieren und es Ihnen geben.«

»Ihre Kollegin hat mir gestern gesagt, dass er ein Beruhigungsmittel bekommen hat. Wie soll er mich da anrufen?«

»Das ist nicht unser Problem. Haben Sie das Passwort oder nicht?«, fragt der junge Mann hörbar genervt.

»Nein.«

»Dann kann ich Ihnen keine Auskunft geben.«

Marc schäumt vor Wut. Der Mann am Telefon weiß etwas über Jens, aber er sagt es ihm nicht.

»Ich komme vorbei«, sagt Marc.

»Davon rate ich Ihnen ab. Sie können Ihren Bruder ohnehin nicht sehen.«

»Es geht ihm also schlecht?«

Der junge Mann bemerkt, dass er nun doch eine Information preisgegeben hat.

»Ich komme«, wiederholt Marc und legt auf.

Als er den Hörer aufgelegt hat, scheint sich die Stille in dem kleinen, leeren Büro verdichtet zu haben. Marc glaubt zu spüren, wie sie ihn niederdrückt. Er steht auf und nimmt seine Tasche, die er gestern hier im Büro gelassen hat, als es an der Tür klopft.

Vorsichtig öffnet Marc, davor steht Veronika.

Sie sieht sich nach links und rechts um. »Jetzt lass mich schon rein«, sagt sie und drängt sich an ihm vorbei. Er zögert, bevor er widerwillig die Tür hinter ihr schließt.

»Irgendetwas Neues?«, fragt sie. »Wie geht es ihm?«

»Sie wollen mir am Telefon nichts sagen«, erklärt Marc lapidar.

»Aber du bist doch sein engster Angehöriger?«

»Dachte ich auch.«

Veronika nickt und scheint zu überlegen. »Wie geht es dir?«

Marc zuckt mit den Schultern. Darüber hat er sich noch keine Gedanken gemacht.

»Schon in Ordnung. Ich habe nicht geschlafen. Und ich mache mir Sorgen.«

Sie schenkt ihm einen mitfühlenden Blick, der in ihrem Gesicht fremd wirkt. Er scheint nicht zu der Person zu passen, die er bisher erlebt hat. Die Person, die immer an ihrem Handy hängt und sich für Männer nur als Sexualpartner zu interessieren scheint.

»Ich werde hinfahren«, erklärt Marc.

Sie nickt erneut. Er wendet sich wieder der Tür zu.

»Jetzt?«, fragt sie.

»Wann sonst?«

Er ist im Begriff, die Tür zu öffnen, als sie ihn am Handgelenk fasst. »Nicht.«

»Warum nicht?«

»Der Chef. Es ist besser, du wartest.«

Marc sieht sie irritiert an.

»Du bist neu hier. Verscherz es dir nicht gleich mit ihm. Das Bild, das er sich zu Beginn von dir macht, bleibt für immer hängen.«

Marc will sagen, dass er ohnehin keine Lust hat zu bleiben. Die Andeutungen, die sein Bruder gemacht hat, waren bestimmt nur Ausdruck einer Psychose, wie Arend es behauptet hat. Dennoch gehen ihm die Worte nicht aus dem Kopf, und ein mulmiges Gefühl bleibt.

Doch er weiß auch, dass sie recht hat. Die ersten Gehälter sind überlebenswichtig für ihn. Er kann es sich nicht leisten, diesen Job so schnell wieder zu verlieren.

»Jens ist mein Bruder. Es wird doch möglich sein, dass ich eine Stunde weg bin?«

Veronikas Schweigen ist Antwort genug.

»Ich helfe dir«, sagt sie schließlich. »Ich werde mit Badlers Sekretärin reden. Du bleibst hier, verstanden?«

Sie lässt nicht locker, bis Marc es ihr verspricht.

Eine halbe Stunde später hält Marc es nicht mehr aus und verlässt sein Büro mit dem Vorhaben, seinen Bruder zu besuchen. Er hofft, dass niemand ihn beim Verlassen des Gebäudes sieht. Dass jemand sein Fehlen bemerken wird, glaubt er nicht. Einerseits hat er nicht vor, lange wegzubleiben, andererseits besteht sein einziger Auftrag bisher darin, Badlers alte Fälle durchzulesen. Das kann warten. Jens ist wichtiger.

Doch als er sich zum Ausgang schleichen will, kommt ihm niemand Geringerer als Badler selbst entgegen. Neben ihm geht seine Sekretärin, die einen sichtlich schweren Karton trägt.

Als Badler ihn bemerkt, bleibt er stehen, ebenso wie Marc. Nur die junge Sekretärin geht weiter, bevor sie bemerkt, dass etwas im Busch ist.

»Wo gehen Sie hin?«, fragt Badler.

»Nirgends.«

Sein Chef scheint auf eine Erklärung zu warten.

»Ich hole mir einen Kaffee.«

Badlers Blick wandert hinab zu Marcs Aktentasche.

»Sind Sie damit fertig, meine alten Fälle durchzugehen?«, fragt der Chef.

Die Sekretärin sieht Marc mit einem seltsam flehenden Blick an. *Bitte mach keinen Ärger, ich habe heute schon genug davon*, scheint dieser Blick zu sagen.

»Ich arbeite noch daran.«

»Dann beeilen Sie sich besser«, antwortet Badler. »Fräulein Susanne bringt Ihnen hier nämlich Nachschub.«

Marc sieht die Box an und sagt nichts.

»Das ist wichtig«, erklärt Badler. »Sie haben noch nie in einer Kanzlei wie der meinen gearbeitet. Ich will sichergehen, dass Sie wissen, worum es hier geht.«

»Ich werde die Sachen durcharbeiten«, verspricht Marc.

Badler erwartet offenbar, dass Marc in sein Büro zurückkehrt, doch er bleibt stehen. Niemand rührt sich.

»Was haben Sie vor?«, fragt Badler noch einmal.

»Mein Bruder«, erklärt Marc. »Er wurde in eine Nervenklinik eingeliefert.«

Badler hat natürlich davon gehört. »Und?«, fragt er.

»Niemand kann mir sagen, wie es ihm geht. Ich fahre kurz zu ihm.«

Susanne reißt erschrocken die Augen auf. Badlers Gesicht wird kurz hart, bevor es sich wieder entspannt.

»Nun zeigen Sie also Ihr wahres Gesicht. Ich dachte nicht, dass es so schnell geht.«

Marc setzt zu einer wütenden Entgegnung an, doch der Blick von Susanne lässt ihn zögern.

»Sie können später zu Ihrem Bruder, nach Feierabend in Ihrer Freizeit«, sagt Badler.

»Nach Feierabend werde ich in den Wald gefahren«, gibt Marc zurück.

Badler geht nicht darauf ein, sondern wendet sich einfach um. Marc begleitet Susanne in sein Büro, wo sie das Paket abstellt.

»Machen Sie keine Dummheiten«, sagt die junge Frau, bevor sie ihn allein lässt.

Eine Stunde später, als Marcs Wut abgeflaut ist und er tatsächlich versucht, sich mit Badlers Fällen zu befassen, steht Susanne plötzlich wieder da.

»Eine Stunde«, sagt sie. »So viel gibt er Ihnen.«

Marc braucht einen Moment, um zu verstehen, dass Badler sie geschickt hat. Er darf zu seinem Bruder.

»Das schaffe ich nie.«

»Sie müssen es schaffen«, sagt sie und schließt die Tür.

Marc braucht quälend lange, bis er sich aus den Fängen des schwatzhaften Fuhrparkmanagers befreien kann, der die Fahrzeuge der Firma betreut. Der Mann hat ihn noch gebeten, sich in eine Liste einzutragen, und Marc hat es ihm versprochen. Getan hat er es nicht. Er hat einen der Dienstwagen bekommen, einen Ersatzwagen für Badler, den der angeblich nie benutzt.

Nun ist er auf dem Weg ans andere Ende der Stadt. Die Klinik liegt auf einer Anhöhe, die schon von Weitem sichtbar ist, eine weiße, klassizistische Fassade, die zwischen einzelnen Villen und viel Grün heraussticht. Marc hat den Weg durchs Zentrum gewählt, was sich nun als Fehler erweist, denn der Verkehr fließt zäh dahin. Er hätte doch die Umgehungsstraße nehmen müssen, die laut Navi nur fünf Minuten Umweg bedeutet hätte. Nun verliert er deutlich mehr.

Dazu kommt, dass er die Auffahrt zur Klinik nicht auf

Anhieb findet. Er muss einmal wenden, bevor er das Schild entdeckt, das in den Wald weist. Dort ist es dunkler, und einige Serpentinen lassen ihn schnell an Höhe gewinnen, bevor er das Gebäude erreicht. Ein Parkplatz ist mit einer Schranke gesichert, und Marc zieht ein Parkticket. Die Uhr auf der Mittelkonsole zeigt ihm, dass bereits eine halbe Stunde vergangen ist.

Aus der Nähe ist von der historischen Anmutung der Fassade nichts mehr zu bemerken. Der Bau ist aus Beton und besticht durch Funktionalität. Nur wer in Richtung Stadt blickt, kann Teile des alten Gebäudes erkennen, das offenbar großzügig umgebaut wurde, um den modernen Anforderungen einer medizinischen Einrichtung gerecht zu werden. Vielleicht handelt es sich um eine dieser Renovierungen, bei denen nur die denkmalgeschützte Fassade erhalten wurde. Auf Masten sind Überwachungskameras montiert, die in alle Richtungen blicken.

Die Parkplätze sind kaum belegt. Kurz bevor Marc den Eingang erreicht, sieht er ein Auto, das wie ein Firmenwagen von Badlers Kanzlei aussieht.

Als die Schiebetüren aufgehen, riecht es wie beim Zahnarzt. Marc tritt an die Rezeption, wo ein junger Mann mit Seitenscheitel und weißem Klinikanzug sitzt und etwas in seinen Computer tippt.

»Guten Tag, ich möchte meinen Bruder besuchen.«

Der Mann sieht auf, und Marc nennt seinen vollen Namen und den von Jens. Der Rezeptionist sieht auf seinen Bildschirm und nickt.

»Sie sind ein enger Angehöriger?«

Marc versteht die Frage nicht, das Verwandtschaftsverhältnis hat er ihm doch gerade erklärt.

»Ich sehe hier kein Passwort«, stellt der Mann fest.

»Das bedeutet … was genau?«

»Ich verstehe es auch nicht«, gibt der Mann zurück. »Tut mir leid.«

Er wendet sich wieder seiner Tastatur zu, bemerkt aber, dass Marc immer noch dasteht.

»Kann ich sonst noch etwas für Sie tun?«

»Ja«, sagt Marc. »Sie können mir sagen, wo mein Bruder ist.«

Der Rezeptionist sieht ihn fragend an, dann lächelt er höflich.

»Tut mir leid, ich habe es Ihnen nicht erklärt. Sie brauchen ein Passwort, wenn Sie Auskunft über einen unserer Patienten erhalten wollen.«

»Ich will keine Auskunft, ich will ihn besuchen. Sagten Sie nicht gerade, es gibt kein Passwort?«

»Nein, leider nicht.«

»Und warum nicht?«

»Vermutlich hat der Patient keines angegeben.«

Marc bemüht sich, freundlich zu bleiben. »Vielleicht war er dazu noch nicht in der Lage. Gestern hat mir eine Kollegin von Ihnen gesagt, dass er Beruhigungsmittel verabreicht bekam.«

»Wer hat Ihnen das gesagt?«, gibt der Mann schnell zurück.

»Woher soll ich das wissen?«

Nun ist die Freundlichkeit auf beiden Seiten dahin.

»Sie waren das«, sagt er. »Sie haben vorhin angerufen.«

»Ja. Und ich frage mich ehrlich gesagt, was hier los ist. Warum lassen Sie mich nicht zu ihm durch? Ich würde gern mit Ihrem Vorgesetzten sprechen.«

Der Rezeptionist mustert ihn kühl. »Warum glauben Sie,

sitze ich hier? Wenn hier jeder einfach so aus- und eingehen könnte, was wäre dann meine Funktion?«

»Sagen Sie es mir«, sagt Marc, der inzwischen innerlich vor Wut kocht. »Wenn hier niemand rein kann, warum sperren Sie nicht einfach die Tür ab?«

Ihre Blicke treffen sich und triefen vor Verachtung.

»Es tut mir leid, wenn ich mich nicht deutlich ausgedrückt habe, da Sie offenbar nicht wissen, wie die Dinge hier bei uns laufen. Deshalb erkläre ich es Ihnen noch einmal: Sie können hier erst rein, wenn Ihr Bruder uns ein Passwort gibt. Vorher kann ich nichts für Sie tun.«

Hinter ihnen taucht eine Frau auf, die mittleren Alters ist und deren halblanges Haar graue Strähnen bekommt. Sie hat die Hände in den Taschen ihres Kittels vergraben.

»Alwin, was ist hier los?«, fragt sie, als sie näher kommt.

»Frau Doktor, ich habe gerade dem Herrn hier unser Prozedere für Patientenbesuche erklärt.«

»Und?«, fragt sie.

»Er behauptet, der Bruder des gestern eingelieferten Randalierers zu sein.«

Sie mustert Marc. »Und, ist er es?«

»Ohne Passwort kann ich ihn nicht durchlassen.«

»Ist der Patient denn schon bei Bewusstsein?«

»Nein, aber …«

»Dann hat er noch kein Passwort angegeben, oder?«, unterbricht sie ihn.

Der Rezeptionist setzt zu einer Erklärung an, doch sie wendet sich Marc zu. »Kann ich Ihren Ausweis sehen?«

Marc kramt seine Geldbörse hervor und zeigt ihr seinen Personalausweis. Sie wirft einen kurzen Blick darauf und gibt ihn zurück. »Kommen Sie mit.«

»Aber …«, beginnt der Mann an der Rezeption.

»Ich übernehme die Verantwortung«, sagt sie. »Danke, Alwin.«

Die Ärztin geht voraus, und Marc folgt ihr. Sie hält an einer Tür mit massiver Klinke, in die eine mit Stahldraht verstärkte Scheibe eingelassen ist, und holt einen großen, klimpernden Schlüsselbund hervor, um sie aufzuschließen.

»Danke, dass Sie mich zu meinem Bruder bringen«, sagt er. »Ich habe mir ehrlich gesagt schon Sorgen gemacht, weil ich nicht zu ihm durchgelassen wurde.«

»Mein Name ist Böcklin. Ich muss mich für Alwin entschuldigen, er ist neu hier«, sagt sie, nachdem sie Marc durch die Tür gebeten und hinter ihm wieder abgeschlossen hat.

»Meinem Bruder geht es also gut?«

»Er ist nur leicht verletzt, so viel kann ich sagen. Was seinen psychischen Zustand angeht, so werden wir mehr wissen, wenn er aufwacht.«

Marc fragt sich, was das heißen soll. Er beschließt, sich erst einmal selbst ein Bild zu machen, bevor er weitere Fragen stellt.

Auf dem Weg kommen ihnen Pfleger und Schwestern entgegen, von denen manche der Ärztin zunicken. In dem Korridor reiht sich auf der linken Seite monoton Tür an Tür, dazwischen gibt es Lichtschalter, von denen Kabel frei sichtbar zur Decke verlaufen wie in einem Keller. An den Wänden hängen alte Fotos von Heißluftballons und anderen Fluggeräten. Von Weitem ist ein lang gezogenes, müdes Brüllen zu hören, das sich mechanisch wiederholt, als stamme es von einem Tonband. Die Ärztin scheint es gar nicht wahrzunehmen.

»Hier, bitte«, sagt sie schließlich, als sie an einer Tür hält. »Wir können einen kurzen Blick hineinwerfen.«

»Einen kurzen Blick?«

»Das ist es doch, was Sie wollen? Offen gesagt, ich kann es mir nicht leisten, dass Sie mein Personal ständig mit Anfragen behelligen. Deshalb würde ich das gerne erledigen. Sie können Ihren Bruder sehen und lassen uns dann in Ruhe.«

Marc versteht, dass es eine Frage war.

»Versprochen?«, setzt sie nach.

»Okay.«

Sie schließt auf und tritt zur Seite.

Das Erste, was Marc auffällt, ist der Geruch nach Urin. Schritt für Schritt tastet er sich vor.

Sein Bruder liegt reglos in einem Bett und trägt ein weißes Krankenhaushemd. Seine Hände und Füße stecken in Stoffmanschetten, die mit Schnallen wie von einem Gürtel verschlossen und mit Ketten an den vier Ecken des Betts fixiert sind. Ein Auge ist blau unterlaufen und angeschwollen, das andere ist halb geöffnet, sodass man das Weiße des Augapfels sieht. Sein Kopf ist zur Seite gedreht, mit offenem Mund. Aus einem Mundwinkel rinnt Speichel. Marc glaubt zu sehen, dass ein Zahn fehlt. Hat Bruno ihn so zugerichtet? So schlimm kam es Marc gestern gar nicht vor.

Marc ist wie gelähmt. Sein Blick wandert zum Fenster, das vergittert ist. Sonst ist das Zimmer leer.

»Was haben Sie mit ihm gemacht?«, fragt er. Langsam erwacht er aus seiner Starre und tritt näher an das Bett.

»Nicht«, sagt sie scharf hinter ihm. »Nur ein Blick, habe ich gesagt.«

Er hört sie gar nicht, sondern streckt die Hand nach einer der Stoffmanschetten aus. Eine innere Stimme verlangt von ihm, die Fessel zu lösen. Doch blitzschnell ist die Ärztin da und stellt sich zwischen ihn und seinen Bruder.

»Das genügt. Sie haben ihn gesehen.«

Sie breitet die Hände aus und drängt ihn zur Tür. Marc ist so perplex, dass er es geschehen lässt.

Erst als sie draußen den Schlüssel im Schloss umdreht, nimmt die Wut in ihm überhand.

»Sie haben mir nicht gesagt, dass er gefesselt ist! Es hieß doch, dass es ihm gut geht!«

»So ist es auch. Das, was Sie *fesseln* nennen, ist eine Fixierung, das ist Standard.«

»Standard?«

Sie mustert ihn kühl und mit merkbarer Ungeduld. »Ja. Wenn ein Patient unsere Pfleger angreift. Und wenn es vier Leute braucht, um ihn ruhigzuhalten.«

Die Ärztin will wieder gehen, doch Marc bleibt vor dem Zimmer seines Bruders stehen.

»Mein Bruder ist verletzt, ich will, dass Sie einen Arzt rufen«, sagt er, wobei er alle seine Kraft braucht, um das Zittern in seiner Stimme zu unterdrücken.

»Ich bin Ärztin«, entgegnet sie ungerührt.

»Dann untersuchen Sie ihn.«

Sie muss lachen. »Sie glauben, das ist schlimm? Ich kann Ihnen einen anderen Fall zeigen, sie kam gestern herein. Wir konnten ihr Leben und das ihres Kindes gerade noch retten. Ihrem Bruder geht es gut. Er wird bald zu sich kommen, und wenn er sich ruhig verhält, werden wir gleich mit der Therapie beginnen. Wenn er Glück hat und niemand den Übergriff anzeigt, kann er bald wieder gehen.«

Marc muss an den fehlenden Zahn denken. »Den Übergriff, sagen Sie? Gut, dass Sie es sagen. Vielleicht erstatte ich Anzeige. Jemand hat Jens übel zugerichtet. Ich möchte genauer erfahren, was geschehen ist.«

»Ich warne Sie«, murmelt die Ärztin.

»Ach ja?«, gibt Marc zurück. »Wovor warnen Sie mich?«

»Lassen Sie es gut sein.«

»Schließen Sie auf«, fordert er.

Sie scheint nicht zu verstehen.

»Öffnen Sie die Tür«, setzt er nach. »Ich nehme meinen Bruder jetzt mit.«

Die Ärztin unternimmt nun keine Anstrengungen mehr, ihren Unmut zu verbergen. Sie blickt den Korridor entlang, als suche sie den Ausgang.

»Das haben Sie nicht zu entscheiden. Tun Sie sich und Ihrem Bruder einen Gefallen und gehen Sie. Lassen Sie uns unsere Arbeit machen.«

»Ich gehe nicht ohne ihn.«

»Ich kann Sie auch hinauswerfen lassen«, entgegnet sie, und ihr Blick lässt keinen Zweifel daran, dass sie es ernst meint.

»Paragraf 239 StGB«, zitiert Marc. »Wer einen Menschen einsperrt oder auf andere Weise der Freiheit beraubt, wird mit einer Freiheitsstrafe bis zu fünf Jahren bestraft.«

Zumindest hofft er, dass das der Wortlaut ist. Seit seinem Jurastudium sind einige Jahre vergangen.

Die Ärztin senkt den Kopf wie ein Stier in einer Arena und zeigt mit dem Finger auf ihn. »Jetzt hören Sie genau zu«, presst sie mit rotem Gesicht hervor, »Ihr Bruder bleibt hier, solange *ich* das will. Solange *ich* ihn als gefährlich einstufe. Wie ich das entscheide? Es gibt eine Menge Ermessensspielraum.«

Marc erkennt die Drohung in ihren Worten. Er will aufbrausen, sie der Erpressung beschuldigen, die Unschuld von Jens beteuern. Doch er tut nichts davon, denn er weiß, dass sie recht hat. Ein Mensch, dem von ärztlicher Seite Gefährlichkeit bescheinigt wird, entzieht sich dem gewöhnlichen

Rechtssystem. Bei ihm geht es nicht mehr um Bestrafung, die in modernen Gesellschaften immer die Möglichkeit einer frühzeitigen Entlassung und die Idee der Rehabilitation enthält, sondern darum, die Gesellschaft vor ihm zu beschützen. Und solange jemand wie diese Frau der Meinung ist, dass Jens eine Gefahr ist, existieren für ihn viele als selbstverständlich geltende Rechte nicht mehr.

Marc schluckt seine Wut also hinunter und geht los in Richtung Ausgang. Er hört noch die Ärztin hinter sich seufzen, bevor sie ihm folgt.

Als er das Gebäude verlässt und überlegt, wo er das Auto geparkt hat, sieht er immerzu Jens vor sich und muss plötzlich an die Brücke aus ihrer Kindheit denken.

Der Wagen von vorhin, der wie ein Firmenwagen Badlers aussah, ist nirgends mehr zu sehen.

Auf dem Rückweg steht Marc im Stau. Anderthalb Stunden ist er inzwischen unterwegs, er sitzt in einem Wagen seines Chefs, der inzwischen bestimmt bemerkt hat, dass er die gesetzte Frist bereits bei Weitem überzogen hat, doch seine Gedanken sind bei Jens in diesem Zimmer. Er bereut nun, sich mit der Ärztin angelegt zu haben. Sein Bruder ist diesen Leuten ausgeliefert, und auch wenn Marc zuerst den Eindruck einer seriösen Institution hatte, geben ihm die Worte der Frau zu denken. Er ist sich nicht ganz sicher, ob sie nicht in der Lage wäre, Ihren Ärger an Jens auszulassen. Die Dosis der Medikamente anpassen, sodass er noch einen Tag länger nicht ansprechbar bleibt, solche Dinge.

Langsam setzt sich die Kolonne in Bewegung, und endlich erreicht er die Ausfahrt, die ihn von der Umfahrung zurück in die Stadt bringt. Nun fließt der Verkehr wieder schneller, und Marc überfährt eine Ampel, die gerade auf

Rot umspringt. Jemand hupt ihn an, doch er nimmt es kaum wahr.

Erst als er in den Rückspiegel blickt, fällt ihm der alte BMW auf, der zwei Autos hinter ihm fährt. Den Fahrer kann er nicht erkennen, und doch muss er ganz plötzlich an den Pfandleiher denken. Warum, versteht er selbst nicht so richtig. Es gibt eigentlich nichts, das ihn erkennen lässt, wessen Wagen das ist.

Jetzt machst du dich selbst verrückt.

Marc fährt beinah auf das Auto vor ihm auf, das an einer roten Ampel stehen geblieben ist, so sehr ist er auf den Rückspiegel konzentriert. Wenn er so weitermacht, wird er noch einen Unfall bauen.

Da ist niemand.

Doch ganz stimmt das nicht. Der Pfandleiher hat ihn gestern fast erwischt. Er wird nicht lockerlassen, er ist ihm bestimmt auf den Fersen. Ein alter, gepflegt aussehender BMW, das würde zu dem Mann passen, den er gesehen hat.

Der Wagen vor ihm setzt sich wieder in Bewegung. Marc legt den ersten Gang ein und folgt ihm. Vor sich entdeckt er eine große Parklücke. Er bremst abrupt, blinkt und fährt rechts ran.

Nun wird sich zeigen, ob ihm der Wagen folgt. Die zwei Minuten Verzögerung kann er sich leisten.

Doch als er in den Rückspiegel blickt, ist der BMW plötzlich nirgends mehr zu sehen.

Fünf Minuten wartet Marc, bevor er fluchend die Handbremse löst und weiterfährt.

Der Junge isst seine zweite Portion Pommes, und für einen Moment ist die Welt okay.

Wenn er es genau nimmt, ist schon seit etwa zwei Wochen vieles ziemlich okay. Sein Vater ist sehr ruhig, morgens stehen keine leeren Flaschen auf dem Tisch, und jeden Tag gibt es Pommes. Vater bestellt sie bei einem Lieferservice. Sie triefen vor Fett und sind noch warm, wenn er die Styroporverpackung öffnet. Sogar genügend Ketchup in kleinen Tütchen und einen großen Becher Cola gibt es dazu.

Die Ruhe tut ihm gut, auch wenn er der Idylle noch nicht traut. Jeden Moment erwartet er, dass etwas passiert, was den Frieden stört. Doch bislang ging alles gut. Der Riesenteddy, der in einer Ecke des Raums sitzt und ihn fortwährend anstarrt, ist der Beweis dafür. Tagsüber ist er einfach nur ein Teddy mit seinen aufgenähten Knopfaugen und dem gestickten Mund, der immer lächelt. Doch nachts glänzen die Augen eigenartig, und da ist er sich manchmal nicht ganz sicher, ob nicht doch Leben in dem Tier ist. Angst macht ihm das keine. Er weiß, dass der Teddy sein Freund ist und ihn beschützt.

Sein Vater ist verändert, seit Mutter weg ist. Er sieht seinem Sohn nicht in die Augen, auch nicht, wenn er ihm das bestellte Essen aufs Zimmer bringt. Manchmal bleibt er in der Tür stehen, dann wirkt es, als wollte er etwas sagen. Doch jedes Mal verlässt er ohne ein Wort den Raum.

Er hat manche der Dinge weggeworfen, mit denen Mutter immer das Haus geschmückt hat. Kerzen in Holzschalen, Vasen mit Trockenblumen und Bildchen mit Sprüchen: Alles wird gut, wenn du nur daran glaubst. *Diese Dinge sind jetzt weg. An manchen Stellen sieht man noch den staubigen Abdruck, den sie hinterlassen haben.*

Nachts ist der Junge oft wach, öfter noch als vor dem Abend, als Mutter ins Krankenhaus gebracht wurde. Warum er nicht schläft, kann er nicht genau sagen. Manchmal döst er kurz ein, um dann gleich mit einem schrecklichen Schuldgefühl wieder aufzuschrecken. Als dürfte er nicht einschlafen, weil dann etwas Schlimmes passieren würde. Was genau, vermag er nicht zu sagen.

Wenn er wach wird, bemüht er sich, kein Geräusch zu machen. Sein Blick sucht dann die glitzernden Augen des Teddys, die ihm Sicherheit geben und ihn so weit beruhigen, dass er still liegen bleiben kann.

Zuerst war es nur ein Gefühl. Doch eines Nachts, als er einige Minuten wach gelegen hat und seine Gedanken hierhin und dahin gewandert waren, hörte er, wie sich vor seiner Tür etwas regte und sich leise Schritte entfernten. Seither vermutet der Junge, dass sein Vater kontrolliert, ob er schläft.

Natürlich bewirkt das genau das Gegenteil. Das Gefühl, überwacht zu werden, raubt ihm das letzte bisschen Schlaf. Doch er weiß auch, solange er sich ruhig verhält, ist alles gut. Vater hat keinen Grund hereinzukommen, wenn der Junge kein Geräusch macht.

Er weiß, die Ruhe wird nicht anhalten. Mutter wird zurückkommen. Es geht ihr wieder besser, ein Mann an der Tür hat das gesagt, und sein Vater hat sich für die Information bedankt. Mutter will zu ihm, davon ist er fest überzeugt. Und sobald das passiert, wird alles wieder kompliziert werden.

Etwa vier Wochen, nachdem Mama ins Krankenhaus musste, bringt Vater ihm das Essen einmal nicht ins Zimmer, sondern ruft ihn zu sich.

Gemeinsam sitzen sie nebeneinander auf der Couch im Wohnzimmer, und während er seine Pommes isst und die Cola trinkt, starrt sein Vater in den Fernseher. Hin und wieder wechselt er den Sender, doch der Junge hat nicht den Eindruck, als würde er das Programm wirklich verfolgen. Irgendwann stellt er den Ton leiser.

»Es ist doch alles ganz gut bei uns?«, fragt der Vater.

Er wartet halb auf eine Antwort, spricht aber dann selbst weiter.

»Wir sind doch eine Familie, oder nicht? Ich kümmere mich um dich, und wir unternehmen Dinge zusammen.«

Eigentlich machen sie keine Dinge zusammen, denkt der Junge. Sie sind beide froh, wenn der andere beschäftigt ist. So ist es am sichersten. Er empfindet es selbst so und glaubt, dass es seinem Vater ähnlich geht. Aber er hat nicht das Gefühl, als ob sein Vater wirklich seine Meinung hören wollte.

Reden ist schwierig, so wie jetzt. Vater strengt es an.

»Siehst du nicht, dass ich alles für dich tue?«

Ein Beben geht durch den Körper des Mannes. Der Junge spürt, dass sein Vater im Begriff ist, sich zu verlieren. Das Gespräch, das er selbst angestoßen hat, entwickelt sich nicht wie geplant, wobei zweifelhaft ist, ob es überhaupt etwas wie einen Plan im engeren Sinn gegeben hat. Irgendwie scheint er das Gefühl gehabt zu haben, dass er etwas tun muss. Und er scheint einfach gehofft zu haben, dass er für diesen Einsatz belohnt wird. Dass er sich wie ein guter Vater fühlen darf, aber Vater zu sein, darum hat er nie gebeten, wie er in den Streitgesprächen mit der Mutter nur allzu oft betont hat.

Und da tut der Junge etwas, das seinem Alter eigentlich unangemessen ist. Er ahnt, dass er etwas tun muss, und spürt instinktiv, was sein Vater braucht. Ohne viel zu überlegen, steht er auf und umarmt seinen Vater.

Sein Herz klopft dabei. Ein Teil von ihm ist nicht sicher, ob es das Richtige ist. Doch ein anderer Teil von ihm ist überzeugt, dass es keine andere Lösung gibt.

Das Beben lässt nach. Eine Weile glaubt er, dass sein Vater die Umarmung erwidern wird. Doch schließlich schiebt er ihn weg.

Trotzdem scheint der Vater jetzt ruhiger zu sein. Die Lage ist entschärft.

Als sein Vater in der Küche verschwindet, fragt sich der Junge, was der Grund des sonderbaren Gesprächs war. Auch später, als er das Geräusch des Autos hört und allein im Haus zurückbleibt, versteht er es nicht.

Erst als das Auto eine Stunde später zurückkehrt und er auf dem Flur Geräusche hört, beginnt er zu verstehen.

Die Tür zum Wohnzimmer geht auf, und vor ihm steht seine Mutter. Und etwas an ihr ist anders, sie scheint dicker geworden zu sein.

»Wo bleibst du?«

Veronika ist aus dem Nichts aufgetaucht und sichtlich angefressen. Marc sitzt an seinem Tisch im Büro zwischen aufgeschlagenen Ordnern und dem Buch von Lamb und wird sich bewusst, dass er geschlafen hat. Das passiert ihm in letzter Zeit immer wieder, seit es mit seiner Firma bergab ging, lag er in den Nächten oft wach. Tamara riet ihm, deswegen zum Arzt zu gehen. In Momenten, wenn der Druck nachlässt, versucht sein Körper des Öfteren, den fehlenden Schlaf nachzuholen.

Er erinnert sich, dass er zuerst erleichtert war, als er sein Büro erreichte. Niemand hat ihn kommen sehen. Vielleicht hat niemand seine verspätete Ankunft bemerkt. Doch irgendwie war die Ruhe auch unheimlich.

»Was ist los?«, fragt Marc.

»Was glaubst du denn? Alle warten nur noch auf dich.«

»So früh schon?«

Doch ein Blick auf seine Uhr zeigt ihm, dass es bereits nach sieben Uhr ist.

Marc hat nach seiner Ankunft versucht, sich zu beruhigen, indem er bei Lawrence Lamb das Kapitel über Stress las. Stress, behauptet Lamb, ist immer selbst gemacht. Es gibt keine stressigen und keine unstressigen Aufgaben. Druck hat nur, wer ihn auch zulässt. Lamb beschreibt in seinem Buch, wie er gelernt hat, alle externen Stressfaktoren zu hinterfragen. Bringt es mich weiter, dem nachzugeben? Ist es klüger, etwas anderes zu tun? Lamb warnt, dass man mit diesem Zugang aneckt, doch er erklärt, warum es nötig ist, genau so vorzugehen. Anders seien Erfolg und Glück nicht zu erreichen.

Heute schien ihm Lambs Anleitung nichts zu bringen. Er konnte sich einfach nicht beruhigen und sah sich nicht in der Lage zu verstehen, wie der Stress, den er hat, selbst gemacht sein soll. Es ging hier immerhin um seinen Bruder, um seine Zukunft. Was will Lamb ihm sagen? Dass ihm seine Familie und sein eigenes Schicksal egal sein sollen? Beim Grübeln über diese Fragen muss er eingeschlafen sein.

Er bemerkt Veronikas forschenden Blick, mit dem sie das Buch fixiert, und packt es schnell weg. Niemand soll wissen, dass er zu den Lambianern gehört. Manche machen sich über Lamb und seine Anhängerschaft lustig, seit die Firmen einiger seiner größten Anhänger pleitegingen, wobei Marc der festen Überzeugung ist, dass Lambs Lehre damit nicht das Geringste zu tun hat.

»Der Chef schickt uns früher los, damit wir uns entspannen«, erklärt Veronika. Sie stößt ein Lachen aus, das vor Ironie trieft. »Du bist direkt bei uns vorbeigefahren, hast du uns gar nicht gesehen?«

Marc schüttelt den Kopf. Er war so in Gedanken, dass er seine Umgebung tatsächlich kaum wahrgenommen hat. Er kann manchmal unglaublich schusselig sein, wenn ihn etwas beschäftigt. Tamara zieht ihn manchmal deshalb auf. Er vergisst dann Dinge, über die sie gerade gesprochen haben, oder sucht verzweifelt Gegenstände, die er verlegt hat, obwohl sie sich direkt vor seiner Nase befinden.

»Ich glaube, die anderen haben dich nicht bemerkt«, sagt Veronika, als sie seinen erschrockenen Gesichtsausdruck sieht. »Aber jetzt müssen wir wirklich los.«

Marc hat gerade noch Zeit, seine Tasche zu packen.

Unten stehen tatsächlich schon alle Mitarbeiter bei den Fahrzeugen und starren ihn missmutig an. Zu Marcs Überraschung ist sogar Günter dabei, der allerdings in sich gekehrt scheint. Er trägt Kleidung, die vor dreißig Jahren vermutlich als angemessen für Sportfischer oder Jäger durchgegangen wäre. Die Lederschuhe hat er abgelegt und durch alte Wanderschuhe ersetzt, die aussehen, als hätte er sie zwanzig Jahre nicht getragen.

Mit Marc sind sie vollständig, und sie steigen in die Autos.

ZWEITE NACHT

Es hat leicht zu regnen begonnen, als sie den Wald erreichen. Marc sieht zum Himmel auf, wo unsichtbare Wolken eine durchgehende Decke bilden, die kein Mondlicht durchlässt. Arend erwartet sie im Licht von Autoscheinwerfern mit durchsichtigen Regenpelerinen. Sie hat auch die Kartons mit der Ausrüstung, die sie nach der letzten Nacht zur Verwahrung übernommen hat. Marc nimmt seine Sachen entgegen und wickelt sie in den Regenschutz. Nur Frank zieht seinen an, die anderen stellen sich unter einen Baum mit großer Krone, dessen Blätter wie ein Dach wirken und den Regen noch eine Weile abhalten werden. Auch Marc gesellt sich dazu.

Während Arend wartet, bis alle ausgestiegen sind, und dabei aussieht, als hätte sie Ankündigungen zu machen, ist Bruno nirgends zu sehen. Marc versucht sich vorzustellen, wie es ihm geht. Gestern Abend schien er sehr mitgenommen. Vielleicht führt Arend sie heute durch das Programm. Kein schlechter Gedanke, findet Marc. Sie wirkt organisierter als Bruno, zu dem er weniger Vertrauen hat als je zuvor, nachdem dieser gestern seinen Bruder geschlagen hat.

Sein Blick fällt auf Günter, der nahe am Stamm des Baums steht und unter seiner Pelerine merkbar zittert. Je länger er darüber nachdenkt, desto mehr wundert er sich, dass sie das Camp fortsetzen. Was ist daran so wichtig? Er stellt sich Badler vor und muss gestehen, dass es dem Chef vermutlich schwerfällt, Fehler zuzugeben. Vielleicht war die ganze Maßnahme seine Idee, das wäre eine Erklärung.

Nun, als er hier wartet und der Stress des Tages nachlässt, überkommt ihn lähmendes Unbehagen wie in einem Albtraum. Er will nicht hier sein, sollte nicht hier sein. Ihm fällt auf, dass er Tamara immer noch nicht angerufen hat. Sie hat keine Ahnung, was geschehen ist, und er weiß ehrlich gesagt nicht, wie er es ihr erklären soll. Bestimmt wartet sie darauf, dass er sich meldet, ist aber so rücksichtsvoll, ihn nicht zu drängen. Sie weiß, dass der neue Job stressig ist.

Marc nimmt sein Handy heraus und geht ein paar Schritte in den Regen hinaus.

»Marc?«

Sie klingt verschlafen, dabei ist es noch nicht einmal neun.

»Hallo, Liebes.«

»Geht es dir gut?«

»Geht so.«

Er entschuldigt sich, dass er sich noch nicht gemeldet hat, doch das scheint sie gar nicht zu interessieren.

»Wie ist es?«

Marc überlegt, wie er es ihr sagen soll.

Jens hatte einen Zusammenbruch. Ja, er hat einen Kollegen geschlagen. Jetzt liegt er in der Psychiatrie. Es ist nicht klar, ob er bald wieder herauskommt. Ob er je wieder herauskommt. Ja, wir sind trotzdem wieder im Wald. Ja, ich weiß, wie verrückt das klingt.

»Es ist interessant«, hört er sich selbst sagen. »Aber ich wäre jetzt lieber bei dir.«

»Ich vermisse dich auch.«

Schweigen.

»Und es ist wirklich alles in Ordnung?«, fragt sie.

»Jaja. Ich bin nur müde, das ist alles. Der Chef ist schwierig. Aber das ist normal, schätze ich.«

»Es wird schon werden, es war ja erst dein zweiter Tag.«

»Ja.«

»Und Jens geht es gut?«, fragt sie.

»Ich muss jetzt leider aufhören«, sagt er. »Ich melde mich morgen wieder.«

Sie schicken einander verbale Küsse, dann legt er auf.

Sein Puls geht schnell und schwer, als er wieder unter den Baum tritt. Bruno ist immer noch nirgends zu sehen, Veronika tippt ungeduldig in ihr Handy. Alle tragen inzwischen die Stirnlampen, also setzt auch Marc seine auf.

Marc schaut wieder zu Günter, und ihre Blicke treffen sich kurz, bevor Günter sich abwendet. Marc überlegt kurz, zu ihm zu gehen. Er kann sich nur entfernt vorstellen, wie es in ihm drin aussieht. Doch er hat Angst davor, nicht die richtigen Worte zu finden, und lässt es bleiben.

In diesem Moment taucht Bruno neben Arend auf.

Die beiden sehen sich an, Arend sichtlich verärgert über seine Verspätung. Sie gibt ihm einen Schubs. Er soll die Begrüßung machen. Doch er bedeutet nur Frank, seine Stirnlampe einzuschalten, und zeigt dann ins Innere des Waldes.

»Hier entlang.«

Veronikas Beispiel folgend ziehen doch noch alle ihre Pelerinen an. Als sie gemeinsam losgehen, fällt Marc auf, dass Jessy fehlt.

Der Laubbaum, an dem sie stehen bleiben, ist groß und hat in gut zehn Metern Höhe einen ausladenden Ast, auf dem mit Schlingen eine Seilrolle montiert ist. Darüber verläuft ein Seil, an dessen einem Ende ein Karabiner fixiert ist, während in das andere Ende Schlaufen geknotet sind.

Marc versteht, dass Bruno ein neues Spiel vorbereitet hat, doch er scheitert daran, sich den Zweck der Konstruktion vorzustellen. Sosehr er sich auch bemüht, sein Hirn erklärt ihm immerzu, dass es sich bei der Vorrichtung um einen Galgen handelt.

Sie befinden sich einige Hundert Meter vom Camp entfernt. Der Regen hat aufgehört, und es tropft nur noch unregelmäßig aus dem Blätterdach. Neben ihnen fällt das Gelände ab, und irgendwo in der Ferne hört Marc Wasser rauschen. Bruno hat sie allein hierhergeführt. Nun stößt auch Arend wieder zu ihnen. Sie trägt Trekkingschuhe und hat die Pelerine gegen eine wasserdichte Jacke getauscht.

»Wir beginnen nun mit dem ersten Spiel«, sagt Bruno fast unhörbar leise. »Eigentlich mache ich diese Übungen bei Tageslicht, aber da Sie so lange arbeiten müssen …«

»Das Wetter«, mischt sich Arend ein. »Normalerweise ist es um diese Jahreszeit lang genug hell.«

Die letzte Bemerkung lässt Bruno unkommentiert. »Es funktioniert so, dass … nun, einer von Ihnen zieht einen Gurt an und ist an diesem Ende. Die anderen sind am anderen Ende. Und dann ziehen Sie …«

Arend neben ihm seufzt. »Es handelt sich um eine Vertrauensübung«, übernimmt sie das Wort. »In einer Gruppe wie der Ihren unterstützt man einander, man gibt sich Halt. Einer allein ist schwach, doch wenn alle zusammenarbeiten, ist jeder von Ihnen zu Höchstleistungen fähig.«

Veronika betrachtet den Aufbau skeptisch. »Das ist ein Scherz, oder?«

Bruno hält einen Klettergurt in der Hand. »Den müssen Sie anziehen. Und ich fixiere Sie dann am Seil.«

»Sie werden von der Gruppe hochgezogen und wieder heruntergelassen«, erklärt Arend lächelnd.

»Und wo ist die Sicherung?«, fragt Veronika.

»Die Gruppe ist Ihre Sicherung«, sagt Arend.

Veronika schüttelt den Kopf. »Das kann unmöglich legal sein.«

»Das ist ein verbreitetes Outdoor-Spiel. Bei Kindern ist es sehr beliebt.«

»Sie machen das mit Kindern? Ist schon einmal jemand heruntergefallen?«, will Veronika wissen.

Arend geht nicht darauf ein. »Wer will als Erstes?«

»Ich, ich!«, meldet sich Frank und winkt mit dem ganzen Arm wie ein Schuljunge.

Bruno tritt zu ihm und streift ihm den Gurt über, der über Beine und Schultern läuft und vorne zwei Schlaufen hat, in die der Outdoortrainer den Karabiner einhängt. Dazu erhält er noch einen Helm, den er ungeschickt über die Stirnlampe setzt, als ob das irgendetwas nützen würde. Auf sein Kommando hin gehen die anderen zu den Schlaufen hin, Marc ergreift eine unmittelbar neben Veronika.

»Es gibt tatsächlich keine Sicherung?«, fragt Marc. »Wenn wir loslassen …«

»Wir dürfen eben nicht loslassen«, erwidert Veronika lapidar.

Bruno gibt das Kommando, doch nichts passiert. Niemand zieht am Seil.

»Worauf warten Sie?«, sagt Arend.

»Los!«, fordert Frank, in dessen Augen ein irres Glänzen ist.

Und da gehen sie los, wodurch Frank in die Höhe bugsiert wird. Marc ist überrascht, wie leicht sich der Praktikant hochziehen lässt. Sie sind als Gruppe viel stärker, als er geglaubt hat. Auch die anderen scheinen nicht damit gerechnet zu haben, dass es so leicht geht, und nehmen Tempo auf. Frank jubelt. Aus dem Gehen wird ein Laufen, und Frank schießt immer schneller nach oben, wobei aus Franks Jubelschrei ein Kreischen wird, das gar nicht mehr so triumphal klingt wie zu Beginn.

»Stopp, stopp!«, ruft Bruno, doch zu spät. Frank ist oben bei dem Ast angekommen, und als der Karabiner gegen die Seilrolle schlägt, wird Franks Aufstieg jäh gebremst. Er hat genügend Schwung, um mit dem Helm gegen den Ast zu knallen, bevor er ins Seil fällt und schnell um seine eigene Achse zu rotieren beginnt.

Erschrocken von ihrer eigenen Kraft, beginnt die Gruppe, Frank wieder herunterzulassen, erneut viel zu schnell. Bruno ruft diesmal nicht mehr, sondern rennt auf das Seil zu und bremst Franks rasanten Abstieg. Marc ist froh, dass der Trainer wieder die Kontrolle über das Experiment übernommen hat, und lässt die Schlaufe los.

»Sind Sie wahnsinnig?«, brüllt Bruno ihn an. »Nicht loslassen!«

»Ich dachte …«, beginnt Marc, beendet den Satz aber nicht, sondern greift schnell wieder zur Schlaufe.

Gemeinsam lassen sie Frank ab, diesmal langsam und kontrolliert. Der Praktikant bleibt zitternd stehen und blickt auf den Karabiner an seiner Brust hinab, als wäre er ein fremdartiges Tier.

Marc sieht zu Veronika, die sich ein Lachen nicht verkneifen kann.

»Es war ein Reflex«, rechtfertigt sich Marc.

»Natürlich«, sagt sie. »Es macht ja auch nichts. Wenn die Gruppe groß genug ist, lassen nie alle zugleich los«, erklärt Veronika. »Die Wahrscheinlichkeit dafür ist extrem gering.«

Marc findet diese Logik alles andere als überzeugend.

Veronika stellt sich selbst als Nächste zur Verfügung. Sie setzt den Helm auf und zieht die Stirnlampe darüber, wobei sie das Halteband gekonnt in die dafür vorgesehenen Klammern am Helm steckt. Bei ihr läuft alles glatt, sie wird hochgezogen und wieder heruntergelassen, wobei sie einen angespannten, aber kontrollierten Eindruck macht.

Arend ist ganz verzückt. »Wunderbar machen Sie das!«

Sie wendet sich an Veronika, die zurück auf dem Boden ist und ihren Karabiner aufschraubt.

»Und, wie fühlt es sich an?«

Veronika sendet ihr nur einen Blick, der Wasser gefrieren und Milch sauer machen könnte.

Nun scheint die Gruppe eingespielt zu sein, und ehe Marc sich versieht, ist er an der Reihe. Er blickt hoch zu der Astgabel, während Bruno die Sicherung an seinem Karabiner zuschraubt. Als er fertig ist, schiebt Bruno die Sicherungshülse wieder um eine Vierteldrehung zurück.

»Was soll das?«

»Damit er sich nicht verklemmt«, erklärt der Trainer. »Das macht man so.«

Marc wartet, bis Bruno weg ist, bevor er die Sicherung wieder anzieht.

Nun geht alles ganz schnell, auf das Kommando hin beginnt die Gruppe zu ziehen, und das Seil spannt sich. Marc erhebt sich in die Luft. Schnell nähert er sich dem Ast, der überraschend hoch ist. Marc wird schwindlig, als er sieht, wie klein die Gruppe erscheint. Ihm wird schlecht, und er umklammert das Seil.

»Nicht festhalten!«, ruft Bruno.

Der Karabiner schlägt gegen die Seilrolle, und beinahe hätte Marc seine Finger eingeklemmt.

Endlose Sekunden verharrt er am höchsten Punkt und wartet darauf, endlich wieder abgelassen zu werden.

Und als er flehend die Gruppe ansieht, findet sein Blick Günter, der seine Schlaufe fest umklammert hält. In seinen Augen ist ein feindseliger Ausdruck, und Marc hat plötzlich das bestimmte Gefühl, dass Günter die Schlaufe nur festhält, weil er weiß, dass die anderen Marc nicht fallenlassen würden. Wenn er ihn allein sichern müsste, wäre die Sache nicht so klar.

»Ich sage es ja«, meint Veronika nur, als er wieder unten ist und mit schlotternden Knien den Gurt auszieht. »Statistik. Das Einzige, worauf man sich immer und überall verlassen kann.«

Und als sie im Anschluss Günter hochziehen, macht er einen so lethargischen Eindruck, als wäre es ihm egal, ob er herunterfällt oder nicht.

»Toll haben Sie das gemacht!«, sagt Arend, als sie fertig sind und etwas zittrig neben dem herabhängenden Seil stehen. Die Psychologin klatscht in die Hände, während Bruno beginnt, die Knoten zu lösen. Er hält dabei inne und nimmt einen der Karabiner in die Hand, als wäre etwas damit nicht in Ordnung. Arend scheint es nicht zu bemerken, sie ist schon ganz und gar mit dem weiteren Programm beschäftigt.

»Die nächste Übung halte ich für eine der wertvollsten überhaupt. Sie kann das Gefüge einer Gruppe völlig verändern.«

Marc findet die Vorstellung nicht sehr verlockend, und auch die anderen teilen die Euphorie von Arend nicht. Sie alle versuchen nur, den Abend unbeschadet zu überstehen.

Sie gehen ein Stück von dem Graben weg zu einer kleinen Lichtung, auf der isoliert drei Bäume dastehen. Zwischen ihnen sind zwei Seile gespannt.

»Was Sie hier sehen, nennt sich *Low V*«, erklärt Arend.

Bei den vermeintlichen Seilen handelt es sich um Spanngurte, die etwa kniehoch zwischen den Bäumen verlaufen und tatsächlich eine Form ähnlich dem Buchstaben V bilden.

»Und was sollen wir damit?«, fragt Veronika.

»Das Ziel ist es, vom mittleren Baum zu den beiden am Ende zu gelangen.«

Ein ironisches Lachen ist zu hören. Marc glaubt, dass es von Günter kam.

»Sie reden von Slacklines. Aber wir sind keine Seiltänzer«, gibt Veronika zu bedenken. »Wie soll das gehen?«

»Gemeinsam schaffen Sie das, Sie werden sehen«, sagt Arend und sieht sich nach Bruno um.

Als er keine Anstalten macht, von selbst zu erscheinen, läuft sie los, um ihn zu holen.

Zwei Minuten später kehrt sie mit ihm im Schlepptau wieder zurück.

»Diese Übung können Sie nur zu zweit bewältigen. Sie beginnen wie gesagt beim Baum in der Mitte.«

Arend steigt vorsichtig auf den linken Spanngurt, wobei sie sich am Baumstamm festhält. Das Band unter ihr gibt dabei leicht nach und vibriert. Mit dem Kopf nickt sie Bruno zu, der mit der Anmut eines Verurteilten neben ihr auf den zweiten Spanngurt steigt.

Die Routine, mit der sie sich einander zuwenden und sich an den Händen nehmen, zeugt davon, dass sie diese Übung schon einmal gemacht haben. Zu Marcs Überraschung stehen sie frei balancierend da, ohne den Baumstamm als Stütze zu benötigen. Sie halten einander, was genügt, damit sie nicht abstürzen.

Auch die anderen starren staunend, als die beiden beginnen, sich mit winzigen Schritten vom Baum wegzubewegen. Mühelos sieht das aus, auch bei Bruno.

Doch als sie etwa auf halbem Weg zu den beiden anderen Bäumen angekommen sind, taucht ein neues Problem auf. Beide haben nun die Arme ausgestreckt und können sich nicht weiter voneinander entfernen.

Zumindest sieht es auf den ersten Blick so aus. Doch die beiden scheinen einen Plan zu haben. Kurz sehen sie einander in die Augen, wie ein Tanzpaar, das eine schwierige Figur vorbereitet. Dann trippeln sie weiter, wobei sie beginnen, ihre Körper nach innen zu lehnen. Je weiter sie kommen, desto mehr muss Arend sich vorlehnen, während der viel schwerere Bruno sich bemüht, sich nur ein wenig dagegenzustemmen, damit sie das Gleichgewicht halten.

Anfangs sieht das noch sehr souverän aus, doch je weiter sie sich dem Ziel nähern, desto wackeliger wird die Sache. Sie haben die Bäume fast erreicht, als klar wird, dass es nicht funktionieren kann. Die beiden Spanngurte haben am Ende einfach zu viel Abstand.

Doch plötzlich geht ein Ruck durch Arend. Sie drückt sich von Bruno ab und lässt seine Hände los. In der Rückwärtsbewegung dreht sie sich zum Baum und kriegt ihn tatsächlich zu fassen. Sie umarmt den Stamm und zeigt ein triumphierendes Grinsen.

Bruno hingegen ist von ihrer Aktion überrumpelt. Er rudert mit den Armen und droht zuerst nach hinten zu kippen, bevor sein Körper schließlich doch Übergewicht nach vorne bekommt. Neben der noch jubilierenden Arend fällt er runter, wobei der weiche Waldboden erzittert und ein Knacken ertönt.

Erst nach einer Schrecksekunde reagiert Arend und lässt den Baum los, um zu ihm herunterzusteigen.

»Meine Güte, geht es Ihnen gut?«

Er richtet sich wie in Zeitlupe auf und macht eine Bewegung, als würde er eine Fliege verscheuchen.

»Es geht mir gut«, murmelt er und beißt die Zähne zusammen.

Als Arend sieht, dass er offenbar nicht schwer verletzt ist, wendet sie sich an die Gruppe.

»Sie haben gesehen, es ist möglich. Jetzt sind Sie an der Reihe! Wer möchte?« Sie sieht Marc an. »Der Frischling, bitte schön!«

Marc will widersprechen, doch da hat sie ihn schon an der Hand genommen und zu dem Baum geführt. Dann wendet sie sich der Gruppe zu, auf der Suche nach einem Partner für ihn. Noch bevor sie eine Wahl treffen kann, seufzt Veronika und tritt vor.

Sie nickt Marc zu und steigt auf den rechten der beiden Spanngurte. »Komm schon, bringen wir es hinter uns.«

In ihren Worten ist so etwas wie Zuversicht, die Marc aus seiner Erstarrung erwachen lässt. Er steigt auf den anderen der beiden Gurte, der dabei überraschend stark wackelt. So schlimm hat es von außen gar nicht ausgesehen. Marc klammert sich an die raue Rinde des Baums. Er kann sich nicht vorstellen, wie das, was Arend und Bruno vorgezeigt haben, funktionieren soll.

»Nimm meine Hand«, sagt Veronika. »Es ist nicht schwer.«

Sie spricht, als hätte sie etwas Derartiges schon einmal gemacht. Also vertraut er ihr und nimmt eine Hand vom Baum. Sofort neigt sich sein Körper, und er ist im Begriff, das Gleichgewicht zu verlieren, bevor er Veronikas Griff spürt. Sie hält ihn fest, und er findet seine Balance wieder.

»Jetzt die andere Hand«, sagt sie, während er gerade noch dabei ist, den Schreck zu verdauen.

Mechanisch gehorcht er und löst auch seine andere Hand vom Baum, die sofort jene von Veronika findet. Sie beginnt, quer auf der Slackline stehend, vom Baum wegzuwandern. Damit sie ihre gemeinsame Balance wahren, muss Marc es ihr gleichtun.

Tatsächlich ist der anfangs so zittrige Spanngurt unter seinen Füßen nun stabiler. Er dehnt und bewegt sich unter ihm, doch der Halt, den Veronika ihm gibt, genügt, um nicht herunterzufallen. Dabei ist es keineswegs so, dass Veronika den wackeligen Spanngurt unter Kontrolle hätte. Sie nutzt seinen Halt, wie er ihren nutzt. Gemeinsam schaffen sie aus der Unsicherheit jedes Einzelnen etwas Stabiles.

Der Gedanke kommt Marc ganz unvermittelt, und er findet auf einmal, dass es vielleicht doch keine so schlechte Übung ist.

Doch als sie sich der Mitte der Konstruktion nähern, gelangen auch sie an den Punkt, wo ihre Arme ausgestreckt sind und es nicht weiterzugehen scheint.

»Sie müssen sich nun gegeneinander lehnen«, erklärt Arend.

Marc versucht sich vorzustellen, wie das gehen soll, doch Veronika ist wieder einen Schritt voraus und wagt sich weiter. Ihm bleibt nichts anderes übrig, als seine aufrechte Position zu verlassen und sich in ihre Richtung zu lehnen.

Das ist deutlich anstrengender, als es bei Arend und Bruno ausgesehen hat. Doch irgendwie geht es, und sie schaffen einen weiteren Meter. Als Marc glaubt, dass seinen Armen die Kraft ausgeht, bleibt Veronika stehen.

»Weiter geht es nicht.«

Er fragt sich, wie sie darauf kommt, wo doch Arend den Baum tatsächlich erreicht hat, doch er ist dankbar dafür, nicht weiterzumüssen.

»Sie geben doch nicht etwa auf?«, ruft Arend. »Probieren Sie noch ein Stück!«

Doch Veronika sieht Marc an. »Bereit? Auf drei.«

Sie zählt runter, und noch bevor Marc sie fragen kann, steigt sie vorne mit einem Bein auf den Boden. Er reagiert zu langsam, und es ist wieder Veronikas Griff, der ihn vor einem Absturz bewahrt und ihn sicher zu Boden geleitet.

»Gut gemacht.« Sie grinst und zwinkert ihm zu.

Arend lächelt etwas säuerlich. »Eigentlich ist es nicht vorgesehen, dass man die Übung abbricht.«

»Aber weiter geht es nicht, das wissen Sie. Und das ist doch Absicht, oder?«

Marc kann sehen, dass sich die Psychologin ertappt fühlt. »Sie haben recht. Ein Teil der Übung ist es zu lernen, dass man sie nicht beenden kann. Die Bäume stehen zu weit auseinander.«

»Welchen Sinn hat das?«, fragt Frank.

»Sie sollen lernen, dass Sie nicht jede Aufgabe bewältigen können.«

Alle brechen trotz der Anspannung in Gelächter aus.

»Was ist so komisch?«, will Arend wissen.

»Erzählen Sie das nicht Herrn Badler«, sagt Veronika.

Arend ist irritiert, bevor sie die nächsten beiden zu der Seilkonstruktion bittet. Frank und Günter schlagen sich wacker und beenden das Experiment ebenfalls vorzeitig, worauf die Psychologin Veronika einen wütenden Seitenblick sendet.

Marc ist froh, es hinter sich zu haben. Und die Übung

fand er tatsächlich interessant, auch wenn er im Moment keinen Kopf für solche Dinge hat. Veronikas Hilfe hat ihm Mut gemacht.

Es sind nur noch drei Nächte. Du schaffst das.

Er lässt die Gedanken schweifen, während Günter noch einmal ranmuss, weil Margret – die Kollegin mit den Listen – einen Partner braucht. Sie wandern zu seinem Bruder, zu der Firma und zum Pfandleiher, bevor Arend in die Hände klatscht und ihn aus seinen Grübeleien reißt.

»Wunderbar haben Sie das gemacht. Wir machen gleich weiter, kommen Sie mit.«

Arend geht voraus, und alle folgen ihr.

Zumindest sieht es zuerst so aus. Marc fällt auf, dass Veronika unauffällig zurückbleibt. Sie versucht plötzlich, allein auf einen der Spanngurte zu steigen. Zu Marcs Überraschung springt sie leicht vom Boden ab und steht plötzlich mit beiden Beinen auf der Slackline, die Hände links und rechts ausgestreckt. Sie zittert mit den Armen und rudert, bevor sie wieder abspringt. Als sie merkt, dass Marc sie beobachtet, wendet sie sich ab und macht sich daran, der Gruppe zu folgen.

»Ich dachte, wir sind keine Seiltänzer«, sagt Marc.

»Ich konnte das mal«, grinst sie. »Aber ich verbringe im Moment zu viel Zeit im Büro.«

Sie beeilen sich, um die Gruppe nicht zu verlieren.

Als sie sie einholen, erkennt Marc, dass sie auf den Rand eines Grabens zuhalten, der sich beim Näherkommen als Schlucht entpuppt, die felsig abbricht und an deren Grund ein Bach fließt. Kühle Luft steigt von unten auf.

Zu Marcs Erleichterung halten sie in einiger Entfernung zur Schlucht an und stoßen dort auf Bruno, der wieder mit irgendwelchen Seilen rumhantiert.

»Was ist das?«, fragt Frank.

Er deutet auf etwas in den Bäumen über ihnen, das Marc als Spanngurt erkennt, wie sie ihn gerade eben unter ihren Füßen hatten. Am selben Baum ist ein zweiter Spanngurt befestigt, der in einem Winkel von etwas weniger als 45 Grad zum ersten verläuft.

»Weil das vorhin so gut geklappt hat, wollen wir die Übung nun intensivieren.«

»Was heißt intensivieren?«, erkundigt sich Günter.

Arend scheint seine Aufmerksamkeit zu genießen.

»Die Übung vorhin hieß *Low V*. Das hier ist das *High V*.

Fast zwei Stunden später stehen sie wieder im Camp, wo Arend Getränke vorbereitet hat. Sie bedienen sich, während Bruno versucht, mit dem nassen Holz ein Lagerfeuer in Gang zu bringen. Niemand hat Lust, sich auf die Baumstämme zu setzen, die die Feuerstelle umgeben. Sie alle sind auf ihre Weise damit beschäftigt, die letzte Übung zu verdauen. Margret in ihren Outdoorklamotten hält sich an ihrer Wasserflasche fest und starrt ins Leere, während Veronika via Headset telefoniert.

Marc und die anderen haben eine Weile gebraucht, um zu akzeptieren, dass Arend nicht scherzte. Die Konstruktion neben der Schlucht ähnelte dem *Low V* fast aufs Haar genau, mit dem Unterschied, dass es sich diesmal in zehn Metern Höhe befand. Sie sollten die zuvor geprobte Übung wiederholen. Erst nach und nach kam heraus, dass sie mit Seilen gesichert sein würden, die Bruno bediente. Diesmal ließ Arend ihnen den Vortritt. Veronika und Frank, die den Anfang machten und die vorbereitete Strickleiter hinaufstiegen, gelang es noch am besten, auch wenn der Praktikant beim Sturz in die Sicherung einen markerschütternden Schrei von sich gab. Alle anderen absolvierten das Programm stumm und unter allerhöchster Anspannung, während unter ihnen unsichtbar ein Wildbach rauschte.

Nun dürfen sie eine Pause machen und auf die nächste Schikane von Arend warten. Denn – das stellt sich für Marc immer deutlicher heraus – es ist die Psychologin, die das Programm unerbittlich vorantreibt, während Bruno sehr verschlossen ist und nur mechanisch seine Handgriffe absolviert. Arend versucht, sie zu motivieren, Zuversicht und Begeisterung auszustrahlen, doch je länger der Abend dauert, desto öfter ertappt Marc sie dabei, wie sie augenscheinlich die Zähne zusammenbeißen muss und sich ihr Lächeln zur Fratze verzerrt.

Für Marc fühlt sich all das unwirklich an. Er kann sich nicht entscheiden, ob es nur die Sorge um seinen Bruder ist, die ihn belastet, oder ob dieses Camp wirklich nur eine Ansammlung von maliziösen Challenges ist, mit keinem anderen Zweck als dem, ihr Leben hier so ungemütlich wie möglich zu machen.

Er kann es nicht sagen, weil für ihn alles neu ist, die Kanzlei, die Kollegen. Er hatte noch keine Zeit, überhaupt damit zu beginnen, den Verlust seiner Firma zu verarbeiten, in die er all seine Energie und all seine Hoffnungen investiert hatte. Das Scheitern wird irgendwann seinen Tribut fordern, doch derzeit ist er noch zu sehr damit beschäftigt, um sein wirtschaftliches Überleben und seine Zukunft mit Tamara zu kämpfen. Die unangenehmen Fragen, die er sich wird stellen müssen, schiebt er noch beiseite, weil er seine Energie für andere Dinge braucht.

Marc konnte sehen, dass mehr als einer seiner neuen

Kollegen beim Gang in der Höhe Todesangst hatte. Darf eine Firma ihren Mitarbeitern so etwas überhaupt zumuten? Er durchforstet sein Gedächtnis nach den einschlägigen Regelungen im Arbeitnehmerschutzgesetz und kommt auf keinen grünen Zweig.

Es ist auch egal. Niemand von den anderen macht Anstalten, das Programm infrage zu stellen, weshalb auch Marc die Füße stillhalten wird. Schließlich hat er als Neuer von allen die geringste Berechtigung dazu.

Vielleicht ist es so, wie Arend sagt. Diese Übungen werden ihren Zusammenhalt fördern und sie als Gruppe zusammenschweißen. Bestimmt können sie später einmal über alles lachen.

Marc riecht plötzlich Rauch, den der Wind zu ihm trägt. Inzwischen brennt das Feuer, wobei das feuchte Holz dunkel qualmt. Weder Arend noch Bruno sind zu sehen. Noch ist etwas Zeit.

Marc geht also zu der Kühlbox, die Arend vorhin gebracht hat, um zu schauen, ob es noch irgendein zuckerhaltiges Getränk gibt, etwas, auf das er aus irgendeinem Grund gerade große Lust hat. Doch die Kühlbox enthält nur noch zwei kleine Wasserflaschen, und etwas enttäuscht wendet er sich ab.

Er überlegt, sich ins Zelt zu setzen und einige Atemübungen zu machen, die er sich angewöhnt hat, als in seinem Start-up noch Hochbetrieb war und er etwas brauchte, mit dem er die Pausen zelebrieren konnte, die Tamara energisch von ihm einforderte. Doch er muss wieder an Jens denken und entscheidet sich dagegen.

Als er beim Feuer plötzlich Günter sitzen sieht, nimmt er sich ein Herz.

»Hey«, sagt Marc. »Kann ich mich dazusetzen?«

Günter blickt zu ihm hoch und sieht aus, als wäre er in Gedanken gerade ganz woanders gewesen. Er zuckt mit den Schultern.

»Wie geht es dir?«, fragt Marc.

Günter blickt ungläubig zu ihm auf. »Wie soll es mir denn gehen?«

»Ich weiß nicht. Ich schätze, ich möchte nett sein.«

Marc spürt, dass das nicht genügt.

»Es tut mir leid, die Aktion von meinem Bruder gestern. Ich weiß zwar nicht, was mit ihm los war. Vielleicht stimmt es, was die Ärzte gesagt haben, dass er einen Zusammenbruch hatte. Aber wenn ich gewusst hätte, was er vorhat, hätte ich ihn abgehalten.«

»Hättest du?«, fragt Günter schnippisch.

»Es ging so schnell, tut mir leid. So ist mein Bruder nicht.«

Günter starrt ins Feuer.

»Weißt du, was mein Bruder von dir wollte?«, fragt Marc.

»Er ist dein Bruder, warum fragst du ihn nicht selbst?«

Marc kann seinen Ärger nachvollziehen, aber er hat keine Zeit für solche Dinge. »Ich habe es versucht, aber sie haben ihn ruhiggestellt.«

»Gut so«, erwidert Günter kalt.

Das wiederum lässt Marc wütend werden. Jens ist immerhin sein Kollege.

»Mein Bruder würde so etwas nicht tun, wenn er keinen Grund dafür hätte«, behauptet Marc fest. »Er glaubte, dass jemand hinter uns her ist. Hinter ihm und mir. Er dürfte diesen Verdacht schon längere Zeit gehabt haben.«

»Das denke ich inzwischen auch«, sagt Günter plötzlich.

»Was meinst du damit?«

Günter lacht, bevor er nachdenkt. »Wir haben geredet,

intern, die Kollegen und ich, weißt du? Als wir gehört haben, dass du kommst.«

»Worüber?«, fragt Marc, der keine Ahnung hat, worauf Günter anspielt.

»Wir haben uns gefragt, was wir mit zwei von euch anfangen sollen. Ob das gut gehen kann.«

»Zwei von uns? Mit wem hast du gesprochen?«

Es sieht aus, als bereue Günter bereits, etwas gesagt zu haben. Sie schweigen, und aus dem Wald ist der Ruf eines Vogels zu hören. Günter scheint einzusehen, dass Marc nicht lockerlassen will.

»Ich merke, dass du naiver bist, als ich es für möglich gehalten habe. Du kennst deinen Bruder nicht sehr gut, oder?«

»Wie meinst du das?«

»Sag: Wie gut kennst du ihn?«

»Er ist mein Bruder, natürlich kenne ich ihn gut.«

Günter nickt, als bestätige das einen Gedanken, den er gehabt hat. »Und doch warst du gestern überrascht.«

»Natürlich. Damit hätte niemand rechnen können.«

»Siehst du, und deshalb glaube ich, dass du deinen Bruder nicht gut kennst.«

Marc will weiter nachfragen, er überlegt, ihm eine Beleidigung an den Kopf zu werfen. Doch im Wald ist es sehr still, und er will nicht, dass die anderen darauf aufmerksam werden. Er geht also davon und nimmt sich vor, Günters sonderbare Andeutungen zu ignorieren, bei denen es sich einfach nur um Beleidigungen zu handeln scheint, was er dem neuen Kollegen nicht verdenken kann, so wie Jens ihn letzte Nacht angegriffen hat.

Was Günter behauptet, ergibt natürlich überhaupt keinen Sinn, und er kann es getrost ignorieren. Warum sollte er seinen Bruder nicht kennen? Günter suggeriert, er hätte den

Zusammenbruch vielleicht irgendwie vorhersehen müssen, und das ist Schwachsinn. Sein Bruder war immer bei bester geistiger Gesundheit, in jedem Fall stabiler als er selbst und der Rest ihrer Familie. Jens ist ein Mensch, der Extreme austestet, das schon. Aber gerade von ihm hat Marc gelernt, dass daran nichts Krankhaftes ist. Jens ist nicht unvernünftig, er hat einfach weniger Angst als andere Menschen. Das ist etwas Gutes, hat Marc gelernt, denn die meisten Menschen haben zeit ihres Lebens viel zu viel Angst. Sie verpassen die wichtigen Entscheidungen in ihrem Leben und bleiben viel zu lange in einem Gefüge hängen, das sie krank macht, weil sie sich vor Veränderung fürchten.

Marc muss zugeben, dass es der Einfluss seines Bruders war, der ihm den Mut gab, gleich nach dem Studium eine eigene Firma zu gründen, ohne Erfahrung in der Wirtschaft und ohne je im IT-Bereich gearbeitet zu haben. Ja, es ist schiefgegangen, aber die Gründe dafür sind zahlreich, Übermut gehört nicht dazu. Die Entscheidung war richtig, und es hätte funktionieren können. Er bereut nicht, es versucht zu haben.

Marc beschließt, doch noch eine der Atemübungen zu machen. Er hat diese Technik aus dem dritten Buch von Lawrence Lamb, das sich mit Zeiten erhöhter Belastung beschäftigt. Wenn man seinen Angaben trauen kann, schläft er nur drei Stunden jede Nacht und hat einen Weg gefunden, jede freie Minute des Tages mit einem Maximum an Effizienz zu füllen.

Es gibt das Gerücht, dass Lamb keine Pausen macht und gar nicht mehr schläft. Doch das ist nicht korrekt. Er hat sich mit Wissenschaftlern zusammengetan, um herauszufinden, wie viele Pausen nötig sind, um nicht in krank machende, leistungsmindernde Verhaltensweisen zu verfallen. Nur wer frisch und ausgeruht ist, kann vollen Einsatz zeigen. Deshalb ist es nötig, die Qualität der Pausengestaltung auf ein maximales Niveau zu bringen. Als Marc studierte, gab es den Spruch vom Unternehmer, der mindestens einmal pleitegehen und in ein Burn-out schlittern muss, bevor er als ausgelernt gelten darf. Jemand, der sein Unternehmen nie in eine Insolvenz treibt, gilt laut dieser Logik als Feigling, und wer kein Burn-out erlebt hat, als Faulpelz.

Marc ist froh, mit Lambs Büchern einen besseren Weg eingeschlagen zu haben. Moderne Topmanager arbeiten nicht rund um die Uhr, sie nutzen früher belächelte Methoden wie Yoga und Atemübungen, um das Maximum aus sich herauszuholen.

Doch als er auf dem Boden seines Zelts sitzt, die Beine zu einem Lotossitz verflochten, was immer noch ein wenig im Knie schmerzt, und ruhig genug ist, um mit dem ersten Atemzyklus zu beginnen, muss er plötzlich an eine Episode vom vergangenen Tag denken, die er schon vergessen hatte. Das Flipchart. Darauf standen sein Name und der seines Bruders, beide dick eingekreist.

Wir haben geredet, intern, die Kollegen und ich, weißt du?

Marc versucht erneut, sich zu konzentrieren, doch Günters Worte gehen ihm nicht mehr aus dem Kopf. Er hat plötzlich das dringende Bedürfnis, ins Büro zu gehen und nachzusehen, was dort auf dem Flipchart stand.

Stand dort wirklich sein Name?

Im ersten Moment war er sich sicher, doch schon als er den Besprechungsraum verlassen hatte, begann er daran zu zweifeln. Es konnte sich um den Namen eines Mandanten gehandelt haben. Marc hatte den Gedanken eigentlich verworfen, doch nun drängt er sich mit überraschender Vehemenz zurück in sein Bewusstsein. Er wird nachsehen. Nicht, weil er glaubt, dass es tatsächlich von Bedeutung ist. Er hält Günters Worte immer noch für absurd. Er will nur ganz sichergehen, um nicht mehr darüber herumgrübeln zu müssen. Doch damit muss er bis morgen warten.

Die anderen sitzen am Lagerfeuer, doch Marc hat keine Lust, bei ihnen zu sein. Eine Weile hat er im Zelt verbracht und Nachrichten auf seinem Handy gelesen, doch das Zelt beengt ihn zunehmend. Also zieht er seine Jacke an und macht sich auf den Weg. In sicherer Entfernung vom Lagerfeuer schleicht er vorbei. Gelächter dringt zu ihm. Sie scheinen die kranken Übungen inzwischen verdaut zu haben – gut für sie.

Derzeit regnet es gerade nicht, und das will er nutzen, bevor er ins Bett geht und sich auf die undankbare Suche nach etwas Schlaf begibt.

Marc beschließt, dort weiterzumachen, wo er zuletzt aufgehört hat. Er verlässt das Campinggelände durch die Einfahrt, findet den Bogen mit den fehlenden Buchstaben und schaltet erst hier seine Lampe ein. Statt wieder auf den Spielplatz zu gehen, den er bereits kennt, hält er sich links und folgt dem Weg, der von hier tiefer in den Wald führt und sich nach etwa hundert Metern in eine Forststraße verwandelt, zwei ausgefahrene Pfade mit einem grasbewachsenen Band in der Mitte, das beginnt, die verödeten Fahrrinnen wieder in Besitz zu nehmen.

Marc schlendert eine Weile den Forstweg entlang und bleibt immer wieder stehen, um zu horchen. Letztes Mal hatte er beim Kinderspielplatz gemeint, etwas in der Ferne zu hören. Inzwischen ist er sicher, sich nicht getäuscht zu haben. Hier fahren irgendwo Autos, darunter schwere Lastwagen. Und das Geräusch wird immer lauter, was bedeutet, dass er sich darauf zubewegt.

Treffen wir uns bei der Brücke.

Die Worte von Jens gehen ihm nicht aus dem Kopf. Es waren seine letzten Worte, bevor sie ihn mitnahmen. Wo sollte hier eine Brücke sein? Nicht dass Jens dort sein könnte, er liegt sediert in der Klinik.

Indem Marc den Weg weitergeht, auf das Geräusch der fahrenden Autos zu, folgt er seinem Gefühl. Sein Blick ist weit nach vorn gerichtet, doch Kehren versperren ihm die Sicht. Dabei sind die donnernden Lastwagen schon überraschend laut. Er beschleunigt seine Schritte und glaubt nach jeder neuen Kurve, die Quelle des Lärms sehen zu müssen. Doch jedes Mal geht der Forstweg einfach weiter, der links und rechts von dichtem Unterholz begrenzt ist.

Selbst mit der Lampe muss Marc seine Augen anstrengen, um zu sehen, wo er seine Füße hinsetzt. Als er den Blick wieder hebt, bleibt er vor Überraschung stehen.

Lichter ziehen zwischen den Baumwipfeln vorbei – nicht auf dem Niveau, auf dem er sich befindet, sondern ein Stockwerk höher. Eine stark befahrene Straße quert hier – eine Schnellstraße oder eine Autobahn, genau kann er es nicht sagen, denn er kennt sich in dieser Gegend nicht gut aus. Nur eines weiß er mit Bestimmtheit: Die Straße wird auf einer erhöht liegenden Trasse geführt, die unmittelbar vor ihm unterbrochen ist. Eine Brücke verbindet die beiden Teile. Es ist dieses Bauwerk, von dem sein Unterbewusstsein schon Kenntnis zu haben schien, bevor er es sich eingestehen konnte.

Nicht die Brücke über einen Fluss, sondern eine Autobahnbrücke. Genau wie die von damals, als sie noch Kinder waren.

Marcs Herz pocht, ohne dass er den Grund dafür angeben könnte. Jens hat ihm eine Brücke als Treffpunkt genannt, aber er kann natürlich nicht hier sein, er liegt immer noch fixiert in der geschlossenen Abteilung der Klinik. Trotzdem hat er es eilig, noch einen Blick darauf zu werfen, bevor auch das letzte bisschen Tageslicht verschwunden ist. Marc geht immer schneller, bis er zu rennen beginnt.

Um plötzlich abrupt wieder stehen zu bleiben, als er sieht, wo der Weg in das schwarze Maul des Brückenbogens hineinführt. Dort, an der Grenze zum Schlund absoluter Dunkelheit, rührt sich etwas.

Ruhig steht er da und wartet, ob sich die Bewegung wiederholt, aber alles ist ruhig. Hat er sich getäuscht? Doch da hört er ein Geräusch. Er glaubt, dass es sich um ein Knurren handeln könnte, wie von einem Hund.

Marc überlegt, einfach hinzugehen und nachzusehen. Vermutlich ist es jemand, der spät mit seinem Hund spazieren geht. Er könnte Hallo sagen und ein wenig Small Talk machen.

Es ist sein Verstand, der diese Gedanken ausspuckt, und der kommt gegen die Gänsehaut und das Kribbeln, das bis in die Fingerspitzen reicht, nicht an. Das Gefühl ignorierend tritt Marc näher. Bei der Brücke hat jemand Haushaltsgegenstände entsorgt, einen Kühlschrank, einen alten Bürostuhl. Die Umrisse des Sperrmülls müssen ihn getäuscht haben, er hat sich die Bewegung wohl eingebildet. Auch das Knurren ist mit einem Mal weg.

Doch in dem Müll entdeckt er plötzlich etwas anderes, das ihn zutiefst verwirrt.

Dort lehnt an einer Betonmauer ein riesiger, zerschlissener Teddybär.

»Warte, wir sollten uns das noch einmal überlegen!«

Marc weiß nicht, ob sein Bruder ihn hört, er ist wie immer vorausgelaufen. Nasser Farn schlägt gegen seine Beine. Seine Zehen sind bereits kühl und feucht.

Zuerst war er aufgeregt, als Jens ihm anbot, zur Brücke zu gehen. Endlich nimmt ihn sein Bruder mit dorthin! In letzter Zeit war er immer wieder bei der Brücke gewesen. Davon durfte natürlich niemand wissen. Marc glaubt sogar, dass es Jens verändert hat. Er verhält sich anders, ist ruhiger, in sich gekehrter. Der Gedanke, mit ihm zur Brücke zu gehen, war aufregend. Er war nun nicht mehr der kleine Junge, um den man sich kümmern musste, sondern auf Augenhöhe für aufregende, nicht ganz ungefährliche Unternehmungen.

Doch inzwischen ist die Euphorie restlos verschwunden. Marc spielt mit dem Gedanken umzukehren. Doch er will sich diese Blöße nicht geben, also reißt er sich zusammen.

»Komm, es ist gleich hier!«, hört er Jens rufen.

Er hält auf die Stimme seines Bruders zu, und eine Betonfläche zeichnet sich vor ihm ab. Zum Umkehren ist es zu spät.

Marc erreicht die Betonstruktur, bei der es sich um das Fundament handelt. Sie ist mit Graffitis verziert, ausgeblichen und grob, nicht so schön wie die in der Stadt. Auch die Sprayer scheinen sich hier nicht lange aufgehalten zu haben.

Er sieht sich um, doch Jens ist nirgends zu sehen, alles ist still. Über diese Brücke fahren seit Jahren keine Autos mehr, sie gehört zur Abzweigung. Seit der neue Tunnel eröffnet wurde, wird dieser Abschnitt nicht mehr benötigt. Die Auffahrt existiert noch, dort ist jetzt ein Park-and-Ride-Parkplatz, die Brücke ist mit Betonbarrieren gesperrt. Marc hat aufgeschnappt, dass sie nicht mehr sicher ist. Niemand setzt eine Brücke instand, die nicht gebraucht wird.

Während das Fundament aus Beton besteht, wird die Brücke selbst von Stahlträgern gehalten. Wo die graue Farbe abblättert, beginnen sie zu rosten. Darunter befindet sich ein ehemaliges Flussbett. Hier fließt nur nach sehr starkem Regen Wasser, und bei Hochwasser nutzt man es als Auslaufbecken.

Vorsichtig nähert sich Marc dem Bett, dessen Sandbänke von Gestrüpp begrenzt sind. Er erkennt Haselstauden. Auf dem Sand liegen kleinteiliges Holz und Plastikflaschen, die hier angeschwemmt wurden. Er muss an den Obdachlosen denken und dreht sich um. Angeblich schläft er unter der Brücke. Marc sieht dort Müll liegen, doch nichts deutet darauf hin, dass hier ein Mensch haust.

»Da bist du ja!«

Marc zuckt zusammen, als sein Bruder plötzlich hinter ihm steht.

»Was ist los?« Jens lacht. »Komm, ich zeige dir etwas.«

Jens' Auftauchen gibt ihm Sicherheit. Solange er bei ihm bleibt, kann nichts passieren. Er folgt ihm unter die Brücke hinein. Dort ist es düster und feucht. Am Geruch glaubt Marc zu erkennen, dass hier doch ein Mensch gewesen ist. Es riecht irgendwie süßlich und faulig, als hätte jemand Äpfel verderben lassen.

Als sie die Brücke fast durchquert haben, hält Jens an. Hier ist der Boden höher als auf der anderen Seite, man kann fast den Stahlträger erreichen.

Er will doch hoffentlich nicht hinaufklettern?

Doch dann entdeckt Marc, worauf sein Bruder es abgesehen hat: In dem Stahl über ihnen ist ein Loch. Der Träger ist innen hohl, die Wand ist vielleicht zwei Zentimeter stark. Das Loch hat einen Durchmesser von circa dreißig Zentimetern, definitiv zu klein, um hineinzukriechen, selbst für einen Jungen wie ihn. Dahinter ist es pechschwarz.

»Was ist das?«

»Deshalb sind wir hier«, erklärt Jens. »Es gibt einen Grund, warum niemand will, dass wir herkommen. Die Brücke ist nämlich ein magischer Ort.«

Marc sieht ihn fragend an.

»Sie sagen, die Brücke ist gefährlich, aber das stimmt nicht. Siehst du, wie dick der Stahl ist? Diese Brücke wird tausend Jahre halten. Es geht ihnen darum, dass wir nicht das Geheimnis herausfinden.«

»Welches Geheimnis?«

»Die Brücke erfüllt dir deine Wünsche.«

Marc mustert seinen Bruder, der aussieht, als würde er es ernst meinen. »Der war gut«, meint er lachend. »Wolltest du deshalb mit Ruth hierherkommen? Weil du gehofft hast, dass deine Wünsche in Erfüllung gehen?«

Jens schmunzelt, und ein verträumter Ausdruck ist in seinem Gesicht. »Sie wollte mir zuerst auch nicht glauben.«

Marc wird ungeduldig. »Komm schon. Das ist nur eine Autobahnbrücke. Hier werden keine Wünsche erfüllt. Dafür müsste sie viel älter sein. Und was weiß ich, irgendwie verwunschen. Wenn es je Magie gegeben hat, dann viel früher.«

Doch Jens lässt sich nicht beirren. Er deutet nach oben. »Was glaubst du, ist das?«

»Ein Loch?«

»Ja, aber was macht es hier?«

Marc zuckt mit den Schultern. »Ich weiß nicht.«

»Es sollte nicht hier sein. So ein Loch schwächt doch das Material. Es wurde nachträglich gemacht.«

»Nachträglich?«

»Siehst du, wie rund es ist?«

»Na und?«

Jens wird ernst. »Ich sage dir, ein Loch wie dieses dürfte es hier nicht geben. Kein Mensch kann so ein rundes Loch hier reinmachen.«

Marc ist nicht überzeugt. Auch wenn er zugeben muss, dass das Loch perfekt rund aussieht.

»Das liegt daran, dass es nicht von Menschen gemacht ist. Es ist eines Tages einfach so aufgetaucht.«

»Und woher willst du das wissen?«

Jens lächelt verschwörerisch. Dann hebt er die Hand. Er kann das Loch über sich fast erreichen.

»Der Mann, der immer hier ist, hat mir erklärt, wie es funktioniert. Ich darf es niemandem weitersagen. Das habe ich ihm versprochen. Aber dir zeige ich es.«

»Der Obdachlose?«

»Er ist kein Obdachloser. Er ist viel mächtiger.« Marc wendet sich wieder dem Loch zu. »Er hat mir gesagt, dass manche Leute etwas darin finden.«

»Mäusekacke? Schnecken?«

»Mach dich nur lustig, selbst schuld.«

Als sein Bruder nicht mitlacht, wird auch Marc ernst. »Hast du es ausprobiert?«

»Natürlich.«

»Und?«

Jens grinst. »Ruth hat es auch ausprobiert.«

»Hat sie nicht!«

Er versucht, in dem Loch irgendetwas zu erkennen. Die Schwärze ist wie aus Samt, konturlos. Die Vorstellung, dass Ruth sich getraut hat, da hineinzugreifen, erschüttert ihn.

»Du Lügner. Ihr beide reicht doch dort gar nicht mit den Händen bis da oben hin.«

Zur Antwort streckt Jens die Hand aus und lässt sie in dem Loch verschwinden, bevor er sie schnell wieder zurückzieht, als hätte er sie in eine Flamme gehalten. »Eine Weile lässt sich die Dunkelheit aushalten.«

Bevor sie – was tut?

»Von mir aus. Aber ich bin zu klein, siehst du?«

Marc tritt selbstbewusst unter das Loch. Sein Bruder hat es gerade so erreicht, das bedeutet, dass es bestimmt nicht gelingt. Es besteht also keine Gefahr. Marc streckt sich, stellt sich auf die Zehenspitzen.

»Es geht nicht«, konstatiert er.

»Ich hebe dich hoch«, entgegnet Jens ungerührt.

Schnell weicht Marc einen Schritt zurück.

»Im Ernst, ich würde dich hochheben. Ich habe auch Ruth geholfen, sie ist auch zu klein.«

Marc spürt, wie ihm das Blut zu Kopf steigt. Die Vorstellung von Jens, der ihren Körper anfasst, irritiert ihn. »Ich glaube dir kein Wort.«

Jens verdreht die Augen. »Wir haben nicht ewig Zeit. Es muss doch etwas geben, das du dir wünschst!«

Natürlich gibt es Dinge, die er sich wünscht. Er will größer sein, er will auch mit Mädchen diese Dinge erleben. Mit Ruth. Die ihn nie ansehen wird, wenn er nicht schnell einige Zentimeter wächst. Sie interessiert sich für die älteren Jungs, nicht für solche wie ihn.

Könnte es wahr sein, was Jens behauptet? Vielleicht gibt es Magie, sogar an einem Ort wie diesem, der ganz und gar nichts Magisches hat. Das ist ja die Sache mit der Magie, dass man es nicht sicher weiß. Sie lebt davon, was sein könnte, nicht, was sicher feststeht. Manche Dinge gehen in Erfüllung, wenn man fest daran glaubt. Oder wenn man sie sich ganz intensiv wünscht. Ist es so nicht auch mit dem Beten?

Marc tritt einen Schritt vor. Jens hat in das Loch gegriffen, und es ist nichts passiert. Er kann das auch. Irgendwann muss er schließlich anfangen, mutige Dinge zu tun wie sein Bruder.

»Okay«, sagt er.

Jens nickt und beugt sich hinunter. »Setz dich auf meine Schultern.«

Marc tut, wie ihm geheißen. Das haben sie seit Jahren nicht mehr gemacht, und Marc kommt sich kindisch dabei vor, ein Gefühl, das er über alles hasst, das aber gerade eben neben seiner Aufregung verblasst. Hier kann sie ohnehin niemand sehen.

Als Jens sich aufrichtet, kann er das Loch tatsächlich leicht erreichen. Sein Kopf ist so nah, dass er einen kühlen Luftzug spürt. Es riecht metallisch, wie bei frisch gefallenem Regen. Plötzlich hat er überhaupt keine Lust mehr, hineinzugreifen. Es war eine dumme Idee, sich überreden zu lassen.

»Was ist? Mach schon.«

Marc hebt kurz die Hand, um sie gleich wieder sinken zu lassen. »Fertig. Da ist nichts.«

»Lügner. Jetzt komm schon. Greif hinein!«

Jens wankt und rückt seinen Bruder auf seinen Schultern zurecht. »Du bist schwer geworden«, stellt er fest.

Marc versucht es noch mal. Er hebt die Hand, doch als er die kühle Luft spürt, die aus dem Loch dringt und so fremd riecht, lässt er es endgültig bleiben. »Da ist nichts. Du hast mich angelogen. Jetzt lass mich runter.«

Jens wird ihn noch Monate später deswegen aufziehen. Jeder habe bisher noch etwas in dem Loch gefunden, behauptet er. Doch er, Marc, habe seine Chance vertan.

Kurz darauf verschwand Ruth. Und sie beide waren nie wieder gemeinsam dort.

»Was soll das?«, fragt Arend.

Sie ist auf Bruno zugegangen, der gerade Seile in sein Auto packt und dabei so langsam agiert, als wäre er in Gedanken ganz woanders. Als er Arend wahrnimmt, schreckt er auf wie jemand, der bei etwas ertappt wird.

»Ja, dich meine ich. Was glaubst du eigentlich, was du hier tust?«

Bruno versteht die Frage nicht. Und genau darum geht es bei solchen Fragen. Er erinnert sich dabei immer an seine kurze Karriere bei der Armee. *Soldat, was tun Sie hier?* Niemand erwartet darauf eine Antwort, es geht darum, den anderen dazu zu bringen, sich selbst infrage zu stellen. Und zwar pauschal, deshalb ist es wichtig, die Frage unklar zu halten.

»Wenn man Ihnen zusieht, könnte man meinen, Sie wären auf dem Weg zu einer Beerdigung«, setzt Arend nach. »Gibt es da etwas, das ich nicht weiß? Einen tragischen Todesfall in Ihrer Familie?«

»Nicht, dass ich wüsste«, gibt er zurück.

»Dann verhalten Sie sich verdammt noch mal nicht so!«, giftet Arend. »Sie werden für das Camp hier gut bezahlt. Und doch hat man den Eindruck, dass Sie nicht bei der Sache sind. Dass Sie lieber woanders wären. Ist dem so?«

Bruno zögert einen Moment, bevor er den Kopf schüttelt.

»Gut, dann hätten wir zumindest das geklärt. Ist es denkbar, dass Sie sich in Zukunft zusammenreißen?«

Er seufzt und nickt, aber Arend ist plötzlich verunsichert. Sie spürt, dass da etwas anderes ist.

»Gibt es etwas, das ich wissen sollte?«

Als er erneut zögert, nickt sie. »Jetzt sagen Sie schon, was ist los?«

»Kommen Sie mit«, sagt er.

Er führt sie um das Auto herum zur Beifahrertür, öffnet sie und beugt sich vor, um etwas vom Sitz aufzuheben.

»Sehen Sie«, fordert er sie auf und hält ihr einen Karabiner vor die Nase.

»Was ist damit?«, will Arend wissen.

»Da«, sagt er und zeigt auf eine Stelle im Inneren des Karabiners, wo eine große Kerbe zu sehen ist.

»Er ist kaputt«, stellt sie fest. »Ich hoffe, Sie haben ihn nicht verwendet.«

Sein Schweigen scheint sie zu provozieren.

»Sagen Sie nicht, Sie hatten den im Einsatz?«

»Ich habe es erst beim Abbauen bemerkt.«

»Sind Sie wahnsinnig?«, ereifert sich Arend. »Wie können Sie beschädigtes Material zu unseren Übungen bringen?«

»Das habe ich nicht.«

»Aber es ist doch Ihr Karabiner?«

Bruno ist wieder in der Defensive und wird wütend. »Sehen Sie nicht, was damit ist?« Er hält ihr das Teil noch mal unter die Nase.

»Nein, was?«

»Das fällt nicht unter normale Abnutzung!«

»Was wollen Sie damit sagen? Dass jemand ihn absichtlich beschädigt hat?«

Bruno ist froh, dass sie endlich verstanden hat.

»Das glaube ich nicht«, erklärt sie.

»Wir können nicht weitermachen«, sagt Bruno plötzlich.

»Wie bitte?«

»Jemand hat vorsätzlich mein Material beschädigt, ich kann die Sicherheit der Teilnehmer nicht garantieren.«

Arend wird rot, bevor sie mit einem Mal aus der Haut fährt. »Jetzt hören Sie gut zu: Ich weiß, wie es um Ihre Firma steht. Ich habe Ihnen trotzdem eine Chance gegeben, weil

Herr Badler jemanden mit Erfahrung suchte und nicht irgendwelche Quereinsteiger. Es ging ihm um Sicherheit. Und Sie sagen mir, Sie können die Sicherheit nicht garantieren?«

»Es ist nicht meine Schuld!«, rechtfertigt er sich.

»Wessen Schuld ist es dann, ha? Sie haben defektes Material verwendet und die Sicherheit meiner Gruppe gefährdet. Und jetzt wollen Sie mir erzählen, jemand anders ist daran schuld?« Arend schnappt nach Luft. »Kriegen Sie sich wieder ein. Sie werden diesen Auftrag zu Ende führen, hören Sie? Wenn Sie noch einmal die Gruppe gefährden, macht Badler Sie fertig!«

Sie macht auf dem Absatz kehrt und stapft davon.

Während die Shuttles das Bürogebäude erreichen, versucht er immer noch zu verstehen, was er letzte Nacht bei der Brücke gesehen hat. Als er den Teddybären aus der Ferne beobachtete, war das Gefühl, selbst beobachtet zu werden, so stark, dass Marc sich zurückzog. Nun bereut er seinen Entschluss. Er hätte das Kuscheltier mitnehmen und es dann genauer untersuchen können. Nichts hätte dagegengesprochen. Doch er hat seine Chance nicht genutzt.

Die ganze Nacht verfolgte ihn das Bild des Bären. Todmüde lag er in seinem Zelt, doch seine Sinne waren geschärft, und jedes kleine Geräusch beschleunigte seinen Puls. Als er irgendwann in den frühen Morgenstunden doch einschlief, schreckte er aus einem bizarren Albtraum hoch, in dem sowohl die Brücke als auch der Bär eine Rolle spielten. Er ahnt, dass ihm diese Sache keine Ruhe lassen wird, wenn er nicht noch einmal zur Brücke zurückkehrt.

Als Marc verschlafen und grübelnd in sein Büro wankt,

wartet dort schon Badlers Sekretärin Susanne auf ihn. Er soll gleich zum Chef kommen, Badler wolle ihn sprechen.

Marcs Bitte, sich wenigstens noch das Gesicht waschen zu dürfen, wird abgelehnt. Doch Badler achtet ohnehin kaum auf ihn, als er eintritt.

»Es geht um den Canterbury-Fall, Ihr Bruder Jens war da an etwas dran, das sich nun als möglicherweise entscheidend erweisen kann, um einen Vergleich zu schließen.«

Badler bemerkt Marcs ratlosen Blick.

»Sie kennen unseren wichtigsten Fall, nehme ich an?«, fragt Badler ungeduldig. »Ihre Kollegen können Sie briefen, wenn es noch Unklarheiten gibt.«

Worum es dabei geht, hat Marc sich aus mehreren aufgeschnappten Gesprächen der Kollegen zusammengereimt.

Er hat inzwischen verstanden, dass ein großer Fall die Kollegen nervös macht. Ein internationaler Kunde, Canterbury Assets, ist in einen Fall von Anlagenbetrug verwickelt. Ein strafrechtlicher Prozess konnte abgewendet werden, doch eine zivilrechtliche Klage eines betroffenen Partnerunternehmens ist noch anhängig. Der Kläger wird von einer der größten Anwaltskanzleien aus Übersee vertreten – eine Tatsache, die Badler offenbar nicht davon abhielt, den millionenschweren Auftrag anzunehmen.

Niemand traut sich, offen Kritik daran zu äußern, es sei einfach die Art, wie Badler ticke. Er sei manchmal stur und wolle die begrenzten Mittel, über die seine kleine Kanzlei verfügt, nicht wahrhaben. Nun sieht es offenbar tatsächlich danach aus, als könnte sich Canterbury Assets mit dem Konkurrenten vergleichen. Der Prozess, der in wenigen Tagen beginnen sollte, würde eingestellt, Canterbury würde eine stattliche Summe Schadenersatz zahlen und die Causa wäre erledigt.

Das wäre eine gute Nachricht, denn wie Marc aufgeschnappt hat, sind die Aussichten nicht sonderlich rosig, sollte es zum Prozess kommen. Canterbury könnte durchaus als Verlierer daraus hervorgehen, mit astronomischen Schadenersatzforderungen gegen das Unternehmen als Folge, die wiederum im Bankrott von Canterbury enden könnten. Und das wirft die Frage auf, ob Canterbury in diesem Fall in der Lage wäre, die Anwaltskosten zu bezahlen. Oder ob die Ansprüche von Badlers Kanzlei erst in einem Insolvenzverfahren geltend gemacht werden könnten.

Bis zum Kläger und dessen millionenschweren Verteidiger dürfte sich das noch nicht herumgesprochen haben, denn dass man sich dort überhaupt auf einen Vergleich einlassen will, wundert nicht wenige in Badlers Kanzlei.

Badler wirkt angespannt, sein Schreibtisch allerdings ist leer und aufgeräumt, was seltsam anmutet. Angesichts des komplizierten Falls hätte Marc erwartet, dass sich auch der Chef in einen Berg von Akten vergräbt – schließlich hält er sich für den besten Juristen im Haus.

Stattdessen steht er vor seiner Trophäenwand und scheint ganz weit weg zu sein, als er mit Marc seinen Auftrag bespricht.

»Ihr Bruder hat an mehreren sensiblen Unterlagen gearbeitet. Wir brauchen sie für den Prozess, der uns womöglich bevorsteht. Ich will, dass Sie die Akten suchen und zu mir bringen.«

»Wo finde ich diese Unterlagen?«, fragt Marc.

Badler dreht sich um. »Woher soll ich das wissen? Er hätte mir schon vor Tagen Bericht erstatten sollen. Sie sind doch mit ihm in Kontakt, nicht wahr? Sie sind in Ihrer Arbeitszeit zu ihm gefahren, um ihn zu besuchen. Haben Sie nicht mit ihm gesprochen?«

Marc weiß nicht, was er darauf sagen soll.

»Sehen Sie zu, dass Sie diese Akten besorgen.«

Damit wird Marc entlassen, und Susanne bringt ihn hinaus.

»Wie stellt er sich das vor?«, murmelt Marc verärgert. »Ich habe ja nicht einmal Zugang zu seinen Sachen.«

Susanne holt einen Schlüssel hervor. »Kommen Sie mit.«

Beim Büro von Jens angekommen, schließt sie die Tür auf. Marc sieht schnell, dass das Büro bis auf drei Ordner in einem Regal leer ist. War das vor zwei Tagen schon so? Oder hat hier jemand aufgeräumt?

Susanne schickt sich an zu gehen.

»Einen Moment. Bekomme ich den Schlüssel?«

»Leider nicht«, sagt sie.

Als er auf eine Erklärung wartet, fügt sie hinzu: »Damit lassen sich mehrere Türen öffnen.«

»Badler hat einen Generalschlüssel«, stellt Marc fest.

Darauf geht sie nicht ein. Er überlegt, dass es ohnehin keinen Sinn hat, die Tür eines leeren Büros abzuschließen.

»Haben Sie auch seine Zugangsdaten ins Firmensystem?«, fragt Marc.

Alle Mitarbeiter haben ihren eigenen Arbeitsbereich auf dem Firmenserver. Wenn es etwas zu finden gibt, dann dort.

»Ich muss nachsehen«, erklärt sie und wendet sich ab, um doch noch einmal innezuhalten. »Ihnen ist klar, dass niemand davon erfahren darf? Falls Herr Badler das nicht deutlich genug gemacht hat, wiederhole ich es noch mal.«

»Warum eigentlich?«

»Wenn Sie nicht aufhören, dumme Fragen zu stellen, werden Sie hier nicht lange überleben.«

Sie dreht um und kommt nicht wieder.

Als sie gegangen ist, entdeckt Marc zum ersten Mal den

Briefkasten für die »Anregungen«, den Arend erwähnt hat. Er widersteht der Versuchung, seine Meinung zu Badler und seinem Unternehmen auf einen Zettel zu kritzeln und hineinzuwerfen. Ein Gedanke, von dem er ahnt, dass er wiederkommen wird.

»Was tust du denn hier?«

Veronika steht ganz plötzlich im Raum. Marc hat einen geöffneten Ordner vor sich liegen und starrt gerade vor sich hin. Er schreckt auf und erkennt, dass er im Begriff war einzuschlafen.

»Alles klar?«

Er nickt und richtet sich schnell auf.

»Was hast du da?«

Marc überlegt, wie viel er ihr erzählen soll, doch er ist zu müde, um Widerstand zu leisten. »Schließ bitte die Tür.«

Sie kommt seiner Aufforderung nach und schnappt sich einen Sessel, der an der Wand steht. Marc beginnt zu erzählen, was Badler ihm aufgetragen hat.

»Ich wusste, dass Jens an etwas arbeitet, das er niemandem erzählen durfte. Aber ich habe nicht gewusst, dass der Chef dahintersteckt.«

Marc deutet auf die Ordner, die Protokolle einiger Prozesse enthalten, die nichts mit dem Fall Canterbury zu tun haben. »Ich soll mir ansehen, woran er gearbeitet hat, aber ich weiß nicht, wie. Es gibt nirgendwo Unterlagen dazu.«

Sie wirft einen Blick in den Ordner, wie um die Richtigkeit seiner Aussagen zu überprüfen, dann steht sie auf. »Komm mit.«

Veronika führt ihn in einen Raum, eine Art Archiv. Dort

stehen einige Computer. Sie setzt sich vor einen davon und zieht einen Stuhl für Marc hinzu.

»Er hat sein Passwort geändert«, stellt sie resigniert fest.

Als sie seinen überraschten Blick sieht, erklärt sie: »Jens und ich haben manchmal unsere Passwörter ausgetauscht. Wir helfen einander mit Recherchen oder vertreten einander. Davon weiß Badler nichts.«

Marc nickt. Es geht ihn auch eigentlich nichts an. Genauso wenig wie die Tatsache, warum sie plötzlich im Büro von Jens steht und er schwören könnte, zuvor ein Geräusch gehört zu haben, als hätte jemand einen Schlüssel ins Schloss gesteckt, bevor dieser Jemand merkte, dass die Tür nicht verschlossen ist.

»Ich weiß nicht, was ich tun soll«, gesteht Marc. »Er sagt, ich soll mit Jens reden. Aber das letzte Mal, als ich dort war, war er so vollgepumpt mit Medikamenten, dass er mich gar nicht wahrgenommen hat.«

In Veronikas Augen ist Verständnis, aber auch Wut.

»Das, was er gesagt hat, bevor sie ihn mitgenommen haben – könnte es etwas mit dem Auftrag zu tun haben? Vielleicht hat er dabei etwas entdeckt?« Er kann selbst hören, wie absurd das klingt.

»Ich weiß wirklich nicht, was mit ihm los war«, gesteht sie. »So habe ich ihn auch nie erlebt. Aber dass es mit der Arbeit zu tun hatte, kann ich mir ehrlich gesagt nicht vorstellen.«

Marc denkt nach. Er fragt sich, wie offen er mit ihr sprechen kann. Ihm ist die quirlige Frau, die nicht von ihrem Handy lassen kann, irgendwie sympathisch, was er zu Beginn kaum für möglich gehalten hätte. Tatsächlich scheint gerade sie in der Firma der Ruhepol zu sein.

»Du kennst ihn gut, oder?«, fragt Marc.

Sie blickt verträumt zur Decke. »Gut kennen ist übertrieben. Kann man jemanden wie ihn gut kennen?«

»Ich hatte den Eindruck, dass ihr euch nah seid.«

Das überrascht sie, doch nach einer Weile lächelt sie. »Ich schätze, das sind wir. Eigentlich war es nur eine Affäre, ganz ungezwungen. Er neigt dazu, ich neige dazu. Alles gut. Ist auch klüger, wenn man zusammenarbeitet. Das kann schnell schrecklich kompliziert werden.«

»Jetzt ist es keine Affäre mehr?«

Sie wiegt den Kopf. »Es geht schon eine ganze Weile. Ich weiß nicht.«

»Ihr habt nicht darüber gesprochen?«

»Nein, aber vielleicht sollten wir das tun.«

»Vielleicht«, stimmt Marc zu.

Ihm wird klar, dass sie sich über seinen Bruder unterhalten, als wäre er nur einen Kaffee trinken gegangen. Stattdessen liegt er in einem psychiatrischen Krankenhaus, und keiner von ihnen weiß, wie es weitergehen wird.

»Du weißt also auch nicht, was in ihn gefahren ist?«, vergewissert sie sich.

Er schüttelt nur den Kopf.

»Könnte es etwas in seiner Vergangenheit gewesen sein, dass ihn … du weißt schon, das jetzt hochkommt? Und ihn so agieren lässt?«

»Was sollte das sein?«, fragt er überrascht.

Sie sieht aus, als fühlte sie sich ertappt. »Ich weiß auch nicht, die Leute tragen alle möglichen Dinge mit sich herum. Manche Elternhäuser sehen nach außen hin völlig intakt aus, und in Wirklichkeit …«

»Du glaubst, das ist ein Trauma aus der Kindheit?«

Sie zuckt mit den Schultern. »Viele psychische Erkrankungen gehen auf so etwas zurück.«

Beide schweigen.

»Er hat mir von euch erzählt«, rückt sie schließlich mit der Sprache heraus, als er nicht reagiert.

»Das hat für uns keine Bedeutung mehr«, erklärt er schnell und macht sich daran, aufzustehen.

»Okay, ich meinte ja nur. Ich glaube es auch nicht, es muss etwas anderes sein.«

Doch Marc reagiert nicht mehr. Gemeinsam machen sie sich auf den Rückweg zum Büro von Jens.

»Ich weiß immer noch nicht, was ich jetzt tun soll«, sagt er, als er die Ordner auf dem Tisch sieht.

»Ich werde nachsehen, ob ich etwas finde«, verspricht sie. Als sie bemerkt, dass ihre Worte ihn nicht aufmuntern, klopft sie ihm auf die Schulter. »Lass dich von Badler nicht unterkriegen. Er ist zu allen so, die neu sind.«

»Und mit der Zeit wird es besser?«

»Das hängt ein wenig von dir ab.«

Er fordert mit Blicken eine Erklärung ein.

»Als ich neu war, hat er mich terrorisiert. Ich war völlig verunsichert.«

»Kann ich mir jetzt gar nicht vorstellen«, gesteht er.

»Ich sage es dir! Er gab mir seine alten Fälle …«

»Das hat er bei mir auch getan!«

»Und er hat mich dann geprüft. Ich musste ganze Passagen wiedergeben.«

»Was ist dann passiert?«, fragt Marc.

»Ich war kurz davor zu kündigen. Dann, als mir alles egal war, bin ich in die Offensive gegangen. Ich habe eine seiner Entscheidungen kritisiert.«

»Ehrlich?«

Sie grinst. »Es war ein Prozess, den er zwar gewonnen hat, trotz offensichtlicher Fehlentscheidungen. Ich habe ihm vorexerziert, wie er es hätte besser machen können. Zwei Wochen lang habe ich nichts von ihm gehört, dann hat er die Dokumente mit seinen alten Fällen abholen lassen, und wir hatten nie wieder Probleme miteinander.«

Marc verzieht das Gesicht. »Ich weiß nicht, ob ich das kann.«

»Du musst es ja nicht auf die Spitze treiben. Aber Selbstbewusstsein respektiert er. Und auch wenn man ihm das nicht ansieht, er ist gar kein schlechter Chef.«

Marc muss an die Teambuildingmaßnahme denken. »Schlafen wir deshalb gerade in Zelten?«

»Okay, Touché. Das ist eine Schnapsidee. Aber im Grunde führt er die Kanzlei gut, trotz seines Alters. Und du weißt, das Gehalt stimmt auch. Du hättest es schlechter erwischen können.«

»Ich muss nehmen, was ich kriege, schätze ich«, sagt er.

Veronika lacht, dann geht sie zur Tür und öffnet sie. Tamara steht davor.

»Wer war das?«, fragt Tamara, als sie in sein Büro gekommen ist.

»Das war eine Kollegin von Jens«, erklärt er.

»Nun auch eine Kollegin von dir«, stellt sie fest.

Tamara hat ihn am Telefon nicht erreicht, also ist sie hergekommen. Sie hat Unterwäsche und Toilettenzeug gebracht. Außerdem etwas Verpflegung, ein paar Müsliriegel und selbst gebackene Brötchen.

»Danke, du bist wunderbar.«

Ein flüchtiges Lächeln huscht über ihr Gesicht. »Es scheint dir ja gut zu gehen.«

Er sieht sie fragend an.

»Ich habe euch lachen gehört«, erklärt sie.

»Das war nur … sie hilft mir, weil Jens nicht da ist.«

Er findet, dass es wie eine Rechtfertigung klingt. Doch er weiß nicht, was er sonst sagen soll, also hält er den Mund. Tamara reagiert aber nicht darauf.

Eigentlich neigen sie beide nicht zur Eifersucht. Ihr Credo ist Vertrauen. Niemand muss den anderen kontrollieren, sie kennen einander so gut, dass sie wissen, wie weit sie gehen dürfen. Anfangs, als noch nicht so klar war, ob sie zusammen sind oder ob es sich nur um ein Abenteuer handelt, haben sie überlegt, eine offene Beziehung zu führen. Sie kennen Freunde, die das so machen und glücklich scheinen. Doch nach einer Weile kamen sie überein, dass das für sie nicht infrage kommt.

Es gab auch nie einen Seitensprung – zumindest kann Marc das für sich sagen, und Tamara vertraut er vollkommen. Sie spricht mit ihm über alles. Doch als er sich vor etwa einem Jahr bei einer Party mit seiner Ex-Freundin unterhielt, bemerkte er eine gewisse Anspannung bei ihr. Sie hat kein Wort gesagt, und er hat nicht nachgefragt, aber seither hat er den Eindruck, dass die Offenheit aus den Anfangstagen ihrer Beziehung vorbei ist.

Deshalb klingt es seltsam, als Marc sich selbst dabei zuhört, wie er mit Tamara über seine neue Kollegin spricht.

»Jens ist nicht da?«, fragt sie. »Wie geht es ihm?«

Marc fällt auf, dass er ihr noch nichts vom Ausraster seines Bruders erzählt hat.

»Ich muss mich bei dir entschuldigen.«

»Wofür?«, fragt sie alarmiert.

»Es gibt da etwas, das ich dir noch nicht erzählt habe. Es ist nicht so, dass ich es dir verschweigen wollte. Es ist nur … für mich ist das schwer.« Also beginnt er, die Ereignisse der ersten gemeinsamen Nacht im Wald zu skizzieren. Er beschreibt, dass Jens ganz normal wirkte, bevor er nachts plötzlich begann, wirres Zeug zu reden und schließlich einen Kollegen anzugreifen. Auf die Zwischenfrage, was er denn gesagt hätte, bleibt Marc unpräzise. Und auch die Bitte seiner Kollegin Jessy, auf ihn aufzupassen, erwähnt Marc nicht.

»Wann war das?«, fragt Tamara.

»Vorgestern Nacht.«

»Du hast es mir die ganze Zeit verschwiegen«, stellt sie fest.

»Ich wollte … es war keine Zeit. Und ich wusste nicht, wie ich es sagen soll.«

Sie scheint einen Moment in die Ferne zu blicken, bevor sie nickt. »Das ist alles? Oder verschweigst du mir sonst noch etwas?«

Er fährt fort, ihr zu berichten, wie er Jens in der Psychiatrie besucht hat und dass die Ärztin zuerst freundlich und dann seltsam war. Und dass er seither nichts von ihm gehört hat. »Das ist alles«, beteuert er. »Jetzt weißt du es. Es tut mir leid, ich hätte es dir gleich sagen sollen. Aber es ist alles etwas viel im Moment. Du hättest ihn sehen sollen. Er klang ganz vernünftig, nur wie er es gesagt hat, war total wirr.«

»Das muss schwierig gewesen sein.«

»Ja. Ich fühle mich schrecklich, weil ich keine Zeit habe, mich um ihn zu kümmern.«

Sie nickt. »Du machst das ganz toll, weißt du?«, sagt sie dann und schließt ihn in die Arme.

Sie vergibt ihm, einfach so. Er ist überrascht, wie gut es tut, das zu hören. Es ist nicht normal, was er gerade durchmacht. Den Kollegen kann er nur die Hälfte erzählen. Er muss ihnen etwas vorspielen, was nicht der Realität entspricht. Und von dem, was mit Jens passiert, ganz zu schweigen.

»Danke. Ich mache es nicht toll, auch wenn ich es versuche. Aber danke dir trotzdem.«

Als es an der Tür klopft, lösen sie sich voneinander.

»Verdammt«, murmelt Marc.

»Was ist?«

»Wahrscheinlich der Chef. Ich sollte eigentlich arbeiten.«

Er überlegt kurz, einfach nicht zu reagieren, doch das wäre lächerlich. Also geht er zur Tür.

Selbstbewusstsein, hat Veronika ihm geraten. Er wird einfach hier und jetzt damit anfangen.

Doch vor der Tür steht nicht Badler mit neuen Akten, sondern Susanne, die Tamara anblickt. »Wir haben Sie gesucht, wo waren Sie?«

»Ich habe recherchiert, wie Herr Badler es mir aufgetragen hat. Worum geht es?«

»Die Polizei war hier«, erklärt sie. »Es geht um Ihren Bruder.«

»Was ist mit ihm?«

»Das haben sie nicht gesagt. Sie wollten nur wissen, ob Sie mit ihm Kontakt hatten.«

»Wie hätte ich bitte schön mit ihm Kontakt haben können?«

Da erzählt sie ihm, dass Jens aus der Klinik geflohen ist.

An der Rezeption sitzt diesmal ein anderer Mitarbeiter.

»Ich möchte mit Frau Doktor Böcklin sprechen«, erklärt Marc.

»Worum geht es?«, fragt der Rezeptionist.

»Um meinen Bruder, Jens Erler. Er war bei Ihnen … in Behandlung.« Beinah hätte Marc »inhaftiert« gesagt.

»Da müsste ich nachsehen«, erklärt der Mann.

»Tun Sie das!«

Der fordernde Ton scheint ihm nicht zu gefallen. Er ist ein paar Jahre älter als sein Kollege vom Vortag, mit müden Augen, die womöglich von zu vielen Nachtdiensten herrühren.

Er greift nach seiner Computermaus und klickt sich ohne besondere Eile durch irgendwelche aus Marcs Perspektive unsichtbare Menüs, bevor sich sein Körper plötzlich verspannt. Er greift nach seinem Telefon, dreht sich von Marc weg und flüstert etwas in die Leitung.

»Sie kommt gleich, bitte warten Sie hier«, sagt er schließlich.

Kurz darauf sind hallende Schritte zu hören, die sich schnell nähern. Böcklin taucht auf und hält direkt auf ihn zu.

»Kommen Sie mit«, sagt sie.

Sie führt ihn in ein Büro, das geräumiger und gemütlicher ist, als Marc es der strengen Dame zugetraut hätte. Es gibt mehrere Topfpflanzen, zwei Bücherregale, die nur wenige Fachbücher, dafür eine Menge Unterhaltungsliteratur enthalten, eine silberne Kaffeemaschine und sogar einen Fernseher. Böcklin genießt ihr Leben in der Klinik, während nebenan Menschen fixiert werden.

»Sie haben Nerven, hierherzukommen«, erklärt sie, als sie die Tür hinter ihm geschlossen und sich an ihren Schreibtisch gesetzt hat.

»Ach ja?«

»Ich habe gehört, dass die Polizei Sie nicht angetroffen hat.«

»Ich wusste nicht einmal, dass man nach mir sucht.« Das entlockt ihr ein Lachen, was Marc wütend macht. »Was ist hier überhaupt los? Ich habe gehört, mein Bruder ist nicht mehr hier? Was ist geschehen?«

Sie sieht ihn prüfend an, als hätte sie Zweifel an der Ernsthaftigkeit der Frage. »Heute um drei Uhr morgens hat einer meiner Pfleger ein Geräusch gehört. Er ist los, um nach dem Rechten zu sehen, und fand die Tür zum Zimmer Ihres Bruders offen vor. Von Herrn Erler fehlte jede Spur.«

Ein Teil von ihm ist erleichtert, doch zugleich ist er auch skeptisch. Als er Jens das letzte Mal sah, war er nicht in der Lage, selbstständig zu gehen, geschweige denn, sich aus seiner Zelle zu befreien – ein Ausdruck, den er in Gedanken absichtlich verwendet, auch wenn Böcklin sich dagegen sicher verwehren würde.

»Jedenfalls ist er nicht mehr hier«, stellt Böcklin fest.

»Und wie konnte das geschehen? Sie hatten ihn doch gefesselt und unter Drogen gesetzt.«

»Fixiert.« Die Ärztin sieht aus, als müsste sie sich eine weitere scharfe Bemerkung verkneifen. »Wir wissen es nicht. Deshalb haben wir auch die Polizei eingeschaltet.«

»Warum die Polizei?«

Böcklin sieht ihm in die Augen. »Weil jemand ihm geholfen hat, sich der Behandlung zu entziehen«, erklärt sie.

Nun geht Marc ein Licht auf. Und zugleich glaubt er zu spüren, wie sich eine Last auf seine Schultern senkt. »Sie glauben, ich hätte ihm geholfen.«

Sie zuckt mit den Schultern. »Das wird die Polizei klären. Ich habe ihr jedenfalls gesagt, dass Sie hier waren. Und dass Sie meine Behandlungsmethoden kritisiert haben.«

»*Behandlungsmethoden*«, äfft er ihren Ton nach. »So nennen Sie das, wenn Sie einem Menschen seiner Würde und seiner Freiheit berauben?«

Böcklin geht nicht darauf ein.

»Wie soll ich das denn gemacht haben?«, ereifert sich Marc. »Sie führen diese Anstalt hier ja wie ein Hochsicherheitsgefängnis. Ich glaube nicht, dass jemand hier einfach so reinspaziert. Ich könnte es bestimmt nicht, auch wenn ich irgendwie geschmeichelt bin, dass Sie mir das zutrauen.«

»Jemand muss ihm geholfen haben«, erklärt sie stur.

»Ja, vermutlich jemand aus Ihrer Belegschaft.«

»Das ist absurd.«

»Vielleicht jemand, der Ihre Methoden ebenso unangebracht findet wie ich.«

Die Luft zwischen ihnen scheint zu knistern.

»Ich denke, dass sich das bald aufklärt. Es liegt nun in den Händen der Polizei.«

»Gut so«, sagt Marc und wendet sich zum Gehen, um dann doch noch einmal innezuhalten. Ihm ist plötzlich das Auto wieder eingefallen, das letztes Mal auf dem Parkplatz stand. Es sah genauso aus wie die Dienstwagen auf dem Firmenparkplatz der Kanzlei.

»War sonst jemand von den Arbeitskollegen meines Bruders hier? Um ihn zu besuchen?«

Ihr fragender Blick ist Antwort genug.

»Warten sie!«, ruft sie ihm nach. »Es tut mir leid, ich wollte nicht unhöflich sein. Darf ich Ihnen vielleicht einen Kaffee anbieten, wo Sie schon einmal hier sind?«

Marc dreht sich um. Das Lächeln wirkt falsch, die Härte in ihren Augen verrät sie. Dann versteht Marc.

»Sie versuchen, mich hinzuhalten«, dämmert es ihm. »Sie haben die Polizei gerufen.«

Ihr Lächeln verwandelt sich in ein Grinsen. »Gleich als mein Kollege mir gesagt hat, dass Sie hier sind. Die Beamten müssten jeden Moment eintreffen.«

Marc stürmt aus dem Büro. Kurz befürchtet er, dass ihn am Eingang jemand aufhalten könnte, doch er erreicht den Parkplatz unbehelligt. Gerade als er in den Firmenwagen steigen will, biegt ein dunkles Fahrzeug in die Einfahrt.

Er duckt sich und öffnet die Fahrertür, doch der Wagen hält direkt auf ihn zu, und als er sich hinters Steuer setzt, öffnet sich die getönte Windschutzscheibe.

»Herr Erler?«, fragt eine Frau mit Pony.

Marc sieht keine Möglichkeit zu leugnen und nickt.

»Polizei. Haben Sie einen Moment Zeit für uns?«

Er hat ihnen zu erklären versucht, dass er zurück in die Firma muss und dort erwartet wird, doch sie haben ihn nicht gehen lassen. Also stehen sie nun neben seinem Auto, etwas verloren, was die beiden weniger zu beschäftigen scheint als ihn. Es handelt sich um einen Mann und eine Frau, die sich als Magreiter und Spahn vorgestellt haben und so unauffällig sind, dass es schon wieder auffällig ist. Beide wirken sportlich, Spahn könnte eine Läuferin sein, während Magreiter einen Hintergrund als Bodybuilder zu haben scheint. In der einen Hand hält er ein Notizbuch, in der anderen einen Kugelschreiber, der in den fleischigen Fingern verschwindet. Marc hat Angst, er könnte ihn zerbrechen, so verkrampft wirkt es, als der Polizist seine Personalien notiert.

»Wann sagten Sie noch mal haben Sie Ihren Bruder zuletzt gesehen?«, fragt Magreiter.

»Gestern, hier«, wiederholt Marc.

»Und Sie haben nicht mit ihm gesprochen?«

»Ich sagte Ihnen schon, er war überhaupt nicht in der Lage zu sprechen. Er war sediert.«

»Und fixiert«, wiederholt seine Kollegin Spahn.

»Die Ärztin wird es Ihnen bestätigen. Doktor Böcklin.«

Die beiden lächeln so dünn, dass Marc nicht eruieren kann, was sie denken. Und das verunsichert ihn.

»Sie wissen also auch nicht, wo mein Bruder steckt?«

»Das ist Gegenstand der Ermittlung«, erklärt Spahn.

»Warum ermitteln Sie überhaupt?«, fällt ihm ein. »Er hat doch nichts angestellt.«

Beide schweigen.

»Oder?«, fragt Marc.

»Es wäre wirklich am einfachsten, Sie würden mit uns aufs Präsidium kommen«, erklärt Magreiter mit dem Notizblock.

»Kann das auch später sein? Ich muss mit meinem Chef reden.«

»Rufen Sie doch an«, schlägt Magreiter vor.

»Er braucht seinen Wagen zurück.«

Eine Weile geht das noch so hin und her. Sie kommen überein, dass er spätestens morgen zu ihnen aufs Revier kommt.

»Und wenn er sich bei Ihnen meldet, bitte kontaktieren Sie uns unverzüglich«, sagt sie schließlich und gibt ihm ihre Karte.

»Natürlich.«

»Es gibt da noch jemanden, mit dem wir gerne sprechen würden«, erklärt sie, bevor er sich abwenden kann. »Jessica Haushofer. Sie kennen sie?«

Marc muss nachdenken. »Woher? Bitte helfen Sie mir.«

»Eine Kollegin.«

»Ich bin neu in der Firma.« Dann fällt es ihm ein. Jessy, die junge Frau, die nicht zur Arbeit erschienen ist. »Ich habe sie seit Marcs Zusammenbruch nicht gesehen.«

Die Polizistin ersucht ihn, ihr Bescheid zu geben, dass die

Polizei mit ihr sprechen will, falls er sie trifft. Als er das verspricht, darf er fahren.

Er hat Schwierigkeiten, sich auf den Straßenverkehr zu konzentrieren, so aufgewühlt ist er. Er hat noch das Bild von Jens vor Augen, wie er gefesselt und besinnungslos in dem Bett liegt. Ihn so zu sehen war ein Schock. Als Kind hat Marc seinen größeren Bruder angehimmelt, auch wenn er ihn manchmal verflucht hat. Und doch hat er immer zu ihm aufgesehen. Etwas von dieser kindlichen Bewunderung war bis vor Kurzem noch in ihm – das intuitive Vertrauen, dass Jens nichts wirklich etwas anhaben kann. Jens, so glaubte er, würde sich immer aus jeder misslichen Lage befreien können.

Doch als er ihn in der Klinik sah, wurde ihm deutlich vor Augen geführt, dass es Situationen gab, aus denen nicht einmal Jens sich befreien würde. Deshalb fühlte Marc auch keine Erleichterung.

Vielleicht ist die Erklärung ganz einfach. Womöglich haben sie die Medikamentendosis reduziert und die Fesseln gelöst. Und dann hat Jens sich etwas »Jensartiges« ausgedacht und ist geflohen. So muss es gewesen sein.

Beinah fährt er auf ein vor ihm anhaltendes Auto auf. Er macht eine Vollbremsung und schnauft tief durch, um seinen Puls zu beruhigen. Als sich die Kolonne vor ihm wieder in Bewegung setzt und er nicht reagiert, wird er von hinten angehupt.

Wo ist Jens jetzt? Bestimmt wird er sich bei ihm melden. Doch in den dunklen Tiefen seines Geistes hat sich eine andere Möglichkeit festgesetzt und vergiftet seine Gedanken.

Jens hat sich nicht selbst befreit. Jemand hat ihn herausgeholt und weggebracht.

Marc hat eine Idee. Er tritt aufs Gaspedal und fährt auf schnellstem Weg zurück zur Firma.

Der Schatten, der hinter der Linse des Türguckers vorbeihuscht, verrät sie.

Zurück in der Firma hat Marc sich in sein Büro geschlichen, und statt den Schlüssel zurückzugeben, hat er die Verzeichnisse des Firmennetzwerks durchforstet. Viel Hoffnung hatte er nicht, doch er fand einen alten Ordner mit Einladungen zu einem Firmenjubiläum, die unter anderem eine Liste mit den Privatadressen der Angestellten enthielt. Ein No-Go für ein Unternehmen, dass solche Daten einfach offen zugänglich sind. Doch Marc weiß, dass viele kleine Firmen mit den Datenschutzrichtlinien überfordert sind, selbst Firmen mit juristischem Hintergrund scheitern oft an der technischen Umsetzung.

Er hat sich Jessys Adresse aufgeschrieben und ist wieder hinaus zum Wagen, den er in einer Seitengasse abgestellt hat. Das Navi seines Telefons führte ihn in eine Gegend mit riesigen, kahl wirkenden Wohnbauten. In einem davon fand sich die gesuchte Adresse, dennoch wartete er und schlüpfte erst durch die Haustür, als jemand das Haus verließ.

Das war die richtige Entscheidung, denn als er an der Tür klingelt, die sich am Ende eines langen Korridors mit lauter identischen Wohnungstüren befindet, rührt sich nichts.

Bis auf den Schatten hinter dem Türgucker. Eigentlich sind diese Dinger so gebaut, dass man hinaus-, aber nicht hineinblicken kann. Doch manchmal, wenn sich in direkter Verlängerung zur Tür ein großes Fenster befindet, sieht man einen Wechsel zwischen hell und dunkel.

Der Effekt war nur schwach, doch Marc glaubt nicht, dass er sich getäuscht hat. Er weiß, dass Jessy da ist. Deshalb klopft er, nicht zu fest, aber doch mit Nachdruck.

»Ich weiß, dass du da bist. Bitte mach auf.«

Keine Antwort.

Soll er ihr von der Polizei erzählen? Das könnte funktionieren. Doch er hat noch eine bessere Idee.

»Wir müssen reden. Ich weiß etwas über Jens. Etwas, das dich interessieren könnte.«

Doch auch das zeigt keine Wirkung. Marc wird nervös. Er geht hier ein ziemliches Risiko ein. Bald wird jemand den Wagen vermissen. Der Ärger, den er dann bekommt, könnte ihn den Job kosten – den Job, der alles ist, was er gerade hat. Seine Geldquelle, seine Absicherung gegenüber dem Pfandleiher und seine einzige Möglichkeit, mehr über Jens zu erfahren.

»Ich frage sonst die Nachbarn. Ich bin mir sicher, jemand hier hat Jens gesehen. War er oft hier? Darauf würde ich wetten.«

Marc widersteht der Versuchung, wütend gegen die Tür zu hämmern. Als er gerade überlegt, ob er seinen Trumpf ausspielen oder einfach gehen soll, hört er, wie sich in der Wohnung vor ihm etwas tut. Ein Schlüssel dreht sich im Schloss, und ganz langsam öffnet sich die Tür.

Jessy sieht blass aus, aber sonst scheint es ihr gut zu gehen.

»Hallo. Darf ich reinkommen?«

Sie blickt verängstigt den Gang entlang, dann schließt sie die Tür wieder, doch nur, um die Kette abzunehmen und Marc einzulassen.

Sie führt ihn an einem Wohnzimmer vorbei, dessen Tür sie beim Passieren schließt, in eine winzige Küche. Er setzt sich auf eine Sitzbank an einen Esstisch und muss die Beine anziehen, um hier Platz zu finden. Die Möbel sehen aus, als wären sie für Kinder. Sie selbst bleibt neben der Spüle stehen, ohne ihm etwas anzubieten. Obwohl es draußen bewölkt und die Jalousie halb geschlossen ist, hat sie das Licht nicht eingeschaltet. Im Zwielicht sieht er, dass sie Pantoffel trägt, die wie Tierpfoten aussehen. Sie trägt Leggins und einen Bademantel, den sie fest um sich geschlungen hat.

»Wie geht es dir?«, fragt er. »Du warst nicht bei der Arbeit, seit wir gesprochen haben.«

»Ich hab mich krankgemeldet.«

Marc wartet auf eine Erklärung, bekommt aber keine.

»Du wolltest mir etwas über Jens erzählen«, erinnert sie ihn.

»Ich habe heute mit der Polizei gesprochen«, beginnt er. »Sie haben mich nach Jens gefragt. Aber auch nach dir.«

Sie reißt die Augen weit auf. »Warum nach mir?«

»Das ist es, was ich gerne wissen würde.«

»Ich habe nicht die geringste Ahnung!«

Ganz glaubt er ihr das nicht. »Du hast gesagt, ich soll auf ihn aufpassen. Warum?«

Sie schüttelt den Kopf und sieht aus dem Fenster. Es scheint sie zu ärgern, danach gefragt zu werden.

»Ich will es wissen«, beharrt er. »Ich mache mir Vorwürfe. Vielleicht hätte ich verhindern können, was passiert ist.«

»Wie denn?«

»Wenn ich genauer gewusst hätte, womit ich es zu tun habe.«

Damit scheint er einen wunden Punkt zu treffen.

»Ich weiß, dass er einen Auftrag hat«, versucht er, ihr Vertrauen zu gewinnen. »Er recherchiert etwas für Badler.«

Sie schüttelt widerwillig den Kopf.

»Komm schon, ich habe mit ihm gesprochen, bevor er Günter angegriffen hat«, fährt Marc fort. »Er hat Andeutungen gemacht. Ich will verstehen, was los ist! Warum mein Bruder sediert und in eine Irrenanstalt gesperrt wurde!«

Er wird laut und kann sehen, wie sie sich immer weiter zusammenkrümmt. Ihre Augen füllen sich mit Tränen, und sie greift hinter sich, wo sie mit traumwandlerischer Sicherheit eine Zupfbox mit Taschentüchern findet. Daneben stehen zwei weitere, identische, beide leer.

»Du weißt doch etwas«, sagt er sanfter. »Ihr hattet eine Affäre. Ich bin mir sicher, ihr habt gesprochen. Mein Bruder kann keine Geheimnisse für sich behalten. Er hat dir erzählt, was er für Badler recherchiert.«

Das Wort »Affäre« lässt ihren Blick merkbar härter werden.

»Das hatte nichts zu bedeuten«, sagt sie mit fester Stimme, nachdem sie sich die Augen trockengewischt hat. »Badler kommt immer auf irgendwelche verrückten Ideen, mit denen er uns terrorisieren kann.«

»Worum geht es dann?«

»Wenn ich es dir erzähle, lässt du mich in Ruhe.«

Es klingt nicht wie eine Bitte, sondern wie ein Befehl.

»Versprochen«, sagt Marc, ohne nachzudenken.

Es scheint sie Mühe zu kosten, es auszusprechen. »Er glaubte, dass jemand uns überwacht«, erklärt sie.

»Bitte genauer.«

»Lass mich ausreden!«, herrscht sie ihn an. »Er hat mir schon vor Monaten davon erzählt. Zuerst wollte er nicht damit herausrücken, was er meint. Aber er war fest davon überzeugt. Heute glaube ich, dass er selbst noch nichts Genaues wusste. Es war wohl eher so ein Gefühl. Mit der Zeit wurde es zur fixen Idee. Er nahm manchmal den Akku seines Handys und seine SIM-Karte heraus und legte alles in die Mikrowelle.«

So verrückt es klingt, Marc hat schon davon gehört. Edward Snowden hat etwas Ähnliches getan, wenn er sich mit Journalisten unterhielt. Auch Freunde, die bei politischen Parteien sind, geben sich manchmal der Paranoia hin. Aber in einer Firma wie der ihren gibt es normalerweise keinen Grund für ein solches Verhalten.

Er muss plötzlich an die Fitnessuhr denken, die er um sein Handgelenk spürt.

Es ist äußerst wichtig, dass sie die Uhr während der nächsten Tage nicht abnehmen.

»Bei meinem Handy lässt sich der Akku nicht herausnehmen«, erzählt sie weiter. »Er machte mir dafür im Scherz Vorwürfe. Erst mit der Zeit bemerkte ich, dass seine Scherze nur aufgesetzt waren. Einmal nahm er mein Handy und drohte, es aus dem Fenster zu werfen, zwar mit einem Lächeln, aber etwas daran fühlte sich falsch an. Er meinte es ernst.«

»Er glaubte also, dass jemand sein Handy abhörte?«, hakt Marc nach.

»Ja. Nicht nur das. Er glaubte, dass noch mehr dahintersteckte.«

»Aber wer?«, fragt Marc ungläubig. »Und warum?«

Sie bedeutet ihm mit einer Geste zu schweigen. »Vor drei Wochen behauptete er, Schadcode auf seinem Handy identifiziert zu haben.«

»Einen Trojaner?«

Marc kennt die Thematik über seinen Freund Bernd, der den IT-Part in ihrer Firma innehatte. Bernd hat ihm erzählt, wie Hacker durch Ausnutzen von Sicherheitslücken die Kontrolle über Mobiltelefone übernehmen können. Nicht nur Hacker, sondern auch zahlende Kunden. Denn es gibt offizielle Anbieter von Software, die Handys ausspionieren kann. Die verkaufen ihre Programme an Staaten und Geheimdienste, aber wieso sollte jemand wie Jens Ziel solcher Angriffe sein? Sie richten sich gegen Kriminelle, Dissidenten oder gegen politische Gegner. Aber nicht gegen einen Anwalt in einer kleinen Kanzlei.

»Er wollte auch mein Handy haben, um nachzusehen, ob es ebenfalls infiziert war. Zuerst wollte ich es ihm nicht geben, aber er ließ mir keine Ruhe, also habe ich mich gebeugt. Es dauerte nicht lange, bis er überzeugt war, dass mein Telefon ebenfalls infiziert war.«

»Hat er es dir gezeigt?«, fragt Marc verblüfft.

»Irgendwas hat er mir gezeigt. Einige Zeilen Programmcode auf seinem Laptop. Ich habe es nicht verstanden.«

»Hast du das irgendwo gesichert?«

»Ich wollte ein Foto machen, aber er ließ mich nicht!«, ruft sie aus.

»Wenn er glaubte, dass auch andere Handys infiziert waren, warum glaubte er dann, dass er es war, der überwacht werden sollte?«

Sie reißt die Arme gestikulierend hoch. »Das ist es ja, er war sich nicht sicher, ob das ihm galt. Es konnte sich auch um jemand anderen aus der Firma handeln.«

»Das klingt nicht nach Paranoia«, stellt Marc fest.

»Stimmt, nicht wahr? Paranoide glauben doch eher, dass sie im Mittelpunkt der Verschwörung stehen. Jens agierte in mancher Hinsicht sehr rational. Auch wenn manches von dem, was er behauptete, völlig abwegig war.«

Marc denkt nach.

»Ist es so abwegig? Vielleicht ist alles weniger mysteriös, als wir glauben. Womöglich gibt es einen Grund, die Kanzlei zu überwachen. Vielleicht ist es ein Konkurrent? Ein Gegner aus dem Gerichtssaal oder ein Mitbewerber?«

Oder vielleicht ist es die Chefetage selbst. Viele Unternehmen beginnen ganz selbstverständlich, ihre Mitarbeiter zu überwachen. Integrierte Softwarelösungen für Firmen enthalten nicht nur Chat- und Meetingfunktionen, sondern zeichnen auch Arbeitsverhalten und Bewegungsprofile der Angestellten auf.

Er muss an das Gespräch denken, als er Jens fragte, ob er ihm einen Job in der Kanzlei verschaffen könnte. Jetzt erst fällt ihm auf, dass etwas an dem Gespräch komisch war. Jens wurde zuerst ganz ruhig und nachdenklich. Er wollte das Thema wechseln. Erst als Marc mit Nachdruck seine Bitte wiederholte, gab Jens nach. Als Marc die Szene heute vor sein inneres Auge holt, ist ihm, als hätte jemand in Jens einen Schalter umgelegt. Plötzlich war er ganz euphorisch, was die Idee anging, Marc zu seinem Kollegen zu machen.

»Er hatte wirklich keine Idee, worum es gehen könnte?«, vergewissert sich Marc.

Plötzlich zögert sie, und Marc wird hellhörig.

»Der Auftrag«, beginnt sie. »Was weißt du darüber?«

»Canterbury Assets«, sagt Marc. »Etwas über einen Konkurrenten. Ich verstehe nur den Zusammenhang nicht.«

»Weil es keinen gibt. Jens hat nicht für den Canterbury-Assets-Fall recherchiert. Es ging um etwas anderes.«

»Und worum?«

»Etwas, das nur Badler betraf. Ich bin mir gar nicht sicher, ob die Firma überhaupt etwas damit zu tun hatte.«

»Genauer, bitte!«, herrscht er sie an.

»Ich halte das nicht mehr aus«, sagt sie. »Erst Badler, und jetzt du. Ihr seid doch alle verrückt! Könnt ihr mich nicht einfach in Ruhe lassen?« Sie deutet mit dem Finger zur Tür.

»Ich gehe zu einer Therapie, weil ich es nicht mehr aushalte. Die Therapeutin sagt auch, dass das nicht normal ist! Toxisch, so nennt sie das. Es ist Gift für die Seele. Glaubst du, ich bin die Erste, die daran zerbricht? Keine Kanzlei der Stadt hat eine so hohe Mitarbeiterfluktuation. Die Leute zerbrechen an Badlers Führungsstil. Die Medien sind auch schon darauf aufmerksam geworden. Was glaubst du, warum Badler sich diesen Unsinn mit dem Camp ausgedacht hat? Er will zeigen, dass er etwas für seine Mitarbeiter tut. Auf seine eigene kranke Art. Nur dass Badler alles noch schlimmer macht, egal, was er tut. Es wundert mich nicht, dass dein Bruder ausgetickt ist! Vielleicht ist er ja wirklich verrückt geworden und hat alles nur erfunden.«

Eine Weile schweigen sie, während sie immer wieder von kaum merkbaren Schluchzern geschüttelt wird.

»Du kannst es ihn ja bald selbst fragen«, sagt Marc und steht auf.

Ihre Augen werden groß. »Sie haben ihn freigelassen?«, fragt sie ungläubig.

»So, wie ich es gehört habe, ist er geflohen.«

Der Schrecken, der ihr in alle Glieder fährt, ist unverkennbar. »Bitte. Du musst jetzt gehen«, bringt sie hervor.

Marc lässt sich das nicht zweimal sagen, er hat genug gehört.

Beim Hinausgehen sieht er noch, dass sie die Uhr inzwischen abgenommen hat. Also nimmt auch er das Armband vom Handgelenk und steckt es in seine Tasche. Er wird es später im Büro verwahren.

Als er draußen im Auto sitzt, tut sie ihm leid. Er weiß selbst nicht genau, warum er so reagiert hat. Aber auf die Vergangenheit angesprochen zu werden ist schwierig für ihn. Jens ist da genauso wie er.

Jedenfalls hat er nun zum ersten Mal eine Spur, die Licht in die von Jens gemachten Andeutungen bringen kann. Jens glaubte, dass sie beobachtet wurden. Und er war überzeugt, das beweisen zu können.

Der Verkehr auf der Straße zurück in die Kanzlei fließt zäh, und Marcs Hirn arbeitet auf Hochtouren. Ein Gedanke lässt ihn nicht los, seit er Jessys Wohnung verlassen hat: Könnte das Camp etwas mit der Überwachung zu tun haben, von der Jens sprach? Von wem kam eigentlich die Idee dazu?

Als er gedankenverloren die Einfahrt zum Firmenparkplatz nehmen will, fährt er beinahe einen gedrungenen Mann mit Halbglatze nieder, der dort mit verschränkten Armen steht und nicht zurückweicht, ja, nicht einmal zuckt – auch nicht, als Marc erst im letzten Moment bremst.

Marc sitzt in einem Club, der wie durch ein Wunder schon um diese Uhrzeit offen hat, und rutscht unruhig auf seinem Sitz herum. Ihm gegenüber lümmelt ein Mann, den er als Mike kennt, der aber vermutlich jener Muratan Sabic ist, Eigentümer des Pfandleihunternehmens und nebenbei freiberuflicher Kredithai, dem Marc Geld schuldet.

Er hat noch versucht, dieses Treffen zu vermeiden, hat Mike gebeten, später wiederzukommen, bot ihm an, ihm seine Telefonnummer zu nennen. Nichts half. Mike wollte reden, und die einzige Möglichkeit, eine Szene zu vermeiden, die womöglich noch die Aufmerksamkeit seiner Kollegen auf sich ziehen würde, bestand darin, ihm in den Club zu folgen. Es ist ein leeres Nachtlokal, in dem es riecht, als hätte es nie ein Rauchverbot gegeben.

»Das wolltest du also hier«, beginnt Mike. »Ich habe mich das die ganze Zeit gefragt, als du letztes Mal verschwunden bist. Du arbeitest wieder.«

Er genießt die Situation ziemlich. Sein Whisky steht halb leer vor ihm, er hat ihn seit dem Anstoßen nicht mehr angerührt. Das Trinken ist Teil der Demütigung, und Marc hat nicht gewagt, zu widersprechen.

»Ich habe jetzt einen Job«, bestätigt Marc.

»Gut bezahlt?«, fragt Mike.

Sie schweigen. Beide wissen, dass die Bezahlung nicht ausreichen wird, um das Problem zu lösen. Mike fasst in seine Gesäßtasche und holt ein speckiges Notizbuch hervor. Er blättert darin, bevor er mit dem Finger auf eine der Seiten zeigt.

»Hundertzwanzigtausend«, liest er vor. »Ich hatte noch nicht so oft Kunden mit derartigen Schulden. Eigentlich noch nie.« Er lässt das Büchlein zuklappen und grinst. »Du bist eine Ausnahme. Das Geld lag bei mir herum, und du weißt ja, die Inflation … Geld zu haben ist gerade nicht gut. Also dachte ich, ich gebe es jemandem, der darauf aufpassen kann. Du hast ausgesehen, als könnte ich dir vertrauen. Weißt du, ich schau mir die Leute an, denen ich Geld gebe. Und dich habe ich mir besser angeschaut als die anderen. Aber am Ende tue ich immer, was mein Bauch mir sagt. Ich hatte ein gutes Gefühl, und weißt du was?«

Er beugt sich hinunter, um Marc in die Augen zu sehen, und lässt nicht locker, bevor er Blickkontakt hat.

»Ich habe immer noch ein gutes Gefühl. Weil ich weiß, dass du das Geld zurückzahlen wirst.«

»Das werde ich auch«, bestätigt Marc.

»Gut! Wann? Jetzt gleich wäre gut.«

Die Drohung, die hinter dieser Freundlichkeit liegt, kommt zum Vorschein.

»Ich habe es im Moment nicht«, gibt Marc offen zu.

»Richtig, das habe ich vergessen. Deine Firma. Wie geht es deiner Firma?«

Marc beißt die Zähne zusammen. Er hasst es, so vorgeführt zu werden. »Meine Firma ist pleite.«

»Deshalb der Job?« Mike tut so, als würde ihm ein Licht aufgehen. »Mein Geld ist also weg?«

»Derzeit kann ich es dir nicht zurückzahlen.«

»Wie kann das sein, dass mein Geld weg ist? Was hast du damit gemacht? Hast du es jemandem gegeben, der es dringender braucht?«

»Nein, das nicht, aber …«

Mike klopft mit dem Finger auf sein Notizbuch. »Aber?«

»Ich hatte eine Zahlungsfrist einzuhalten. Die hätten mir meine Firma kaputtgemacht.«

»Deine Firma ist kaputt!«

Marc sieht seinen Whisky an. Auch wenn er es nicht gern zugibt, Mike hat recht. Er hat es zu spät gesehen. Sein Partner hatte schon Wochen vor dem Crash ein komisches Gefühl und wollte die Zahlen haben, doch Marc hielt sie zurück. Vielleicht wusste er selbst bereits zu diesem Zeitpunkt, dass es keine Hoffnung gibt, und wollte es nur nicht wahrhaben. Ein Blick eines Unbeteiligten in die Buchhaltung hätte vermutlich genügt.

»Das war nicht durchdacht«, erklärt Mike. »Wenn man so etwas macht, muss man es ganz machen. Nicht halb. Man braucht einen Plan und muss ihn durchziehen, bis zum Ende, egal was. Aber du hast aufgegeben.«

»Ich habe nicht aufgegeben!«, hält Marc empört dagegen.

»Aber du hast einen Job gesucht!«

»Mein Bruder hat mir den Job vermittelt.«

Mike wischt die Rechtfertigung mit einer Geste beiseite. »Du gehst also wieder arbeiten. Glaubst du, das reicht?«

»Was soll ich denn sonst tun?«

»Wie lange, glaubst du, wird es brauchen, bis du das Geld beisammen hast?

Marc hat das natürlich längst durchgerechnet. Selbst im optimistischsten Fall dauert es mindestens vier Jahre. »Gib mir ein paar Monate«, sagt er leise.

»Falsch!«, schreit Mike und schlägt mit der flachen Hand auf den Tisch.

Marc duckt sich unwillkürlich. Seine Hände beginnen zu schwitzen. Er sieht sich um, ob jemand den Wutausbruch gehört hat, doch sie sind allein in dem Lokal.

»Es ist schön, dass du einen Job hast«, erklärt Mike freundlich, als hätte es den Ausbruch nie gegeben. »Eine ehrliche Arbeit, nicht leicht, so etwas zu kriegen heute. Aber uns bringt das nicht weiter. Du brauchst etwas, das funktioniert.«

»Was soll das sein?«, fragt Marc leise und wartet mit aufkeimendem Fatalismus auf den nächsten Wutausbruch.

»Ich weiß nicht – deine neue Firma? Hat die nicht vielleicht Geld?«

Marc blickt erschrocken zu ihm auf. »Ich soll meinen Arbeitgeber bestehlen?«

»Warum nicht? Du hast mich auch bestohlen!«

Marc will ihm erklären, dass das etwas anderes ist, aber er lässt es sein. Es stimmt in gewissem Sinn. Wie man es auch dreht und wendet, er hat ihm nicht die Wahrheit gesagt, und Mikes Geld ist futsch.

»Tu es für deine Familie«, sagt Mike plötzlich.

Marcs Hände sind mit einem Mal eiskalt. Weiß er überhaupt von Tamara?

Dich hab ich mir besser angeschaut als die anderen.

Marc verflucht sich selbst dafür, so dumm gewesen zu sein.

»Schau nicht so traurig. Du verstehst mich völlig falsch. Ich kenne das ja, ich habe zwei kleine Kinder.«

Er blättert sein Notizbuch auf und zeigt auf ein Foto, das innen auf den Umschlag geklebt ist. Es ist ebenso weichgesessen und gekrümmt wie der Rest des Hefts. Marc erkennt zwei lachende Mädchen, die vielleicht fünf Jahre alt sind.

»Layla und Maja. Sie sind alles für mich. Meine ganze Arbeit, alles, was ich hier aufschreibe«, er blättert um und zeigt auf die Seiten, »all das ist für sie. Ich würde dir gern verzeihen, wirklich. Wenn es nach mir ginge, könntest du das Geld behalten. Ehrlich, ich brauche es nicht! Geld war mir nie wichtig. Aber du weißt sicher, wie wichtig es ist, dass die Kinder auf die richtige Schule gehen. Gut, vielleicht weißt du es nicht, ihr beide habt ja keine Kinder. Es ist schrecklich für Eltern, das kann ich dir sagen. In manchen Schulen sprechen die Kinder kaum noch deutsch. Wie soll sich ein Kind da entwickeln? Die Schüler dort werden später keine Chancen im Leben haben. Ich will, dass meine Töchter auf eine gute Schule gehen. Und damit sie das können, muss ich schauen, dass mein Geschäft läuft.«

Marc weiß nicht, was er darauf sagen soll.

»Kinder verändern alles«, sagt Mike leise, und es klingt auf einmal nachdenklich und ehrlich. »Menschen würden für ihre Kinder alles tun. Alles, das schwöre ich dir.«

Marc nickt. »Ich beschaffe dir dein Geld.«

»Bestimmt. Dir wird etwas einfallen, da bin ich mir sicher.«

»Aber ich brauche Zeit.«

Da schüttelt Mike den Kopf. »Morgen.«

»Wie meinst du das?«

»Morgen sprechen wir wieder. Du sagst mir, ob deine neue Firma Geld hat. Und wie wir am besten rankommen.«

»Nicht so. Es wird anders gehen.«

Doch Mike hört gar nicht mehr hin. »Darauf sollten wir trinken.« Er greift nach seinem Glas und leert fast den ganzen Inhalt in Marcs. »Tut mir leid, ich muss noch Auto fahren. Ich kann mir nicht leisten, dass die Polizei mich betrunken erwischt. Die scheinen hier in der Gegend besonders aktiv zu sein.«

»Was meinst du?«, fragt Marc.

»Vorhin hab ich sie ins Gebäude gehen sehen, wo du arbeitest. Zwei Bullen in Zivil. Aber man erkennt sie trotzdem sofort. Manchmal frage ich mich, ob das Absicht ist. Was glaubst du, wollten die da?«

Marc ist zu erschrocken, um zu antworten. Die beiden sind also wieder in der Kanzlei gewesen. Ob sie noch dort sind? Er will eigentlich vermeiden, ihnen über den Weg zu laufen. Aber wenn er noch länger abwesend ist, fällt es auf. Er muss dringend zurück in sein Büro.

»Egal. Prost!«

Mike hebt sein Glas und verharrt so, bis Marc seines ebenfalls aufnimmt. Er kippt das bisschen, was von seinem Whisky noch übrig ist, mit Schwung in sich hinein und wartet geduldig, bis Marc trinkt. In einem Anflug von Trotz leert Marc sein Glas in einem Zug.

Mike lacht und steht auf. Er klopft Marc auf die Schulter.

»Das ist genau die richtige Einstellung. Keine Zeit zu verlieren. Ich melde mich morgen.«

Als Marc zurück in sein Büro schleichen will, begegnet er Veronika.

»Wo warst du?«

»Ich musste etwas erledigen«, entgegnet er unsicher und hofft, dass sie nicht weiter nachfragt.

Veronika zieht ihn ins Büro und schließt die Tür hinter ihnen. »Bist du wahnsinnig? Die Polizei war hier, sie haben nach dir gefragt! Ein Mann und eine Frau, Spahn und Magreiter hießen die beiden. Niemand wusste, wo du bist! *Ich musste etwas erledigen* – es wäre gut, wenn du dir eine bessere Ausrede zurechtlegst!«

»Ich versuche herauszufinden, was mit Jens passiert ist«, presst er hervor.

»Das weiß ich doch!«, gibt Veronika händeringend zurück. »Aber gegen Badler wird das nichts nützen. Er hat auch mitgekriegt, dass du nicht da warst.«

»Ich war bei Jessy!«, hält er dagegen.

»Du warst bei ihr? Bist du wahnsinnig?«

»Warum sollte ich nicht zu ihr gehen?«

»Weil sie sich krankgemeldet hat!«

»Na und?«

Veronika entkommt ein freudloses Lachen. »Du hast es nicht kapiert, oder? Warum Jessy nicht zur Arbeit kommt? Warum Badler diesen Zirkus mit dem Camp veranstaltet?«

Marcs Hände werden kalt. Er wartet darauf, dass sie weiterspricht.

»Sie hat vor vier Wochen versucht, sich selbst umzubringen, Freundchen. Der Druck hat sie zur Verzweiflung getrieben.«

»Ich weiß nicht mehr weiter.« Das ist die Wahrheit, und inzwischen sieht er keine Veranlassung mehr, das nicht offen zuzugeben.

Hinter sich hört er Veronika seufzen. »Ich verstehe dich ja, mich nimmt es auch mit. Aber wir müssen durchhalten.«

»Darum geht es doch gar nicht!«, fährt er sie an.

Veronika verschränkt die Hände, verärgert darüber, dass sie zum Lohn dafür, ihn aufbauen zu wollen, noch so angemacht wird. »Worum geht es dann?«, will sie wissen.

Er blickt zur Decke, dann auf sein Fitnessarmband, bevor er auf seinem Schreibtisch nach einem Blatt Papier und einem Stift sucht.

»Was wird das jetzt?«, fragt sie verblüfft, als er einen Zettel von Badlers Prozessakten nimmt und beginnt, etwas daraufzuschreiben.

Kann es sein, dass wir überwacht werden?, kritzelt er.

»Warum sollte uns jemand überwachen?« Sie sieht ihn an wie einen Verrückten.

Er schlägt mutlos die Augen nieder. »Ich weiß auch nicht. Vergiss, dass ich gefragt habe.«

»Ihr seid schon eine seltsame Familie«, meint sie. »Krieg dich wieder ein, okay? Du verhältst dich auffälliger, als es einem neuen Mitarbeiter in seiner Probezeit guttut.«

»Ich werde mich bemühen!«, säuselt er voller Ironie.

Bevor sie geht, scheint ihr noch etwas einzufallen. »Ach ja, Arend hat nach dir gesucht.«

»Was will sie?«

»Ein Gespräch. Das macht sie wohl mit allen Teilnehmern der Studie. Du kannst direkt zu ihr gehen.«

»Da sind Sie ja«, sagt Arend sofort, als er eintritt. »Ich dachte schon, wir hätten sie verloren.«

»Nein, ich ... ich wusste nicht, dass Sie nach mir suchen.«

Sie ignoriert seine Rechtfertigungsversuche und deutet auf seine linke Hand. »Wo ist Ihre Uhr?«

Marc verflucht sich innerlich. Er hat die Uhr abgenommen, und sie hat es natürlich bemerkt.

»Hatte ich Ihnen nicht gesagt, dass die Uhr während der ganzen Zeit der Studie getragen werden muss?«

»Das muss ich wohl vergessen haben. Die Uhr hat am Handgelenk gerieben. Ich dachte, ich lege sie wieder an, wenn wir in den Wald gehen.«

Er nimmt die Uhr aus der Tasche und zeigt sie vor. Sie bedeutet ihm mit einem Nicken, die Uhr wieder anzuziehen. Als er das erledigt hat, bittet sie ihn, sich zu setzen.

Sie nimmt ein Formular zur Hand und stellt ihm einige allgemeine Fragen, wobei sie auf dem Blatt Häkchen macht – sein Befinden, ob er gut schläft, ob er sich gestresst fühlt. Er beantwortet jede Frage ganz selbstverständlich mit einer Lüge. Das geht ihm überraschend leicht von der Hand, es ist wie Small Talk machen. *Wie geht es Ihnen? – Gut, gut, und Ihnen? – Auch gut.* Diese Gespräche haben meist ebenso wenig Bedeutung wie Arends Befragung, findet Marc.

Sie kommentiert seine Antworten nicht, auch wenn sie natürlich merken muss, dass er nicht die Wahrheit sagt. Arend ist angespannt, dieses Camp war ihre Idee. Und es läuft nicht gut. Die Sache mit Jens und dazu noch das Ausscheiden von Jessy. Arend hat Mühe, die Oberhand zu behalten. Marcs Lügen auf ihre Fragen sind allerdings ihr geringstes Problem.

»Ich will ganz offen zu Ihnen sein: Ich überlege, Sie aus der Studie zu nehmen.«

Marc glaubt, sich verhört zu haben. »Warum?«, fragt er verblüfft.

Ihre Miene ist plötzlich ganz sanft, ihr Ton verständnisvoll. »Ich kann mir nur vorstellen, wie sehr Sie das mit Ihrem Bruder mitnimmt.«

Einen kurzen Moment glaubt er ihr, was sie da sagt. Doch als sie weiterredet, verschwindet die Illusion.

»Es ist immer eine Herausforderung, sich selbst besser kennenzulernen. Seine wahre Natur zu entdecken. Und gerade in Ihrem Fall, nun ja, muss es besonders schwierig sein.«

»In meinem Fall?«

Sie zögert. »Wegen Ihrer Vergangenheit«, sagt sie plötzlich mit Nachdruck und zeigt mit ihrem Kugelschreiber auf Marc. »Ihr Bruder hatte einen psychotischen Schub. So etwas kommt nicht aus dem Nichts, es gibt immer eine Vorgeschichte. Und bei Ihnen beiden wäre es geradezu ein Wunder, wenn es keine bleibenden Folgen gäbe.«

Sie hat das ganz sachlich gesagt, und Marc fühlt sich plötzlich wie ein Versuchskaninchen in einem Käfig, das mit Forschungsinteresse beobachtet wird.

»Sie haben Angst, ich könnte auch austicken. Das ist es, nicht wahr? Sie haben Jens und mich zu diesem unmöglichen Experiment genötigt. Dabei scheint hier ohnehin jeder unsere Vorgeschichte zu kennen. Woher eigentlich?« Die Art, wie sie den Blick abwendet, zeigt ihm, dass sie es auch weiß. »Sie dachten, es wird schon gut gehen, und jetzt bekommen Sie kalte Füße.« Marc redet sich mehr und mehr in Rage. Die ganze Anspannung, der Schlafmangel, die Angst der letzten Wochen brechen aus ihm hervor. »Stress sollen wir abbauen, indem wir uns unseren Ängsten stellen. Ist Ihnen klar, wie verrückt das ist? Damit wir leistungsfähiger und motivierter sind, müssen wir sinnlose Fantasieaufgaben absolvieren. Lebensgefährliche Challenges, die ach so wertvoll sind.«

»Die Challenges sind wertvoll«, beharrt sie.

»Das sieht man ja an Jens.«

Sie presst die Lippen zu einem schmalen Strich zusammen. »Wir haben einen Fehler gemacht.«

Marc lacht kurz auf. »Ich glaube nicht, dass mein Bruder psychotisch war«, behauptet er. Es tut gut, das auszusprechen.

»Haben Sie ihn deshalb aus der Psychiatrie befreit?«, fragt sie spitz.

Die Unterstellung lässt Marc einen Moment sprachlos zurück. »Wie hätte ich das denn tun sollen?«, gibt er zurück. »Ich dachte, ich wäre überwacht worden?«

Damit trifft er einen wunden Punkt. Offensichtlich hat sie tatsächlich sein Bewegungsprofil überprüft. Kurz verschafft es ihm Genugtuung, sie so zu sehen.

»Das bedeutet, ich bin entlassen?«, fragt er schließlich. »Ich muss nicht zurück in den Wald?«

Sie nickt. »Es ist besser so.«

Marc nimmt seine Uhr ab und legt sie vor ihr auf den Tisch. Dann stürmt er aus dem Büro. Ihm kommt der Gedanke, dass er Tamara schreiben sollte. Endlich kann er wieder nach Hause.

»Da verstecken Sie sich.«

Die Stimme lässt Marc hochschrecken. Er realisiert, dass er in seinem Büro sitzt und offenbar am Tisch eingeschlafen ist. Vor ihm steht niemand Geringerer als Badler. Er mustert Marc, dann blickt er auf den Stapel an Ordnern, von denen Marc bisher nur die ersten beiden angerührt hat.

»Wie ich sehe, kommen Sie gut voran.«

»Ja, danke«, sagt Marc schnell und verdeckt das Blatt, auf dem er die Notiz für Veronika gemacht hat, mit seinem Ärmel.

»Haben Sie die Akten Ihres Bruders schon gefunden?«

»Leider nicht. Ich bin immer noch auf der Suche.«

Badler zeigt ihm nicht, was er darüber denkt. Wenn überhaupt, scheint es das zu bestätigen, was er bisher für ein Bild von ihm hatte. Marc kommt unwillkürlich der Gedanke, dass es vorbei ist. Das kann eigentlich nur die Kündigung sein.

»Wie ich gehört habe, wollten Sie Frau Arend überreden, aus dem Programm entlassen zu werden«, erklärt Badler.

Marc glaubt, sich verhört zu haben. »Das stimmt nicht, es war genau umgekehrt. Sie legte mir nahe, auszuscheiden.«

Badler sieht ihn von oben herab an und schüttelt entschieden den Kopf. »Warum sollte sie das tun?«

»Woher soll ich das wissen?«

»Dazu hat sie doch gar keine Befugnis. Niemand darf das Programm abbrechen. Ich investiere eine Menge Geld in diese Maßnahme.«

»Ja, ich finde es auch schade, nicht mehr dabei zu sein«, heuchelt Marc.

Badler mustert ihn. Er scheint nicht zu wissen, ob Marc einen Scherz macht oder ob das sein Ernst ist. Kurz wirkt er verunsichert. »Das könnte Ihnen so passen. Sie scheiden natürlich nicht aus. Ich werde nicht zulassen, dass noch mehr Teilnehmer aufgrund hanebüchener Ausreden dem Programm fernbleiben.«

Ausreden. So nennt Badler also den Zusammenbruch von Jens und seine Einlieferung in die Psychiatrie. Und auch Jessy ist nicht einfach so ferngeblieben.

»Sie müssen mit Frau Arend reden, nicht mit mir.«

Marcs Ton schmeckt Badler offensichtlich ganz und gar nicht. »Was glauben Sie eigentlich, was ich gerade getan habe?«

»Arend weiß also Bescheid? Dass Sie mich zurück zum Camp schicken, gegen ihre fachliche Expertise?«

Marc merkt, dass ihm die Worte immer leichter von den Lippen kommen. Seine Angst vor Badler hat sich erschöpft, weil er innerlich bereits mit dieser Firma abgeschlossen hat. Er ergibt sich seiner Lage, der Job wird ihn ohnehin nicht retten. Das hat Mike, der Pfandleiher, völlig richtig eingeschätzt. Marc wird sich etwas anderes einfallen lassen müssen.

Vielleicht liegt es daran, dass er plötzlich das Thema wechselt. »Sie wissen auch, dass mein Bruder aus der Psychiatrie geflohen ist, nicht wahr?«

Badler blickt ihn verwundert an. »Ich habe davon gehört«, gibt er zu.

»Ich mache mir Sorgen um ihn. Niemand scheint zu wissen, wo er ist.«

»Das ist jetzt Sache der Polizei.«

»Mein Bruder war überzeugt, dass etwas Sonderbares in Ihrem Unternehmen geschieht.«

»Wovon sprechen Sie?«, entgegnet Badler ungeduldig.

»Sie wissen das doch auch, nicht wahr?«, probiert Marc auf gut Glück. »Hatte der Auftrag, den Sie Jens gegeben haben, vielleicht damit zu tun und nicht mit Canterbury Assets? Dass jemand intern Ihre Mitarbeiter überwacht?«

»Wie kommen Sie denn auf diese Idee?«

Badlers Blick weicht plötzlich aus. Er wartet nicht wirklich auf eine Antwort. So abwegig scheint Marcs Idee gar nicht zu sein.

Badler sieht auf seine Armbanduhr, irgendetwas Teures, Wuchtiges. »Die Autos fahren bereits vor«, erklärt er, bevor Marc eine weitere Frage stellen kann. »Machen Sie sich bereit. Und morgen komme ich zu Ihnen, um Sie zu meinen alten Fällen zu befragen. Ich hoffe, Sie sind gut vorbereitet. Das ist Ihre letzte Chance.«

Er fasst in seine Tasche und händigt ihm das Armband aus. Erst als Marc es angelegt hat, lässt er ihn gehen.

DRITTE NACHT

Warum Marc kurz darauf in einem SUV auf dem Weg in den Wald sitzt, das außer ihm und dem Fahrer leer ist und dessen Scheibenwischer schnell hin- und herschwenken, um des plötzlich einsetzenden sintflutartigen Regens Herr zu werden, kann er selbst nicht genau sagen. Eigentlich war er drauf und dran, diesen Unsinn nicht länger mitzumachen und gleich nach Hause zu Tamara zu fahren, die er inzwischen wahnsinnig vermisst. Der Gedanke, sie wieder in seine Arme zu schließen, hat ihm Mut gemacht. Gemeinsam werden sie diese schwierige Lage durchstehen, davon ist er überzeugt. Vor allem muss er ihr erst einmal das ganze Ausmaß seiner Situation begreiflich machen. Bisher kennt sie nur einen Bruchteil des Problems. Sie weiß nichts von Mike und dem zwielichtigen Kredit. Das muss er unbedingt ändern.

Doch als er vorhin vor das Gebäude trat, ging er nicht zur Bushaltestelle, sondern stieg wie ferngesteuert in eines der SUVs.

Vielleicht liegt es daran, dass er mehr über seine Kollegen erfahren will. Etwas ist seltsam an diesem Camp und den Teilnehmern. Jemand war in ihrem Zelt, in der ersten Nacht. Jens hat gesagt, er war es nicht, und Marc glaubt ihm, also muss es jemand anderes gewesen sein. Das Camp ist derzeit seine beste Chance, mehr über die Andeutungen von Jens herauszufinden.

Es gibt noch einen anderen Grund, den Marc sich weniger leicht eingestehen kann. Das Camp fortzusetzen ist eine Möglichkeit, das Gespräch mit Tamara hinauszuzögern. Vielleicht ist es möglich, die Situation aufzulösen, ohne ihr alles zu erzählen. Ihm wird etwas einfallen, wenn er nur etwas Zeit hat. Und vielleicht kann er zumindest bis zum ersten Gehaltsscheck durchhalten.

Während das Auto die letzten paar Hundert Meter durch den Wald zum Camp zurücklegt, hört der Regen plötzlich auf, und als sie alle auf dem Schotterparkplatz aussteigen und skeptisch den Blick zum Himmel heben, tropft es nur noch aus den umliegenden Bäumen.

Gemeinsam warten sie auf der freien Fläche, alle mit ihren eigenen Gedanken beschäftigt.

»Wie geht es Ihnen?«, fragt plötzlich jemand, nachdem sie einige Minuten gewartet haben.

Zu Marcs Überraschung ist es Margret. Ihr Blick ist unstet, wandert immer wieder in den Wald. Sie sieht nicht aus, als hätte sie Lust, sich zu unterhalten, und doch steht sie hier.

Abgekämpft sieht sie aus in ihren bunten Klamotten, die die Zeit im Wald besser überstanden haben als ihre Trägerin. Nur die neuen Schuhe sind schmutzig geworden.

Marc kann sich ein bitteres Lachen nicht verkneifen. »Kann ich nicht genau sagen, um ehrlich zu sein.«

Sie nickt. Auf die Gegenfrage scheint sie nicht zu warten, was gut ist, denn Marc ist so mit sich selbst beschäftigt, dass er keine Lust hat zu reden.

»Ihnen muss das ganz schön schräg vorkommen«, stellt sie fest und macht eine Geste, die das ganze Camp und den Wald mit einschließt.

Er zuckt mit den Schultern. »Ich war bisher selbstständig. An manche Dinge muss ich mich erst gewöhnen.«

Sie hebt den Blick und sieht ihn fragend an.

»Ich war bisher mein eigener Chef.«

»Ach so, das. Ja, Badler hat manchmal solche Ideen.«

Marc nickt. »Neu ist, dass ich tun muss, was jemand wie Badler von mir verlangt.« *Weil ich das Geld brauche*, fügt Marc im Geist hinzu. Noch versteht er nicht, was Margret von ihm will, aber es tut ihm gut, das einmal auszusprechen. Er stellt fest, dass die Frau ihm sympathisch ist.

»Es geht vorbei«, sagt sie.

»Vielleicht sollten wir unsere Meinung zu dem Camp in den Briefkasten für die Anregungen werfen«, schlägt Marc halb im Scherz vor.

»Bloß nicht!«, gibt sie erschrocken zurück.

»Na ja, er verlangt immerhin danach. Vehement sogar. Wir könnten ihm schreiben, dass das Camp eine schlechte Idee ist. Eine anonyme Notiz – was soll schon passieren?«

»Sie haben wirklich noch nie als Angestellter gearbeitet, oder?«

»Nein, direkt nach dem Studium in die Selbstständigkeit«, bestätigt er.

»Dann sollten Sie ganz schnell ein paar Dinge lernen, wenn Sie mehr als ein paar Wochen in diesem Job bleiben wollen. Wer in der Chefetage sitzt, hat immer recht. Sie behaupten zwar, dass sie auch Fehler machen, dass es eine Kultur braucht, in der man Fehler zugibt, bla, bla, und diese Philosophie nicht nur für ihre Mitarbeiter, sondern auch für sie selbst gilt. Das glauben sie natürlich nicht wirklich. Sie geben Fehler nur zu, wenn sie selbst der Meinung sind, welche gemacht zu haben. Und in Wirklichkeit sind sie eigentlich nie dieser Meinung. Schuld ist immer der Mitarbeiter.«

Marc ist leicht irritiert. »Aber wir schreiben das Jahr 2023. Das hat sich doch in den letzten Jahrzehnten stark verbessert.«

»Nichts hat sich verbessert. Es ist nur noch verrückter geworden. Weil wir jetzt nach außen hin zusätzlich allen etwas vorspielen müssen. Um den Chefs das Gefühl zu geben, dass wir eine moderne Firma sind.«

»Die wir in Wirklichkeit nicht sind«, fasst Marc das Gesagte zusammen.

»Natürlich nicht. Das sind uralte Machtstrukturen. Badler erspart uns zumindest die Demütigung, ihn duzen zu müssen, wenn wir uns für Fehler entschuldigen, die wir nicht begangen haben.«

Irgendwie bestätigt das auf traurige Weise, was Marc insgeheim schon vermutet hat. »Klingt nicht besonders gesund«, sagt er und denkt zuerst an Jessy. »Apropos duzen: Ich bin Marc.«

»Margret.« Sie zögert kurz, bevor sie weiterspricht. »Ich wollte dir unbedingt sagen: Es tut mir leid, was mit deinem Bruder passiert ist. Ich hätte nicht gedacht, dass es ihn erwischt.«

Erst jetzt erkennt Marc, dass man die Situation von Jens natürlich auch so interpretieren kann. Ein Mitarbeiter, der am Druck zerbrochen ist. Er sieht das nicht so, aber er hat Verständnis für diese Sichtweise.

»Ich verstehe eure Situation«, sagt sie plötzlich. »Ich hatte auch eine schwierige Kindheit.«

Ein kalter Schauer fährt Marc durch alle Glieder. Kurz glaubt er, sich irgendwo festhalten zu müssen.

»Ich weiß, was ihr durchlitten habt. Ihr hattet es nicht leicht, und ich finde, ihr habt das großartig gemacht. Ich weiß nicht, ob ich das geschafft hätte. Aber es ist auch klar, dass Spuren bleiben. Niemand versteht das besser als ich. Ihr werdet darüber hinwegkommen, gemeinsam. Er wird wieder.«

»Danke«, sagt Marc, in der Hoffnung, dass sie dann aufhört.

Kurz ist sie tatsächlich still.

»Ich habe gehört, dass er nicht mehr in der Psychiatrie ist. Es kursieren da verschiedene Gerüchte. Du weißt auch nicht, wo er ist?«

Marc schüttelt den Kopf.

»Bestimmt haben sie ihn entlassen«, mutmaßt Margret. »Er meldet sich sicher bald.« Sie schenkt ihm ein aufmunterndes Lächeln, als sie durch lautes Stimmengewirr unterbrochen werden.

»Sie müssen sich getäuscht haben«, hört Marc Arend sagen.

Er geht in Arends Richtung, weil er etwas aufgeschnappt hat und wissen will, ob er sich getäuscht hat. Jemand hat von einem Wolf gesprochen.

»Ich habe mich nicht getäuscht«, beharrt Frank, der wie ein gekränktes Kind aussieht. »Wölfe sehen anders aus als Hunde. Und das war ein Wolf. Er war grau und trug kein Halsband.«

Arend hebt beruhigend die Hände. »Es war gestern Abend, sagten Sie? Sind Sie sicher, dass Ihre Erinnerung Sie nicht täuscht?«

»Zu hundert Prozent!«

»Warum sind Sie nicht gleich gestern gekommen?«

Die Frage scheint ihn zu verunsichern. »Ich habe geglaubt, es kann nicht sein. Aber dann habe ich im Internet recherchiert. Die Wölfe kommen zurück, immer mehr Schafe werden gerissen. Ich habe gelesen, dass sie Tausende Kilometer wandern. Es ist bestimmt ein Wolf gewesen.«

»Ich bin mit einer Biologin auf der Universität befreundet. Ich verspreche Ihnen, sie zu fragen.«

Sie blickt sich um. Inzwischen sind auch die anderen gekommen und wollen hören, worum sich die Aufregung dreht.

»Ihnen allen kann ich versichern«, wendet sich Arend an die Gruppe, »dass Wölfe nicht gefährlich sind. Selbst wenn es hier einen geben sollte, was wir ausschließen können, müssen Sie sich keine Sorgen machen. Wölfe haben Angst vor Menschen, sie ziehen sich zurück, sobald sie unsere Anwesenheit bemerken.«

Frank gibt sich damit nicht zufrieden. »Ich habe keine Angst«, sagt er schließlich. »Aber ich habe einen Wolf gesehen.«

Marc hört nicht mehr richtig zu. Seine Aufmerksamkeit wird von Bruno beansprucht, der in einem Gewand vor ihnen steht, das aus einem Samuraifilm stammen könnte.

»Unser heutiger Programmpunkt ist Bogenschießen«, erklärt Bruno mit mehr Leben als in den vergangenen Nächten. Es ist sofort spürbar, dass es sich um ein Thema handelt, das ihm am Herzen liegt.

»Toll, das wollte ich immer schon probieren«, sagt Frank, und es ist nicht klar, ob er es ironisch meint oder nicht.

»Bogenschießen gibt es seit der Steinzeit«, fährt Bruno fort. »Seine Blüte erreichte es aber im antiken Japan. In Asien ist Bogenschießen mehr als ein Sport, es ist eine Lebensphilosophie. Es geht um Anspannung und Loslassen.« Er deutet auf seine Kleidung. »Ich betreibe den Sport seit vielen Jahren und bin Mitglied in einem Verein, der die alte japanische Form des Bogenschießens betreibt. Man nennt sie

Kyudo. Wir üben nach altem Ritus und tragen die traditionellen Gewänder.«

»Bekommen wir auch so ein Kostüm?«, fragt Frank.

Bruno quittiert Franks Frage mit einem etwas gequälten Lächeln. »In Japan ist der Ritus sehr streng, vor allem, seit moderne Schusswaffen die Bögen abgelöst haben. Seither wird es dort nur noch zur Meditation praktiziert. Vor allem für uns in unserer stressigen Welt ist Bogenschießen perfekt. Alles muss immer schneller gehen, immer geht es nur um Produktivität. Der Mensch zählt nichts mehr, nur noch das Geld. Kein Wunder, dass wir alle krank werden.«

Arend sieht auf ihre Armbanduhr. »Danke, sehr interessant. Aber wir haben leider nicht ewig Zeit. Können wir zum Wesentlichen kommen, bevor es dunkel wird?«

Bruno erschrickt und spricht schnell weiter, es ist offensichtlich, dass ihm diese Informationen wichtig sind und er sie unbedingt noch anbringen will. »Das Bogenschießen, wie wir es im Kyudo-Verein praktizieren, lehrt uns, dass es nicht auf das Ziel ankommt, sondern auf den Weg, wie wir das Ziel erreichen. Wer die Scheibe unbedingt treffen will, wird sie nicht treffen. Nur wer seinen Geist frei macht, kann erfolgreich sein. Bei den Japanern war es so, dass die Schüler jahrelang üben mussten, bevor sie zum ersten Mal mit Pfeil und Bogen schießen durften.«

Günter stößt ein undefinierbares Grunzen aus. »Ich habe einmal bei Olympia im Fernsehen die Bogenschützen gesehen. Sie behaupten, keiner von denen versucht die Scheibe zu treffen?«

»Das ist eine Redewendung«, erwidert Bruno.

»Es ist am besten, Sie zeigen es ihnen«, schlägt Arend vor.

Bruno zögert, bevor er sich geschlagen gibt, und nickt. »Hier entlang.«

Er führt sie zu Marcs Überraschung vom Camp hinaus auf den Parkplatz und von dort zu dem alten Kinderspielplatz, wo er einen Tisch mit verschiedenen Bögen und weiter hinten drei große Zielscheiben vorbereitet hat, die sich im Licht einiger Scheinwerfer hell vom schwarzen Hintergrund abheben.

Marc muss daran denken, dass er vor Kurzem hier herumspaziert ist, um die Gegend zu erkunden. Den Gedanken, hier auf dem Spielplatz Bogenschießen zu praktizieren, findet er seltsam, trotz der späten Uhrzeit.

»Sind Sie sicher, dass da keine Leute sind?«, fragt er. »Da ist doch gleich die Straße daneben. Ich habe nicht gesehen, dass das Gelände abgesperrt ist.«

»Hier ist nie jemand, die Feriensiedlung liegt schon lange verlassen«, erklärt Bruno.

Marc überlegt, ihm zu erklären, dass das eine schlechte Rechtfertigung ist, doch er denkt daran, wie gereizt Arend ist, und entscheidet sich dagegen.

»Wer möchte beginnen?«

Alle sehen Frank an, der sich plötzlich ziert.

»Los doch!«, ermuntert ihn Arend mit einem Zwinkern.

Der Junge erkennt, dass ihm nichts anderes übrig bleibt, als vorzutreten. Bruno legt ihm einen Armschoner an.

»Welcher Bogen ist für mich?«, fragt Frank, doch Bruno gebietet ihm zu warten.

»Zuerst machen wir ein paar Übungen.« Er wendet sich an die anderen. »Und Sie machen gleich mit.«

Er deutet auf einige bunte Therabänder, die auf einem der Tische auf einem Haufen liegen. Marc schnappt sich ein rotes.

Er kennt das Konzept von Tamara, die manchmal vor dem Fernseher Übungen damit gemacht hat. Sie wollte ihn auch dazu überreden, als er einmal zu lange vor dem Bildschirm saß und Schmerzen im Nacken bekommen hatte. Er hat sich geweigert.

Bruno zeigt ihnen, wie sie das Band ähnlich einem Bogen zwischen rechte und linke Hand nehmen, sich seitlich hinstellen und dann auseinanderziehen sollen, als würden sie eine Sehne spannen. Günters Band reißt dabei prompt und versetzt ihm eine Ohrfeige, was er mit geflüsterten Flüchen quittiert. Bruno will ihm ein neues Band geben, doch Günter nimmt es nicht an.

Die anderen machen folgsam die Übung, die Bruno ihnen vorgibt. Zehnmal lässt er sie die monotone Bewegungsabfolge wiederholen.

»Das genügt«, sagt Arend, die das Treiben aus der Ferne beobachtet hat.

Bruno bedenkt sie mit einem finsteren Blick. Er hätte wohl große Lust dazu, ihnen einen Einblick in die Langsamkeit japanischer Bogenkunst zu geben, wo jedem verschossenen Pfeil jahrelange Übung vorausgeht.

Nun darf Frank endlich zum Bogen greifen, was ihn unendlich glücklich zu machen scheint – bis er merkt, dass er zwar mit dem Bogen üben darf, aber die Pfeile noch nicht Teil des Programms sind.

Es ist Margret, die hinter ihnen ein lautes Seufzen von sich gibt und vortritt, den größten Bogen nimmt, einen Pfeil an die Sehne legt und ihn mit einer geübten Bewegung genau ins Zentrum der linken Scheibe schießt.

»Verzeihung«, sagt sie, »ich hatte vergessen, dass ich nicht versuchen darf, die Scheibe zu treffen. Gilt es trotzdem?«

Gelächter in der Gruppe, selbst Arend kann sich ein Grinsen nicht verkneifen.

Damit ist der Bann gebrochen und alle greifen zu den

Bögen. Sie schießen durcheinander Pfeile auf die Scheiben, von denen die meisten danebengehen. Bruno gibt sich geschlagen und assistiert hier und dort, bevor er sie bittet, das Feuer einzustellen, damit er die Pfeile einsammeln kann. An seinem eingezogenen Kopf sieht man, wie unwohl ihm dabei ist, in das Schussfeld dieser anarchischen Gruppe zu treten.

»Genug geübt«, sagt Arend irgendwann. »Sie machen das ganz toll! Es wird Zeit für den Parcours, finden Sie nicht, Bruno?«

Bruno nickt. Sie packen Bögen wie auch Pfeile ein und gehen vom Kinderspielplatz über die Straße in einen Bereich des Waldes, den sie noch nicht kennen.

Als sie sich von der Straße entfernen, glaubt Marc, ein Motorengeräusch und das Knirschen von Autoreifen auf dem Schotter zu hören.

Der Regen hat erneut eingesetzt. Marc kann ihn in den Blättern über ihm hören, während er allein durch den dunklen Wald streift und die nächste Markierung sucht. Er hat den Bogen in der Hand und einen Köcher mit Pfeilen umgehängt, während erste Tropfen auf die Pelerine fallen.

Das Schießen hat einigermaßen geklappt, auch wenn Bruno mit seiner Haltung nicht zufrieden war. Der Trainer versuchte dieses und jenes, ohne dass Marc verstanden hätte, worum es ihm eigentlich ging. Als er mit seinem ersten Pfeil die Scheibe traf, zog Bruno von dannen. Marc hatte sich ganz intensiv gewünscht, es möge funktionieren. Beim zweiten Mal wünschte er es sich nicht mehr so stark, und der Pfeil verfehlte die Scheibe. So viel zur japanischen Weisheit. Zum

Glück hat Bruno es nicht mehr mitbekommen. Er war schon mit Günter beschäftigt.

Doch nun wünscht Marc, er hätte sich weniger geschickt angestellt und die Sache noch ein wenig mehr in die Länge gezogen. Wenn Bruno diesen Regen kommen gesehen hätte, vielleicht hätte er die Übung ja abgebrochen.

Arend scheint ungewöhnlich nervös zu sein, seit Badler mit ihr über Marc gesprochen hat, auch wenn sie sich bemüht, es zu verbergen. Badler ist diese Veranstaltung sehr wichtig. Warum, darüber kann Marc nur mutmaßen. Das ist mehr als die Sturheit eines schrulligen Firmeninhabers. Es muss einen anderen Grund dafür geben. Jedenfalls hat er offenbar Arend unter Druck gesetzt. Sie kann sich kein Scheitern leisten und treibt die müde Truppe zu Höchstleistungen an.

Deshalb gab es auch keine Möglichkeit, dem »Parcours« zu entkommen. Bruno hat im Wald einen Pfad angelegt, der alle paar Hundert Meter Ziele für ihre Pfeile bietet. Gerade hat Marc einem aus zusammengeklebtem Stroh gefertigten Hasen einen Pfeil in den Hals gejagt, wobei er sich überraschend schlecht gefühlt hat. Er und Tamara versuchen seit einiger Zeit, auf Fleisch zu verzichten, eine Entscheidung, die sie gemeinsam getroffen haben, nachdem sie eine Doku über die Lebensmittelproduktion angeschaut hatten. Marc war zu dieser Zeit voller Energie und bereit, sein Leben zu verändern, wenn es ihn zu einem besseren, effektiveren, leistungsfähigeren Menschen machen würde. Die Abkehr von Fleisch schien ihm wunderbar in dieses Schema zu passen. Und war nicht auch Steve Jobs Vegetarier gewesen? Eine warnende Stimme in seinem Inneren erinnerte ihn daran, dass er irgendwo gehört hatte, Hitler wäre auch Vegetarier gewesen. Daran musste er in den folgenden Wochen immer wieder denken, wenn er in diversen Restaurants das einzige vegetarische Gericht auf der Karte bestellte.

Doch zurück kann er auch nicht so einfach. Seit er sich eingestanden hat, dass er keine Tiere töten will, tut er sich jedes Mal schwer damit, Fleisch zu essen. Er befand sich in einem Zwiespalt, der ihn zunehmend belastete, bevor die akuten Probleme mit seiner Firma den Großteil seiner Aufmerksamkeit zu beanspruchen begannen.

Als er vorhin den Pfeil aus dem Strohhasen zog, auf den jemand eine Zielscheibe gemalt hat, war ihm unwohl. Was, wenn er gar keinen Hasen töten will, auch nicht in Gedanken? Wo ist der Bogenparcours für Vegetarier? Hier liegt ein neues Geschäftsfeld brach, dessen sich jemand annehmen sollte. Vielleicht sollte er Mike um Startkapital fragen, das könnte eine Goldgrube sein.

Er kann nicht anders und muss lachen, während ihm das Regenwasser, das irgendwie unter die Kapuze und in den Kragen gelaufen ist, kalt den Rücken hinunterrinnt. Seine Lage wird immer absurder.

Vor allem kann er die nächste Markierung partout nicht finden. Bei jeder der Stationen hat Bruno ein Schild mit einem Pfeil in den Boden geschlagen, der die Richtung zur nächsten Station weist. So arbeitet er sich von einer Markierung zur nächsten tiefer in den Wald vor, ohne die geringste Ahnung, wo er sich eigentlich befindet.

Mehrmals hat er darüber nachgedacht, die Übung abzubrechen und zurückzugehen. Selbst Arend kann kaum etwas dagegen sagen, es regnet einfach zu stark. Doch er wagt es weder zurückzugehen noch den Weg durch den Wald abzukürzen, in die Richtung, in der er mit ziemlicher Sicherheit das Camp vermutet. Das Problem besteht darin, dass hinter ihm seine Kollegen mit Pfeil und Bogen unterwegs sind, die allesamt keine Ahnung haben, was sie da tun. Er hat ernsthaft Angst, dass jemand ihn erschießen könnte, wenn er vom Weg abkommt und zufällig in die Nähe eines der Ziele gerät.

Doch wenn er nicht bald die nächste Markierung findet, muss er es riskieren. Diese Gedanken gehen ihm durch den Kopf, als er plötzlich im Licht seiner Lampe etwas Rotes zwischen den Bäumen ausmacht. Vor ihm befindet sich tatsächlich die gesuchte Markierung.

Erleichtert hält Marc darauf zu und beschließt, die nächsten Zielscheiben zu ignorieren und gleich den Schildern zurück zum Camp zu folgen. Zwar wird Bruno später die fehlenden Einschusslöcher sehen – sie lassen sich in den Strohtieren überraschend gut ausmachen –, aber das ist ihm egal. Vor Bruno braucht er keine Angst zu haben. Es ist Arend, vor der sie sich in Acht nehmen müssen.

Aus Neugierde nimmt Marc sich dennoch Zeit, das Ziel zu suchen. Er will wissen, welchem gebastelten Tier er als Nächstes einen Pfeil in den Leib jagen soll, wahrscheinlich einem Rehkitz oder einem Hundebaby. Das scheint zur Logik dieses Bogenparcours zu passen, auch wenn die kleinen Ziele vermutlich im begrenzten Stauraum von Brunos VW-Bus begründet liegen und nicht im Versuch, ihnen möglichst kleine, putzige Kreaturen zum Abschuss zu bieten.

Als er das Ziel schließlich erblickt, stutzt er. Langsam nähert Marc sich der Figur und sieht, dass es sich diesmal um ein größeres Ziel handelt. Zuerst hat er gedacht, er habe es mit einem realen Tier zu tun, einem Reh, so lebensecht wirkt die Konstruktion aus Stroh. Doch die Zielscheibe zerstreut jeden Zweifel. Marc erkennt, dass die Scheibe bereits zwei Einschusslöcher aufweist. Als Erster startete Frank in den Parcours. Die weitere Reihenfolge weiß er nicht mehr genau. War Günter der Zweite? Oder die geschickte Schützin Margret? Er kann sich nicht mehr erinnern, doch wenn er es sich überlegt, tippt er auf Frank. Er sieht ihn vor sich, wie er begeistert mit dem Bogen auf den Pappkameraden zielt.

Marc will sich angewidert abwenden und die nächste Markierung suchen gehen, doch da bleibt sein Blick an etwas am Kopf des Rehs hängen, und er zögert.

Lass es. Du bist ganz durchnässt. Geh zurück zum Camp, da ist nichts.

Er hört nicht auf die Stimme in seinem Kopf, sondern geht näher ran. Etwas klebt am Kopf des Rehs, seitlich an der dem Betrachter zugewandten Wange. Zuerst glaubt Marc, dass jemand vielleicht ein Gesicht aus Papier dorthin geklebt hat, ein aus einer Zeitschrift ausgeschnittenes Antlitz eines unbeliebten Politikers. Doch obwohl es sich um Papier zu handeln scheint, ist da etwas anderes. Erst als er unmittelbar davor steht, ist er bereit zu glauben, was er sieht.

Er kennt dieses Foto. Es wurde vor vier Jahren aufgenommen, als Marc mit Tamara zum ersten Mal als Paar in den Urlaub fuhren. Sie sitzen an einem Tisch eines Grillrestaurants am Meer und halten Händchen. Im Hintergrund schippert ein Boot, die Wellen glänzen.

Marc versucht sich zu erinnern, wo er dieses Bild zuletzt gesehen hat. Hängt es nicht bei ihnen in der Wohnung?

Er dreht sich um und beginnt zu laufen. Zuerst zurück zu dem Schild, dann weiter in die Richtung des Pfeils. Während er zur nächsten Markierung rennt, fingert er sein Handy aus der Tasche. Dabei tropft Wasser auf das Display, und sein Fingerabdruck wird vom Scanner nicht erkannt. Er wischt mit dem Handrücken energisch darüber, bevor er es noch einmal probiert. Dabei ist er so abgelenkt, dass er einen Ast übersieht, der zwischen Farnen quer auf dem Boden liegt. Er kann im letzten Moment einen Sturz vermeiden und bleibt stehen.

Als er den Pincode eingibt, erwacht das Gerät zum Leben, und er wählt Tamaras Nummer.

Das Läuten scheint eine Ewigkeit zu dauern.

Jemand war in unserer Wohnung. Er hat ihr etwas angetan.

Doch dann ist ein Knacken in der Leitung zu hören.

»Tamara Wagner?«

Marc beißt sich vor Erleichterung in die Knöchel seiner Faust.

»Hallo?«, fragt sie noch mal.

»Ja, ich bin's«, sagt er schnell. »Tut mir leid, störe ich?«

»Du störst gar nicht – ist alles in Ordnung? Du klingst anders.«

»Ja, bei mir ist alles gut«, sagt er, obwohl er weiß, dass er ihr Gespür nicht so einfach betrügen kann. »Hör zu, ich muss dich etwas fragen. Eine dumme Frage.«

»Okay«, sagt sie nur.

»Das Bild von uns beiden am Strand. In dem Restaurant. Du weißt, welches ich meine.«

»Von unserem ersten Urlaub.«

»Genau das. Weißt du, wo wir das haben?«

»Du fragst mich Sachen. Ist wirklich alles in Ordnung?«

»Ich erkläre dir alles, versprochen, aber nicht jetzt. Du musst dir keine Sorgen machen. Es ist nur wichtig, dass du dich erinnerst.«

Sie folgt seiner Bitte wie so oft umgehend. Ihn rührt, dass sie ihm vertraut, obwohl er es nicht verdient hat – noch nie, um genau zu sein.

»Hatten wir das nicht im Flur hängen?«, will er wissen.

»Dachte ich auch«, sagt sie.

»Und?«

»Nein, da ist es nicht. Ich steh davor.«

Ihm wird plötzlich eiskalt.

»Vielleicht ist es runtergefallen, und die Putzfrau hat es weggeräumt«, mutmaßt sie.

Als die Firma gut lief, hatten sie tatsächlich jemanden bezahlt, der einmal die Woche bei ihnen sauber machte. Vor ein paar Wochen hat er ihr gekündigt.

Doch es klingt nicht so, als würde sie ihrer eigenen Erklärung Glauben schenken.

»Hat das etwas mit deinem Freund zu tun?«, fragt sie.

»Mit welchem Freund?«, fragt er alarmiert.

»Er war heute Abend hier und hat nach dir gefragt. Ihr wolltet ein Bier zusammen trinken gehen. Wie hieß er noch gleich?«

Es kostet ihn Kraft, den Namen auszusprechen. »Mike.«

»Ja, ich glaube, so hieß er. Ich habe gesagt, du meldest dich.«

»Das ist gut.«

Marc steht im Regen und weiß nicht, was er sagen soll.

»Er war gar nicht dein Freund, oder? Wer war er dann?«

»Ich erkläre es dir, versprochen. Aber nicht jetzt. Wichtig ist, dass du ihm nicht aufmachst, wenn er noch einmal kommt.«

Nun ist es an ihr zu schweigen. Ihr Vertrauen wird auf die Probe gestellt.

»Du glaubst, er hat das Bild an sich genommen? Schatz, du machst mir Angst.«

»Du musst keine Angst haben. Hör zu, ich melde mich später noch mal, okay?«

Sie zögert. Er spürt, dass es nicht in Ordnung ist.

»Du kommst also nicht nach Hause?«, fragt sie.

»Nein, du weißt doch, ich muss das hier machen. Wir haben doch darüber geredet!«

Es ärgert ihn, dass sie jetzt damit anfängt. Er steht hier unter enormem Druck. Nichts wäre ihm lieber, als nach Hause zu kommen, doch er muss das Camp durchziehen. Sie hat ihn selbst dazu ermutigt. Er versucht sich zu beruhigen, doch es geht nicht. Er kann es nicht ertragen, von ihr auch noch Druck auferlegt zu bekommen.

»Ich frage nur wegen deiner Nachricht.«

»Welche Nachricht?«

»Du hast gesagt, du müsstest nicht mehr bei dem Camp mitmachen. Du könntest nach Hause kommen.«

Mit einem Mal bekommt er schweißnasse Hände. Er weiß noch, dass er darüber nachgedacht hat, sich bei ihr zu melden. Ob er es getan hat, daran kann er sich nicht genau erinnern. Offenbar hat er es getan.

»Es tut mir leid, das war ein Missverständnis. Erst hieß es, ich kann gehen, doch der Chef hat sich dagegen entschieden. Ich kann nichts machen.«

Sie schweigt.

»Das verstehst du doch, oder? Der neue Chef ist schwierig, ich kann da nichts tun.«

»Wenn du meinst.«

»Mach dir keine Sorgen. Ich bin dabei, das zu regeln. Und was den Mann angeht: Es ist nicht in Ordnung, dass er dich belästigt. Es wird nicht wieder passieren.«

»Okay. Dann regle das«, sagt sie noch, bevor sie auflegt.

Marc ist unendlich erleichtert, als der Wald sich lichtet und er die geschotterte Straße erreicht. Der Bogenparcours befand sich links der Straße, er hält sich also rechts, um zurück zum Camp zu gelangen.

Auf dem Weg verwandelt sich die Erschütterung in Wut. Er will wissen, wer in der Lage ist, sich eine solche Geschmacklosigkeit auszudenken. Diese Wut will er an Bruno und Arend auslassen. Doch als er den Parkplatz vor dem Camp erreicht, sieht er sofort, dass etwas geschehen ist.

Seine Kollegen bilden eine Traube um etwas, das auf dem Boden liegt. Er hört Frank, der mit schriller Stimme spricht. Langsam kommt Marc näher. Alle Tiraden, die er sich zurechtgelegt hat, sind plötzlich wieder weg.

»Ich war das nicht, ich schwöre!«

»Aber es sind eindeutig deine Pfeile. Niemand sonst hatte diese Farbe!«, sagt Günter.

»Das wissen wir noch nicht genau«, gibt Veronika zurück.

Zwischen den Beinen der Teilnehmer liegt ein Tier mit zotteligem, grauem Fell.

Veronika sieht Marc näher kommen. Drei große Schritte, und sie ist bei ihm. Sie packt ihn bei den Schultern, um ihn herumzuwirbeln und in den Köcher zu greifen, den er umgehängt hat. Die Pfeile prasseln auf den Boden. Erst als keine Pfeile mehr im Köcher sind, lässt sie von ihm ab. Sie sieht ihm kurz in die Augen, mit einem knallharten Blick, dann geht sie wieder zur Gruppe zurück.

Marc hebt die Hände. »Was sollte das?«, fragt er, bevor er seine Pfeile wieder aufsammelt.

»Er kann es nicht gewesen sein«, erklärt sie.

»Dann bleibst nur du!«, sagt Günter und versetzt Frank einen Stoß.

»Wir beruhigen uns jetzt alle«, sagt Arend und macht eine besänftigende Geste. Doch auch ihre Stimme ist kurz vor dem Kippen. »Dafür gibt es sicher eine einfache Erklärung.«

Marc hat seine Pfeile zurück in den Köcher getan, und als er sich zu den anderen gesellt, sieht er es auch.

Für einen Hund ist das Tier beinah zu groß. Und in jedem Fall zu wild. Es muss sich um einen Wolf handeln. Aus seinem Körper ragen nicht ein, sondern sogar zwei Pfeile. Trotz der Verletzungen ist es nicht tot, der Brustkorb hebt und senkt sich langsam. Blut rinnt aus den Wunden, aber nicht allzu viel. Marc bemerkt Tropfen, die vom Kadaver wegführen. Das Tier scheint sogar noch ein Stück gelaufen zu sein, bevor es hier zusammengebrochen ist.

Als er sich die Pfeile genauer ansieht, erkennt er auch, was Veronika gemeint hat. Diese hier sind anders als die, die er in seinem Köcher hat. Die Befiederung ist grün und anders geschnitten. Der Köcher, der vor Frank liegt, enthält aber sehr wohl solche Pfeile.

»Ich habe gesagt, es gibt Wölfe hier«, sagt Frank. »Niemand hat mir geglaubt.«

»Das hier sieht tatsächlich aus wie ein Wolf«, bestätigt Veronika. »Seht ihr die spitzen Ohren?«

Marc fragt sich, ob es nicht auch Hunde mit spitzen Ohren gibt. Arend scheint es nicht zu passen, dass sie sich getäuscht hat. »Du hattest recht, Frank. Und deshalb hast du auch auf ihn geschossen, nicht wahr? Weil du Angst hattest.«

»Ich sagte doch, ich habe nicht auf ihn geschossen!«

»Oder kann es sein, dass du dich getäuscht hast?«, fragt sie weiter. »Brunos gebastelte Ziele sehen sehr lebensecht aus. Vielleicht dachtest du, der Wolf sei eine Zielscheibe?«

Sie wirft Bruno, der mit verschränkten Armen etwas abseits steht, einen Blick zu. Er weicht ihrem Blick aus, starrt auf den Boden und sieht dabei elend aus.

Arend blickt flehend in die Runde, doch niemand stimmt ihr zu. Auch Marc versteht, dass ihr Erklärungsversuch Unsinn ist. Ein versehentlicher Schuss, ja. Aber in dem Fell stecken zwei Pfeile. Der Schütze muss bemerkt haben, dass er ein lebendiges Wesen getroffen hat, und hat ein zweites Mal angelegt.

»Er würde das Tier doch gar nicht treffen«, gibt Margret zu bedenken.

Statt Zustimmung bekommt sie prüfende Blicke von den anderen. In Wirklichkeit ist sie vermutlich die Einzige, die so gut mit Pfeil und Bogen umgehen kann, um damit tatsächlich einen Wolf zu erlegen. Und nur weil offenbar niemand außer Frank solche Pfeile in seinem Köcher hat, heißt das nicht, dass nicht auch jemand anderes diesen Typ Pfeil verwendet haben kann.

»Es war also niemand von uns?«, fragt Veronika, die diese Diskussion leid zu sein scheint.

»Es muss jemand von uns gewesen sein!«, wendet Günter ein und sieht dabei Marc an.

»Ich will sagen, wir können es unmöglich herausfinden«, sagt Arend. »Wir waren alle in dem Parcours unterwegs. Und jeder von uns hatte Zugang zu diesen Pfeilen. Ich würde verstehen, wenn jemand es nicht zugeben will, dass er versehentlich auf ein Tier geschossen hat.«

»Aber der zweite Pfeil?«, hakt Günter nach.

»Wer auch immer es war, kann versucht haben, das Tier zu erlösen.«

Sie blicken auf den angeblichen Wolf, der nur noch flach atmet.

»Es hat nicht funktioniert«, stellt Margret fest. Und weil es sonst niemand sagt, spricht sie aus, was alle denken: »Jemand sollte ihm den Gnadenschuss geben.«

Alle sehen sich betreten an. Frank sieht aus, als würde er gleich zu weinen beginnen.

»Das muss doch nicht sein, es stirbt doch sowieso gerade«, sagt Arend, in deren Blick mehr Ekel als Betroffenheit ist.

»Wer will?«, fragt Günter. »Ich sicher nicht. Ich habe damit nichts zu tun. Freiwillige vor!« Wieder sieht er Marc an.

»Wir müssen Hilfe rufen!«, wimmert Frank.

»Wen willst du rufen?«, fährt Günter ihn an. »Einen Krankenwagen? Die Polizei?«

Frank weiß darauf keine Antwort.

»Die Polizei zu rufen ist vielleicht wirklich keine schlechte Idee«, sagt Günter. »Etwas an dieser Sache ist seltsam.«

Arend winkt ab und lächelt gezwungen. »Also die Polizei brauchen wir hier ganz bestimmt nicht.«

»Sicher? Vielleicht war es wirklich niemand von uns.«

»Wer soll es denn sonst gewesen sein?«, gibt Arend zurück.

»Ich weiß auch nicht. Jemand, der ziemlich verrückt ist?«

Marc denkt an das Bild von Tamara und ihm auf der Rehfigur. Und nun fällt ihm auch das Auto wieder ein, das er gehört hat, als er sich auf den Weg in den Wald machte. Er hütet sich aber davor, es auszusprechen.

»Das tut doch jetzt nichts zur Sache«, wendet Margret ein. »Die Frage ist, was machen wir mit dem Tier?«

Als alle schweigen, tritt plötzlich Bruno mit einem Messer an sie heran.

»Geht zur Seite«, weist Arend sie an.

»Warte!«, sagt Margret plötzlich.

Sie nimmt ihm das Messer aus der Hand und beugt sich zu dem Tier. Kurz streicht sie mit der Hand über das Fell, als wollte sie sich verabschieden. Dann blitzt das Messer auf.

Die Bewegung ist schnell und geschickt ausgeführt. Marc ist plötzlich überzeugt, dass sie das nicht zum ersten Mal macht. Das Heben und Senken des Brustkorbs beschleunigt sich kurz, bevor es aufhört.

Sie gibt Bruno das Messer zurück und geht, ohne ein Wort zu sagen. Er wischt sein Messer mit einem Taschentuch ab. Während alle wie hypnotisiert das tote Tier anstarren, wendet Veronika sich ab.

»Danke, das war sehr eindrucksvoll«, sagt Günter. »Und effektiv, Respekt.«

Arend ist einen Moment wie erstarrt, bevor sie sich zu einem Lächeln zwingt. »Na, seht ihr? Alles gut. Gehen wir zurück ins Camp. Dort können wir einen Tee trinken und uns alle beruhigen, während Bruno hier äh ... sauber macht.« Sie blickt ihm nach, in der Hoffnung, dass er es vielleicht gehört hat. Doch er ist bereits außer Hörweite.

»Also, worauf warten Sie? Los, los!«

Ihre Grimasse soll wohl ein aufmunterndes Lächeln sein. Als sie sich auf den Weg ins Camp machen will, ist Günter der Erste, der ausspricht, was alle denken.

»Ich gehe nicht wieder zurück.«

»Was soll das bedeuten?«, fragt Arend nach einer Schrecksekunde.

Günter sieht die anderen an, und als niemand ihm widerspricht, scheint er Mut zu schöpfen.

»Wir können nicht weitermachen. Sehen Sie das nicht? Das hier ist Wahnsinn!«

»Wir hatten uns doch geeinigt, dass es ein Unfall war«, probiert Arend. »Jemand hat versehentlich auf einen Wolf geschossen.« Sie blickt Veronika an, die ihr nicht den Gefallen tut, darauf einzugehen.

»Was habt ihr denn alle?«, fragt sie und lacht steif. »Das

hier ist für euch! Euer Arbeitgeber gibt eine Menge Geld aus, um diese Veranstaltung zu ermöglichen. Seid ihr nicht auch ein bisschen dankbar?«

»Rufen Sie die Wagen«, sagt Günter.

»Er hat recht, Frau Arend«, schaltet Veronika sich ein. »Wir wissen nicht, wer auf das Tier geschossen hat, aber es ist auch ganz egal. Das hier sollte uns eine Warnung sein.« Sie blickt hinüber in die Richtung, in die Bruno verschwunden ist. »Ihr Einsatz in Ehren, aber sehen Sie denn nicht, dass jede der Übungen schiefgeht? Bruno mag ein guter Outdoortrainer sein, aber diese Veranstaltung steht unter keinem guten Stern.«

»Sie übertreiben.«

Veronika deutet auf den toten Wolf. »Es ist pures Glück, dass hier niemand von uns liegt.«

Der Gedanke scheint Arend noch nicht gekommen zu sein. Sie versucht ein Lachen, doch es misslingt ihr. Als sie in die Runde blickt, entdeckt sie niemanden, der auf ihrer Seite ist. »Sie rebellieren also?«

»Nennen Sie es, wie Sie wollen.«

»Herr Badler wird nicht begeistert sein, wenn ich ihm davon erzähle.«

In dem Moment platzt Veronika der Kragen. »Ich werde selbst mit Josef reden! Und ihm von Ihrer Inkompetenz berichten!«

Arend zuckt zusammen. Eine Weile schweigt sie. »Okay, wir bringen Sie zurück. Wenn es das ist, was Sie wollen. Treffen wir uns am Lagerfeuer.«

Alle seufzen gemeinsam vor Erleichterung.

Wenig später sitzt Marc an der Feuerstelle. Der Baumstamm, auf dem er Platz genommen hat, ist nass, aber sie werden ohnehin bald zu Hause sein. Die anderen sind nirgendwo zu sehen, haben sich offenbar in ihre Zelte zurückgezogen.

Eigentlich sollte er erleichtert sein, wieder bei Tamara sein zu können, schließlich macht er sich zunehmend Sorgen um sie. Doch das Gefühl der Erleichterung will sich nicht einstellen. Zu viele Probleme sind ungelöst.

Wer hat das Foto auf das Rehmodell geklebt? Es gibt tatsächlich jemanden, der dafür infrage kommen könnte. Auch wenn es verrückt erscheint: Mike war bei ihnen zu Hause. Und immerhin hat Marc ein Auto kommen gehört. Es könnte sein, dass Mike ihm folgt. Das ist sogar einigermaßen wahrscheinlich. Doch das Problem lässt sich recht einfach lösen: Mike wird ohnehin wieder mit ihm Kontakt aufnehmen. Und dann wird er ihn darauf ansprechen. Nur das tote Tier passt nicht ins Bild. Dass Mike so etwas tun würde, kann er sich dann doch nicht vorstellen.

In jedem Fall ist es gut, dass das Camp endlich abgebrochen wird. Bruno scheint mit seiner Aufgabe heillos überfordert zu sein. Und Veronika hatte recht, es war nur eine Frage der Zeit, bis etwas Schlimmes passiert.

Er hört neben sich ein Geräusch. Es ist Veronika, die sich zu ihm setzt.

»Danke«, sagt er.

Offensichtlich amüsiert es sie, doch schließlich scheint sie in der Lage zu sein, den Dank anzunehmen, und nickt. »Wir hätten nie herkommen dürfen.« Sie hebt einen Stein vom Boden auf und wirft ihn in die vom Regen feuchte Asche, wo er in einem Loch verschwindet. »Als du vorhin nach dem Bogenschießen zu uns kamst, hast du ausgesehen, als wolltest du uns irgendetwas sagen.«

Marc fühlt sich ertappt, was ihr augenscheinlich nicht entgeht.

»Willst du es mir erzählen?«

Tatsächlich überlegt er, ihr von dem Foto auf dem Reh zu berichten. Doch er ist sich bewusst, wie verrückt das klingt.

»Das, was du vorhin gesagt hast, über den Verrückten«, beginnt er. »Hast du das ernst gemeint?«

Sie blickt starr geradeaus, dann schüttelt sie den Kopf. »Es muss jemand von uns gewesen sein.«

Und plötzlich kommt Marc der Gedanke, dass es Günter gewesen sein könnte, der das Foto von ihnen beiden auf das Rehmodell geheftet hat.

Mutter ist schwach, aber der Junge sieht ihr an, dass es ihr von Tag zu Tag besser geht. Er hat sich nicht getäuscht, sie ist ein bisschen dicker geworden. Es ist ihr Bauch, er ist runder als zuletzt. Manchmal, wenn sie sich unbeobachtet wähnt, streicht sie mit der Hand darüber.

Pommes gibt es keine mehr, der Vater hat aufgehört, Essen beim Lieferservice zu bestellen. Nun kocht wieder Mutter. Es sind einfache Speisen, Suppen, Nudelgerichte. Der Junge findet das etwas schade, auch wenn er zugeben muss, dass ihm die Pommes schon etwas über geworden sind. Er hätte gern einmal zwischendurch etwas anderes gehabt, Backfisch zum Beispiel.

Als sie einander gegenüberstanden, haben sie sich nur angesehen. Der Junge hatte das Gefühl, als wollte seine Mutter ihn in die Arme schließen. Doch schließlich lächelte sie nur, wischte sich eine Träne aus dem Augenwinkel und nickte. Er sah, dass es damit erledigt war, und ging auf sein Zimmer.

Dort hat er gewartet und insgeheim damit gerechnet, dass seine Eltern zu streiten beginnen würden. Doch nichts dergleichen passierte.

Die Gewalt ist einer gespannten Stille gewichen. Er hat das Gefühl, dass seine Eltern sich aus dem Weg gehen. Nie sind sie zugleich im Wohnzimmer. Sobald sein Vater eintritt, geht seine Mutter in die Küche.

Sie hat begonnen, neue Dekorationen aufzustellen. Zögerlich zuerst, doch dann immer mehr. Bald sieht es im Haus wieder aus wie zuvor.

Seinen Vater hört er von da an nachts nicht mehr vor seiner Zimmertür. Schlafen kann er trotzdem nicht. Ihm scheint es, als stünde seine Welt kurz davor zu explodieren. Je länger Mutter da ist und je mehr sie zu Kräften kommt, desto mehr wünscht er sich die Zeit zurück, als er mit seinem Vater allein war.

Dabei ist das Essen jetzt wieder besser. Seit Mutter gesund ist, hat sie begonnen, ihn zu verwöhnen. Oft kocht sie ihm sein Lieblingsessen, Spaghetti Bolognese. Wenn er dann isst, lächelt sie ihn immerzu an. Er fühlt sich überwacht und findet das unglaublich anstrengend. Lieber würde er wieder in seinem Zimmer essen. Eines Tages geht er zu seinem Vater und fragt ihn, ob er wieder Pommes haben darf. Der Vater schimpft mit ihm, er solle nicht undankbar sein, auch wenn Vater seine Bitte irgendwie zu gefallen scheint. So als stünde er in einem Wettstreit mit Mutter und hätte soeben einen Sieg davongetragen.

Das nächste Mal bekommt er wieder Pommes. Mutter hat sie ihm frisch gemacht, die ganze Küche riecht nach Frittieröl. Dazu gibt es massenhaft Ketchup. Doch irgendwie ist der Geschmack ganz anders. Es ist nicht dasselbe, und Mutters erwartungsvolles Lächeln verkrampft sich.

Und es dauert nicht lange, dann gehen auch die Streitereien wieder los. Diesmal hat er das Gefühl, dass Mutters Stimme lauter ist. Sie sagt, dass sie sich nicht mehr alles gefallen lässt. Was sie genau damit meint, kann er nicht sagen.

Dann kommt sein Geburtstag. Zu dritt sitzen sie am Esstisch, Mutter hat eine Torte gemacht. Sechs Kerzen sind es, und er bläst sie mit einem Atemzug aus. Mutter sieht stolz aus und hat ein Glänzen in den Augen, während Vater die Arme verschränkt hat und desinteressiert wirkt.

Die Torte ist lecker, und der Junge isst schnell, weil er hofft, dann wieder in sein Zimmer gehen zu dürfen. Die Spannung zwischen seinen Eltern ist fast mit Händen zu greifen, und er hat Angst davor, zu lange mit ihnen gemeinsam in einem Raum zu sein.

Als er sein Stück aufgegessen hat und fragt, ob er jetzt gehen darf, bedeutet ihm Mutter zu warten. Sie kommt mit einem großen Paket zurück.

»Was soll das?«, fragt der Vater.

Doch Mutter reagiert gar nicht auf ihn. »Das ist für dich.«

Das hat der Junge völlig vergessen, natürlich bekommt er noch die Geschenke. Von seinem Vater diesmal nicht, nur von ihr. Der Drang, ins Zimmer zu flüchten, lässt kurz nach. Er will wissen, was in dem Paket ist, und reißt hastig das Papier herunter. Als er den Karton öffnet, ist er kurz verwirrt.

Es ist ein weiterer Teddybär. Kleiner als der von seinem Vater, aber irgendwie anders. Kuscheliger.

Als er ihn herausholt und sein Vater ihn sieht, schnaubt er verächtlich und verlässt den Raum. Kurz glaubt der Junge, er würde sein eigenes Geschenk holen, doch er kommt nicht zurück.

»Danke«, sagt der Junge pflichtschuldig, was Mutter glücklich zu machen scheint. Er nimmt den Bären und macht sich damit auf den Weg zu seinem Zimmer. Als er den Bären zu dem anderen setzen will, sieht er, dass er nicht mehr da ist.

Der Junge findet seinen Vater im Wohnzimmer und erzählt ihm davon, der daraufhin nach seiner Mutter ruft und sie zur Rede stellt.

»Der ist doch viel zu groß für ihn«, sagt sie.

Kurz glaubt der Junge, sein Vater würde vor Wut an die Decke gehen. Doch es sind nur Blicke, die sie beide austauschen. Schließlich verschwindet die Mutter und kommt mit dem riesigen Bären im Arm wieder zurück. Der Junge nimmt ihn und geht damit auf sein Zimmer.

Auch an diesem Abend streiten sie nicht. Doch er spürt, dass es nicht lange gut gehen kann. Etwas wird passieren.

Mike fühlt sich wie ein Kämpfer. So, wie sein Großvater sich gefühlt haben muss, als er im kurdischen Widerstand war. Als er gegen die türkischen Unterdrücker kämpfte und glaubte, dass jede Minute seine letzte sein könnte.

Er liegt im hohen nassen Gras unter einem Baum und beobachtet mit einem kleinen Feldstecher die Gruppe im Wald. Die Stimmung scheint aufgeheizt zu sein. Etwas ist passiert, das sieht er. Er fragt sich, ob Erler die anderen mit seiner Unruhe angesteckt hat oder ob da mehr ist.

Mike versteht ihn besser, als Erler es vielleicht glaubt. Auch er ist im Zwiespalt zwischen Karriere und Familie. Während seine Brüder nach wie vor auf Baustellen arbeiten, ist er ein erfolgreicher Unternehmer. Er kann seiner Frau und seinen Kindern ein gutes Leben bieten.

Doch dafür braucht er Schuldner. Leute, die verzweifelt sind und eine Chance wollen. Sie verpfänden Dinge, die ihnen wichtig sind, weil sie Hoffnung haben, dass alles gut gehen wird. Falls sie recht haben, kassiert Mike die Zinsen, falls nicht, bekommt er etwas, das er verkaufen kann. Das ist sein Job: Er gibt Leuten Hoffnung.

Natürlich geht es nicht immer gut. Doch Mike glaubt, Leute gut einschätzen zu können. Er weiß, welche bezahlen werden und welche nicht. Normalerweise sieht er das auf den ersten Blick.

Als dieser Erler in seinen Laden spazierte, erkannte er sofort, dass der Typ anders war als die anderen. Gepflegter, organisierter, aber um nichts weniger verzweifelt. Die Summe, die er nach einigem Hin und Her nannte, war aus Mikes Sicht astronomisch. Noch nie hatte jemand von ihm so viel Geld gewollt. Mike nannte einen ebenso astronomischen Prozentsatz als Zinsen, und dieser Erler schien tatsächlich darauf einzusteigen.

In diesem Moment dachte er daran, einen Rückzieher zu machen. Die 120000 waren fast alles, was er besaß. Es war überhaupt die größte Summe, die er je im Haus gehabt hatte.

Doch er gab Erler das Geld, weil er den Eindruck machte, es wiederzubeschaffen. Im Notfall gäbe es da diese Wohnung. Nachdem er sich davon überzeugt hatte, dass die Wohnung tatsächlich existierte und mindestens das Doppelte wert war, gab er das Geld heraus. Ein sicherer Deal.

Doch natürlich entwickelte sich alles anders. Vielleicht hat er sich blenden lassen vom seriösen Auftreten des jungen, dynamischen Unternehmers. Normalerweise hat er es mit Spielsüchtigen zu tun. Vielleicht motivierte es ihn, dass ihn einmal jemand aufsuchte, der das Geld für etwas Sinnvolles von ihm borgte. Da ist er unvorsichtig geworden.

Noch ist nichts verloren. Er wird sein Geld bekommen. Aber dafür wird er Erler zeigen, dass die Lage ernst ist.

Die Wohnung hat er sich zur Sicherheit auch noch einmal angesehen. Das wäre bestimmt eine Lösung. Aber er würde es vorziehen, gleich das Geld zu erhalten. Manchmal hat er das Gefühl, dass dieser Erler ein wenig Nachhilfe gebrauchen kann. Am Ende tut er diesem Mann sogar etwas Gutes.

Eines aber verwirrt Mike. Dieses Camp – was tun sie eigentlich hier? Wer würde im Wald übernachten, wenn er eine Bleibe wie Erler hat? Inzwischen glaubt er verstanden zu haben, dass Erler nicht freiwillig hier ist. Zuerst vermutete er, dass er sich hier verstecken wollte. Doch die Firma scheint dahinterzustecken.

Oder vielleicht geht es doch um etwas anderes. Mike ist nämlich etwas aufgefallen, seit er hier ist. Er ist nicht der Einzige in diesem Wald, der die Gruppe beobachtet. Inzwischen weiß er, dass da noch jemand ist.

Eigentlich wollte Marc mit Günter reden und ihn ansprechen. Doch Günter war nirgends zu sehen. Auch in seinem Zelt konnte Marc ihn nicht finden, also ließ er es dabei bewenden.

Die Fahrzeuge müssen bald da sein, um sie abzuholen, deshalb ist Marc in Eile, als er auf der Forststraße tiefer in den Wald hineingeht. Bevor sie diesen Wald für immer verlassen, wofür er auf der einen Seite unendlich dankbar ist, will er noch etwas überprüfen, das ihm keine Ruhe lässt.

Er ist außer Atem, als die Brücke vor ihm auftaucht. Der Weg dorthin war länger, als er ihn in Erinnerung hat. Er fragt sich, ob der Konvoi auf ihn warten wird, wenn er nicht rechtzeitig zurück ist. Vielleicht fahren die Wagen in diesem Moment dort vor. Zumindest wird man sein Fehlen bemerken und ihn suchen, eine Weile jedenfalls. Nach dem Vorfall mit dem getöteten Tier sind bestimmt alle nervös. Doch Arend traut er zu, erst einmal alle nach Hause zu schicken und ihn seinem Schicksal zu überlassen.

Es wird ohnehin nicht lange dauern. Ein kurzer Blick, mehr braucht er nicht. Als er sich der Brücke nähert, verlangsamt er seine Schritte und sieht sich genau um. Dieses Mal ist alles still, bis auf einige Autos, die weiter oben über die Brücke donnern. Nichts deutet darauf hin, dass jemand hier ist. Dennoch zieht er unwillkürlich den Kopf ein. Die Forststraße ist links und rechts von dichtem Unterholz begrenzt. Das und die Geräuschkulisse der Autos macht ihn unerwartet nervös. Er fühlt sich wieder beobachtet und weiß, dass es vermutlich nur die Anspannung ist. Er glaubt nicht an einen sechsten Sinn, der einen Blicke im Nacken spüren lässt. So etwas gibt es nicht, nur Dinge, die man hört, sieht und riecht. Doch sein Instinkt ist anderer Meinung und schlägt ungefragt Alarm.

Das ist absurd, denn hofft er nicht tatsächlich, jemanden hier zu treffen? Sein Bruder hat von einer Brücke gesprochen, bevor sie ihn wegbrachten. Marc glaubt nicht, dass es sich um einen Zufall handelt. Er muss diese Brücke gemeint haben, die jener aus ihrer Kindheit so stark ähnelt. Beobachtet zu werden wäre also vermutlich etwas Gutes. Vielleicht ist sein Bruder tatsächlich hier. Vielleicht hat er sich schon früher befreit und ist hier gewesen.

Deshalb der Teddy. Er gibt mir ein Zeichen.

Marc überlegt, ihn zu rufen, doch etwas hält ihn davon ab. Er will aus irgendeinem Grund nicht auf sich aufmerksam machen.

Als er die Brücke erreicht, wartet eine Enttäuschung auf ihn: Er kann den Teddy nirgends finden.

Nachdem er sich vergewissert hat, dass der Teddybär wirklich verschwunden ist, bleibt er einen Moment ruhig stehen, um zu lauschen. Das Dröhnen der Autos verschluckt die Geräusche des Waldes, also probiert er es anders. Er lehnt sich mit dem Rücken an den Betonsockel und lässt seinen Blick auf dem Wald ruhen, um ihn nach jeder kleinsten Bewegung zu scannen. Obwohl seine Gedanken immer wieder zu dem nahenden Konvoi wandern, der sie aus dem Wald zurück in die Stadt bringen soll, zwingt er sich dazu, einige Minuten regungslos zu verharren.

Er versucht sich vorzustellen, wo sein Bruder gerade sein mag. Wie geht es ihm, was macht er? Ist er auf der Flucht? Hat er den Teddybären platziert und nun wieder verschwinden lassen? Oder hat er sich, was naheliegender wäre, in Sicherheit gebracht, womöglich in ein anderes Land? Sein Gefühl sagt ihm etwas anderes. Jens scheint einen Plan gehabt zu haben. Marc kann sich schwer vorstellen, dass er so einfach davon ablassen würde. Doch er glaubt auch nicht, dass sein Bruder einfach verschwinden würde, ohne sich mit ihm in Verbindung zu setzen. Das lässt eigentlich nichts Gutes vermuten. Vielleicht ist ihm etwas zugestoßen.

Wo bist du, Jens? Zeig dich. Erzähl mir von Ruth, wie es war, damals.

Er bemerkt, dass er ihn vermisst. Er fühlt sich allein, ist zurückgeworfen auf die Hoffnungslosigkeit der letzten Wochen. Auch wenn er es nie mochte, von seinem Bruder bevormundet zu werden, und auch wenn sie sich ihre ganze Kindheit über nichts geschenkt haben, so manche kleine Gemeinheit austauschten und Marc nur allzu oft in ihren Konflikten der Verlierer war, bemerkt er nun doch, wie sehr er sich die ganze Zeit über beschützt gefühlt hat. Mit dem Zusammenbruch von Jens verschwand ein Teil dieser Sicherheit. Jens hat sich verändert, und solange Marc nicht versteht, was wirklich mit ihm los ist, lässt sich das Vertrauen nicht mehr wiederherstellen.

Nach einigen Minuten gibt er es auf. Jens wirklich hier zu treffen wäre auch zu viel verlangt gewesen.

Die Wahrheit ist: Er ist sich nun nicht mehr sicher, ob er sich den Teddybären nicht nur eingebildet hat. Unabhängig davon gibt es noch etwas, das er sich ansehen will. Und nach kurzem Suchen findet er es.

Niedergeschlagen kehrt Marc in das Camp zurück. Der Konvoi lässt auf sich warten. Alle haben ihre Sachen gepackt. Es ist feucht und kalt, doch die Stimmung ist gut. Alle sind erleichtert, wieder zu Hause schlafen zu können. Veronika unterhält sich mit Margret, und beide kichern. Sogar Günter, der wieder aufgetaucht ist, hat wohl seinen Frieden mit der Situation gemacht. Seine Kleidung ist verdreckt, und er scheint froh, sich bald umziehen zu können. Frank wippt nervös mit dem Fuß und beißt sich auf die Lippe. Marc ist sicher, dass er sich erholen wird, sobald er den Wald einmal verlassen hat. Nur bei Marc vermag sich die Erleichterung nicht einzustellen.

Als er das Loch entdeckt hat, war er sicher, das gefunden zu haben, worauf Jens angespielt hat – eine kreisrunde Öffnung oben im Stahl der Brücke, dunkel und etwas unwirklich, als wäre sie aufgemalt.

Wie schon in seiner Jugend war das Loch zu hoch, um es zu erreichen. Auch das passte zu seinem Bruder. Es war eine kleine Finte, ein Seitenhieb, der Marc daran erinnern sollte, dass er immer der kleine Bruder bleiben würde. Als Marc eine alte Palette herbeizerrte und gegen das Betonfundament anlehnte, um sie wie eine Leiter zu benutzen und daran hochzuklettern, war er sich seiner Sache sicher. Er streckte die Hand aus und fasste ohne Zögern in das Loch. Drinnen ertastete er einen feuchten Schlick, der aus Rost und Gott weiß was sonst noch bestand und schwarze Spuren hinterließ, wo immer er das Metall berührte. Doch sonst war da nichts. Er streckte sich, soweit es ihm möglich war, und verlor einmal fast das Gleichgewicht, doch ohne Erfolg.

Fluchend kletterte er zurück auf den Boden und fand nach einigem Suchen ein altes Schränkchen mit Schubladen, von dem das Furnier abblätterte. Daraufhin legte er die Palette auf den Boden und stellte das Möbel darauf. Die Konstruktion war ziemlich wackelig, doch Marc hatte keine Zeit zu verlieren. Er kletterte hinauf, hielt sich mit einer Hand an dem Rand des Lochs fest und langte mit dem anderen Arm hinein, so weit er konnte. Erst als er alle Winkel durchsucht hatte und sein rechter Arm bis zum Ellbogen geschwärzt war, sah er ein, dass er sich getäuscht hatte.

Bevor er zurückkam, zog er noch seine Jacke aus und wischte sich daran die Hände sauber, so gut es ging, um sich unauffällig zu den anderen an den Lagerfeuerplatz zu setzen. Dort hat jemand frisches Holz aufgeschichtet. Offenbar wollte jemand Feuer machen, was aber nicht funktioniert hat.

Marc ist niedergeschlagen wie nie zuvor. Er spürt den Schlafentzug und den Stress der letzten Stunden. Ihm wird klar, dass die Aussicht, Jens wiederzutreffen, so etwas wie ein Rettungsanker für ihn war. Schon die ganze Zeit über hat er mit dem Gedanken gespielt, zurück zur Brücke zu gehen. Er war sicher, dass Jens dort sein würde oder zumindest eine Nachricht hinterlassen hätte.

Nun, da diese Hoffnung dahin ist, ist es um Marcs Selbstbewusstsein geschehen. Er hat plötzlich den Gedanken, dass er nicht zurückwill. Sosehr er sich nach Tamara sehnt, nach ihrer Wärme und Zuneigung und danach, sie beim Schlafen neben sich zu spüren, so groß ist auch seine Angst, ihr unter die Augen zu treten. Nun, da Mike bei ihr war, wird sie Fragen haben. Und Marc wird nicht umhinkommen, ihr Dinge zu erzählen, die er ihr bisher vorenthalten hat – die er selbst lösen wollte, ohne sie einzuweihen. Das wird nicht mehr möglich sein.

Er fürchtet sich weniger vor Tamaras Reaktion. Sie ist verständnisvoller, als er es je verdient hat. Es ist das Aussprechen selbst, das ihm Angst macht.

Ja, ich habe meinen Geschäftspartner betrogen. Ich habe mir auf windigen Kanälen Geld beschafft, ohne dir davon zu erzählen.

Er hat das Gefühl, als würde sein Scheitern damit erst manifest. Diesen Moment hat er viel zu lang hinausgezögert. Jetzt lässt es sich nicht mehr vermeiden.

Langsam werden die anderen nervös, weil die Shuttles immer noch nicht da sind. Jemand fragt nach Arend, Günter geht in den Wald, um sich zu erleichtern. Frank scheint zu frieren und starrt das trockene Holz an, als könne er es mit seinem Blick entzünden. Doch Arend ist ebenso wenig zu sehen wie die Fahrzeuge.

Je größer die Unruhe wird, desto mehr wächst auch bei Marc der Verdacht, dass etwas nicht in Ordnung ist.

Als Arend schließlich auftaucht und um Aufmerksamkeit bittet, ist gleich klar, dass die Pläne erneut geändert wurden. Die Fahrzeuge werden nicht kommen.

»Was soll das heißen, wir bleiben hier?«, fragt Günter. Er ist außer sich. »Das war doch geklärt!«

Arend beißt die Zähne zusammen, ihre Kiefermuskeln arbeiten. »Ich habe mit Herrn Badler telefoniert«, erklärt sie. »Er wollte herkommen, doch ich sagte ihm, dass das nicht nötig ist. Er hat mich gebeten, Ihnen ein Angebot zu machen. Und ich würde Ihnen dringend raten, es anzunehmen.«

In ihrem Ton schwingt eine Drohung mit, doch Günter lässt sich davon nicht beeindrucken.

»Was für ein Angebot? Hat er sie noch alle? Das hier ist doch gefährlich! Wir sind hier mit zwei vollkommen inkompetenten Personen mitten in der Wildnis – nichts für ungut. Haben Sie das Tier schon vergessen? Jemand wird zu Tode kommen, wenn wir so weitermachen! Ich interessiere mich nicht für irgendein Angebot. Und allen anderen geht es genauso!«

Er blickt sich um und erwartet Zustimmung, die etwas verhaltener ist, als ihm lieb sein kann. Doch Veronika nickt schließlich.

»Er hat recht, das hat so keinen Sinn. Badler muss das einsehen. Sie müssen es ihm doch erklärt haben.«

Arend hält ihrem Blick stand. »Ich glaube, Sie unterschätzen die Lage. Haben Sie nicht gesehen, dass Badler damit an die Medien gegangen ist? Die Geschichte war in mehreren Zeitungen. Er kann das Camp nicht einfach absagen.«

»Ehrlich, die Medien?«, sagt Günter. Er wartet auf Unterstützung von Veronika, doch sie verschränkt die Arme.

»Was für ein Angebot?«, fragt sie.

»Einen Bonus«, erklärt Arend. »Zwei volle Monatsgehälter.«

Die Offerte lässt alle verstummen. Dass Badler, der sonst jeden Cent umdreht, zu so etwas fähig ist, damit hat niemand gerechnet.

»Unsinn«, sagt Günter, in dessen Augen plötzlich Unbehagen und sogar Angst ist. »Mir ist das Geld egal, ich will hier weg.« Er wendet sich an Veronika, der er hier offenbar die größte Autorität beimisst. »Sag ihr, es geht uns nicht ums Geld. Meine Gesundheit ist mir wichtiger.«

Marc hört nur noch halb zu. Er hat im Kopf zu rechnen begonnen, wie viel Geld das ist. Es reicht natürlich bei Weitem noch nicht, um seine Schulden zu begleichen, aber es könnte genügen, um Mike eine Weile ruhigzustellen. Er hat das Gefühl, als würde eine Last von seinen Schultern abfallen, was doch absurd ist, weil es ja noch nicht einmal so weit ist. Noch diskutieren sie.

Er muss an das denken, was Jessy gesagt hat. Badler hat

sich einen Ruf erarbeitet, Mitarbeiter auszubrennen. Er kann es sich nicht leisten, dass das Camp scheitert. Doch Günter scheint das nicht zu interessieren.

»Nein, ich mache nicht mit! Ich will hier weg, ich rufe mir jetzt ein Taxi.« Er fasst in seine Tasche.

»Das tun Sie nicht!«

Günter hält in der Bewegung inne. »Was soll das heißen?«

»Sie lassen das besser sein. Auch darüber hat Herr Badler gesprochen«, berichtet sie. »Wer das Camp verlässt, dem steht es auch gleich frei, das Unternehmen zu verlassen.«

Günter braucht einen Moment, bis er versteht. »Ist das eine Drohung? Er kann uns doch nicht rauswerfen!«

»Genau kann ich das nicht beurteilen«, sagt Arend. »Aber für mich klang es so, als könnte er.«

Marc beobachtet die anderen, und niemand widerspricht ihr. Marc durchforstet seine Erinnerung nach dem betreffenden Paragrafen im Arbeitsrecht. Er glaubt zwar, dass es für einen Arbeitgeber nicht so einfach ist, einen Mitarbeiter wegen so etwas zu schassen. Doch sie befinden sich in einer Rechtsanwaltskanzlei. Badler würde nicht damit drohen, wenn er nicht einen Weg hätte, das juristisch durchzusetzen.

Günter lacht, doch es klingt eher verzweifelt. »Wie stellt er sich das vor? Will er uns alle rauswerfen?« Er sieht sich nach den anderen um, die seinen Blicken ausweichen. »Was? Seht ihr das denn nicht? Er will uns gegeneinander ausspielen!«

Sein Blick findet den von Marc, der nicht lange standhält und sich abwendet.

»Ihr wollt das Geld nehmen«, stellt Günter entgeistert fest.

»Es sind nur noch zwei Nächte«, sagt Veronika.

Marc kann sehen, wie sich Arend an Günters Verzweiflung ergötzt. Sie wird ihm nicht so schnell verzeihen, dass er sie inkompetent genannt hat.

»Ich informiere die Medien«, sagt Günter in einem letzten Aufbäumen. »Ich erzähle allen von dem toten Tier.«

Doch niemand macht den Eindruck, als würde er die Drohung ernst nehmen. Alle warten darauf, dass Günter erneut nach seinem Handy greift.

»Wollten Sie nicht ein Taxi rufen?«, ätzt Arend.

Günter holt das Gerät tatsächlich aus der Tasche, nur um es kurz darauf wieder einzustecken. Er scheint einzusehen, dass er verloren hat. »Das vergesse ich euch nie«, murmelt er an die anderen gerichtet, die ihn im Stich gelassen haben.

»Sie können Ihre Sachen also wieder auspacken«, sagt Arend fröhlich. »Bruno hat eine neue, tolle Challenge für uns vorbereitet.«

Marc hört sie kaum. Seine Gedanken drehen sich um das Geld. Vielleicht kann er es doch schaffen. Er kann das Problem in den Griff kriegen, ohne Tamara davon zu erzählen.

Ein Teil von ihm weiß, dass sein Optimismus überzogen ist. Keines seiner Probleme ist gelöst. Dennoch genießt er das kurze Hochgefühl und die Energie, die es ihm verleiht. Noch ist er nicht geschlagen, zumindest das weiß er mit Bestimmtheit.

Wenig später sind sie gemeinsam auf dem Weg in den Wald zu der von Arend erwähnten Challenge. Marc hofft, dass es die letzte an diesem Tag sein wird.

Sie passieren das *Low V* und die Stelle, wo das *High V* aufgebaut war. Nur noch ein herabhängendes Seil erinnert daran. Ein Stück weiter endet der Wald im Nichts. Zumindest sieht es auf den ersten Blick so aus. Marc erkennt, dass es sich um die Abbruchkante zur Schlucht handelt. Das Rauschen wird lauter, als sie sich der Kante nähern.

Arend bedeutet ihnen mit einer Geste stehen zu bleiben. »Bitte etwas Abstand halten.«

Marc scannt das Gelände und sucht nach irgendwelchen Spanngurten. Als er keine findet, ist er beruhigt. Vielleicht gibt es zum Abschluss noch irgendein sonderbares Rätselspiel. Im Vergleich zu dem Irrsinn bisher käme das einer Entspannung gleich.

Bevor sie losgingen, hat es kurz geregnet. Weil es aus den Baumkronen tropft, tragen sie die Pelerinen, mit denen sie aussehen wie eine Gruppe Heinzelmännchen. Bei Kindern wäre das putzig, doch bei den Angestellten einer Anwaltskanzlei hat es etwas Absurdes.

Als Marc sich gerade fragt, warum sie Arends nächstes Spiel hier am Rand der Schlucht spielen sollen und nicht bei den Zelten bleiben können, entdeckt er ein Seil, das ihm nicht gefällt. Es ist um einen Baum gebunden und verläuft von dort in den Abgrund. In der Dunkelheit glaubt Marc zuerst, das Seil hinge einfach hinab, doch dann erkennt er, dass es gespannt ist.

Bruno taucht auf einmal auf, und Marc erschrickt, als er ihn sieht. Er sieht abgekämpft aus, wie ein Mann, der sich tagelang allein durch die Wildnis schlagen musste. Marc ertappt sich dabei, dass er sich Sorgen um ihn macht. Auch er hätte wohl nichts dagegen gehabt, das Camp abzubrechen.

Während Marc und die anderen in respektablem Abstand vor dem Abgrund dastehen und immer noch versuchen, die Seilkonstruktion vor ihnen zu verstehen, beginnt Arend bereits wieder zu sprechen.

»Bevor wir zur nächsten Challenge übergehen, die etwas

ganz Besonderes ist, möchte ich mich bei Ihnen bedanken. Es ist keine Kleinigkeit, was Sie da tun, also seine Komfortzone zu verlassen und sich der Natur auszusetzen. Gerade wenn man, wie Sie, seine Zeit überwiegend am Schreibtisch verbringt. Sie haben sich dazu durchgerungen, nicht aufzugeben, sondern weiterzumachen. Sie haben das Ziel nicht aus den Augen verloren. Danke dafür!«

Sie sieht zu Günter, der ein wenig abseits steht und den Blick auf den Boden gerichtet hat. Ob er ihre Worte überhaupt wahrnimmt, ist nicht ersichtlich. Arend quittiert das mit sichtbarer Geringschätzung und zuckt mit den Schultern.

»Ich freue mich besonders, mit Ihnen hier zu sein, weil wir uns nun einer ganz außergewöhnlichen Übung nähern. Was wir hier vor uns haben, nennt sich Flying Fox.«

Fragende Blicke. »Wie?«, meldet sich Frank. »So wie Fliegender Fuchs?«

»Genau so«, bestätigt Arend.

»Und wer ist der Fuchs?«, fragt Frank.

Marc muss kurz daran denken, dass er vermutlich gar nicht verstanden hat, was ein Bonus von zwei Monatsgehältern bedeutet. Vermutlich wird er einfach einen Betrag bekommen, der dem Doppelten seiner viel zu niedrigen Aufwandsentschädigung entspricht, und keine weiteren Fragen stellen.

»Dazu kommen wir gleich. Zuerst möchte ich Ihnen etwas über Angst erzählen. Dabei handelt es sich um eines der am meisten unterschätzten Gefühle überhaupt.«

Sie sagt das mit großem Ernst, was etwas kurios aussieht, so wie sie in ihrer Pelerine vor ihnen steht. Von der Unsicherheit und Wut vorhin ist nichts mehr übrig.

»Sie kennen vermutlich den Spruch, dass Furcht etwas

Gutes ist und Angst etwas Schlechtes. Während Furcht unsere Aufmerksamkeit schärft und uns anleitet, gilt Angst als lähmend. Keine Angst zu haben wird überwiegend positiv wahrgenommen. Es heißt, Menschen würden irrational handeln, wenn sie Angst ausgesetzt sind. Ängste zu nehmen ist vielen ein Anliegen.« Arend hebt den Blick, als würde sie nicht mehr zu ihnen, sondern zu sich selbst sprechen. »Doch es gibt auch eine andere Sichtweise. Ein bekannter Bergsteiger bezeichnet die Angst sogar als seinen besten Freund. Angst dient, wie die Furcht, zu unserem Schutz, sie spricht zu uns. Sie weist uns darauf hin, dass etwas Besonderes passiert. Es gibt die provokante These, dass alles, was einen Wert hat, auch mit Angst verbunden ist. Wenn uns etwas wichtig ist, haben wir dann nicht immer auch Angst, es zu verlieren? Und umgekehrt: Muss etwas, vor dessen Verlust wir keine Angst haben, nicht absolut irrelevant sein?«

Arend lächelt zufrieden und blickt zu dem sonderbaren Seil, während Marc eine Idee hat, die ihm zu absurd vorkommt, um wahr zu sein.

Das könnt ihr nicht ernsthaft vorhaben.

»Sie sehen schon, Angst hat zu Unrecht einen schlechten Ruf. Angst ist nicht nur unentbehrlich, sie ist auch erfüllend. Angst will nicht genommen, sie will ausgehalten und überwunden werden. Nichts ist befriedigender, als etwas geschafft zu haben, vor dem man Angst hatte. Sie werden das gleich selbst erleben. Um Angst aber als erfüllend empfinden zu können, ist es wichtig, den Umgang mit ihr zu üben. Erst wenn man sie als Anfeuerung empfindet und nicht mehr als lähmend, kann man den wahren Wert der Angst begreifen. Und dabei werde ich Ihnen jetzt helfen.«

Dann zeigt sie auf einen Haufen von Gurten, wie sie ihn bei der Übung am Vorabend getragen haben, dazu einige bunte Helme. Und Marc dämmert, dass er sich nicht getäuscht hat.

Flying Fox – so hat sie das über die Schlucht gespannte Seil genannt. Dabei handelt es sich offenbar um nichts anderes als eine Seilrutsche, und die Füchse, das sind sie.

»Ich glaube, ich möchte es mir noch einmal überlegen«, sagt Frank, als er mit einem Helm auf dem Kopf am Abgrund steht und Bruno ihn mit einigen geübten Handgriffen mit dem Seil verbindet, das sich in der Dunkelheit des Abgrunds verliert. Er schraubt den Karabiner an Franks Brust zu, nur um dann die Sicherung eine Vierteldrehung zurückzudrehen.

»Nicht doch. Sie waren so mutig, zerstören Sie das nicht. Nehmen Sie das Gefühl mit.«

»Aber …«

»Bruno wird Sie hier betreuen, ich warte auf der anderen Seite und helfe Ihnen, die Karabiner auszuhängen.«

Franks Blick wandert zu dem Karabiner, an dem gleich sein Leben hängen wird. Bruno verbindet Franks Gurt mit einer Rolle, die auf dem gespannten Seil verläuft. Das Seil ist dasselbe, das sie bereits gestern verwendet haben. Den Knoten, mit dem es an den Baum gebunden ist, hat Marc noch nie gesehen. Er scheint die Spannung jedenfalls zu halten. Nun fällt Marc erst auf, wie dünn das Seil eigentlich ist, kaum dicker als ein Finger. An manchen Stellen ragen einzelne Fasern heraus.

Etwas Unwirkliches haftet der Szene an. Gerade noch haben sie darüber gesprochen, ob man angesichts dessen, was geschehen ist, überhaupt weitermachen kann. Nun stehen sie hier und sollen wie Selbstmörder einen Schritt in einen Abgrund tun.

Doch niemand sagt etwas. Es ist, als habe sie die Diskussion vorhin erschöpft. Die Vernunft, die sie diesem Wahnsinn bisher entgegengesetzt haben, hat sich verbraucht, und sie liefern sich wie Gefangene dem Unvermeidlichen aus.

Arend ist mittlerweile verschwunden. Frank steht mit Gurt und Helm am Abgrund, während Bruno ein weiteres Seil an ihm befestigt.

»Was ist das?«, will Veronika wissen.

»Bremsseil«, erklärt Bruno widerwillig.

»Warten Sie – gab es da nicht einen Unfall?«

Als Bruno nicht antwortet, setzt sie nach.

»Ein Einkaufszentrum, ich erinnere mich. Das Bremsseil hat nicht funktioniert, eine Frau ist gegen ein Hindernis geprallt. Ist nicht sogar Anklage erhoben worden?«

Bruno widerspricht nicht, er scheint zu wissen, wovon sie redet.

»Was ist los? Sind Sie plötzlich stumm?«

»Es kann nichts passieren«, erklärt er. »Man darf nur das Seil nicht loslassen.«

Veronika wartet auf eine weitere Erklärung. Als sie keine bekommt, schnaubt sie frustriert. Währenddessen hören sie aus der Ferne Arend rufen. Es klingt so, als wäre sie bereit.

Frank sieht Veronika fragend an. Er will wissen, was sie gemeint hat. Was war das für ein Unfall, von dem sie sprach? Ist die Anlage nun sicher oder nicht?

Sein Blick sucht den von Bruno, doch der Outdoortrainer hantiert an ihm herum wie ein Bauer, der eine Kuh an ein Gitter bindet.

»Muss ich mich festhalten?«, fragt Frank.

»Nein«, sagt Bruno.

Und im selben Moment, völlig überraschend, gibt er dem Praktikanten einen Stoß. Ein erstickter Schrei kommt aus Franks Kehle, als er in der zunehmenden Dunkelheit verschwindet. Ein Surren ist zu hören, das von der Seilrolle kommt und immer höher wird.

Marc wird gewahr, dass das zweite Seil, das Frank bremsen soll, nirgendwo befestigt ist. Es liegt in losen Schlaufen auf dem Waldboden und wird nach und nach wie von einer unsichtbaren Kraft in die Dunkelheit gezogen.

Veronika sieht es auch, und sie tauscht einen Blick mit Marc. Kurz scheint es, als wolle sie selbst hingehen und es sich greifen, doch da hat Bruno es bereits in der Hand. Er hängt es in einen mit einer Schlinge am Baumstamm fixierten Karabiner und beginnt zu bremsen. Irgendwann lässt der Zug nach, und Bruno gibt das Seil frei.

Eine Weile horchen alle wie gebannt in die Stille.

»Okay!«, hören sie schließlich Arends Stimme.

Marc kann sehen, wie alle aufatmen, nur Veronikas Blick hat sich verhärtet. Es scheint, als habe Frank sicher die andere Seite erreicht.

»Hören Sie, Bruno«, beginnt sie. »Sie müssen etwas tun. Ich kann doch sehen, dass Arend Sie unter Druck setzt. Aber wir müssen irgendwie zusehen, dass wir die Zeit hier im Wald unbeschadet überstehen. Sie müssen das hier abbrechen. Gehen wir zurück ins Camp. Sie haben doch sicher ein paar Spiele auf Lager, die wir dort spielen können. Badler wird nichts davon erfahren, und wir bringen das so gut wie möglich hinter uns.«

Bruno reagiert nicht auf sie, sondern holt das Bremsseil ein. Die Rolle wird sichtbar. Während Bruno zieht, wandert sie langsam das gespannte Seil hinauf.

»Okay, dann sage ich es deutlicher. Ich bin keine Expertin, aber ich kann sehen, dass Sie mit der Situation überfordert sind. Ich hoffe, Ihnen ist klar, dass Sie voll in der Haftung sind, wenn etwas passiert? Dafür können Sie ins Gefängnis wandern.«

Kurz sieht Bruno sie an, und sein Blick ist eiskalt.

»Glauben Sie, ich würde das hier tun, wenn ich eine Wahl hätte?«, murmelt er, um dann lauter hinzuzufügen: »Wer ist der Nächste?«

Alle weichen instinktiv einen Schritt zurück. Es ist Margret, die als Letzte reagiert. Sie schien in Gedanken zu sein.

»Sie«, sagt Bruno und greift nach der Anseilöse ihres Gurts. Als er daran zieht, verliert sie fast das Gleichgewicht. Bevor sie weiß, wie ihr geschieht, hat er schon die Seilrolle an ihrem Gurt fixiert und schraubt den Karabiner zu.

Einige gekonnte Handgriffe später ist Margret bereit, und es sieht so aus, als wollte Bruno auch sie von der Kante schubsen, doch Margret hebt entschieden die Hände.

»Fass mich verdammt noch mal nicht an!«

Bruno hält inne. Plötzlich ist Wut in seinem Gehabe sichtbar. Er will das hier hinter sich bringen, genauso wie sie. Doch er gehorcht Margret und tritt zur Seite.

Sie greift mit beiden Händen nach dem Karabiner, der sie mit der Seilrolle verbindet, und wendet sich dem Abgrund zu. Sie beugt sich vor, als wolle sie die Tiefe des Felsabbruchs vor sich abschätzen. Doch dabei scheint ihr schwindlig zu werden, und erschrocken tritt sie einen Schritt zurück.

Auf einmal scheint überhaupt nichts mehr zu gehen. Margret steht einfach nur da und atmet schnell, während die anderen warten. Bruno seufzt vernehmbar.

»Wehe!«, sagt Veronika, die offenbar fürchtet, er könnte Margret einen Stoß versetzen.

»Jetzt mach schon«, murmelt Günter hinter ihnen.

Margret dreht sich zu ihm um. »Ausgerechnet du!«

»Er hat recht«, entgegnet Veronika. »Bringen wir es hinter uns.«

Margret wendet sich erneut dem Abgrund zu. Wieder scheint sie wie erstarrt, doch dann macht sie plötzlich einen Schritt nach vorne und verschwindet surrend im Dunkeln.

Bruno scheint davon noch überraschter zu sein als die anderen. Irgendwann scheint ihm das Bremsseil einzufallen, und er greift schnell danach, um es in den Karabiner einzuhängen und den Bremsvorgang einzuleiten.

Doch noch bevor er dazu kommt, erschlafft das Seil plötzlich. Alle scheinen sofort zu erkennen, dass etwas nicht stimmt. Bruno starrt entgeistert auf das Seil in seinen Händen, bevor er den Blick in Richtung Schlucht wendet. Das Surren wird immer lauter, bevor es abrupt aufhört und von der anderen Seite ein Schrei ertönt.

Was genau passiert ist, lässt sich auf die Schnelle nicht feststellen. Mehrere von ihnen glauben gesehen zu haben, wie Bruno das Bremsseil in Margrets Gurt gehängt hat. Ob er den Karabiner auch zuschraubte, kann allerdings niemand mehr sagen.

Fest steht nur, dass sich das Seil auf halbem Weg gelöst hat und Margret ungebremst gegen den Baum geknallt ist, an dem das Ende des gespannten Seils fixiert war. Sie prallte vom Baum zurück und kam bewusstlos über dem Abgrund zum Stillstand. Bruno blieb also nichts anderes übrig, als sich ebenfalls in das dünne Seil zu hängen und zu Margret hinauszurollen. Das Seil hielt, und als Margret wieder festen Boden unter den Füßen hatte, war sie wieder zu sich gekommen.

Nun liegt Margret in ihrem Zelt. Der Helm scheint Schlimmeres verhindert zu haben. Arend, Bruno und Veronika haben sich verzogen, um zu diskutieren, was weiter passieren soll. Als Veronika zurückkommt, geht Marc zu ihr.

»Habt ihr einen Krankenwagen gerufen?«, fragt er.

Veronikas Schweigen ist Antwort genug.

»Sie war doch bewusstlos, oder etwa nicht?«

»Es dürfte nicht so schlimm sein«, sagt Veronika. »Nur der Arm tut ihr weh, aber es scheint nichts gebrochen zu sein. Sie schläft jetzt. Arend will verhindern, dass Badler davon erfährt«, erklärt Veronika weiter. »Und zur Abwechslung bin ich einmal ihrer Meinung. Ich habe klargemacht, dass ich es Badler selbst erzähle, wenn sie noch einmal mit so einer Schnapsidee wie dieser Seilrutsche daherkommen.«

»Und darauf ist sie eingegangen?«

»Fürs Erste.«

Marc schüttelt den Kopf. Er ist zwar mit seinen eignen Problemen beschäftigt, aber das ist selbst für ihn viel.

Veronika scheint zu sehen, dass ihm das nicht passt. »Du hältst die Klappe, okay?«, fährt sie ihn an.

»Ich denke, ihr solltet einen Arzt rufen. Nur um zu sehen, ob es ihr gut geht.«

»Du verstehst es nicht, oder?«, gibt sie bissig zurück.

»Was verstehe ich nicht?«

»Niemand kann sich erklären, warum sich das Seil gelöst hat.«

»Und?«

»Bruno sagt, es kann sich nicht so einfach lösen. Ihn trifft keine Schuld.«

Marc versucht zu verstehen, was sie ihm damit sagen will. »Bruno versucht sich zu schützen, das ist klar.«

»Vermutlich. Aber trotzdem ist das ein Problem.«

»Ist es das?«

»Bruno sagt, dass jemand die Vorrichtung sabotiert haben muss!«, platzt sie heraus. »Wenn wir einen Krankenwagen rufen, besteht die Gefahr, dass es zu Diskussionen kommt und jemand die Polizei einschaltet. Dann erfährt Badler bestimmt davon.«

Vielleicht besser so.

Doch wenn Marc ehrlich ist, will er auch nicht, dass Badler von der Sache erfährt. Er braucht das Geld.

»Da ist etwas anderes«, sagt Veronika. »Margret kann ihr Handy nicht finden. Sie sagt, sie hatte es eingesteckt.«

»Ist es etwa runtergefallen?«

»Vermutlich.«

»Und?«

»Sie hat gebeten, dass jemand danach sucht.«

Marc denkt an die dunkle Schlucht. »Das findet man dort nie. Und selbst wenn, dann ist es bestimmt kaputt.«

»Das hat Bruno auch gesagt. Er will nicht nachsehen.«

Marc muss an die Outdoorhülle denken, in der Margrets Telefon steckte. Ganz sicher ist er nicht, ob das Gerät nicht vielleicht doch überlebt hat.

»Und du willst, dass ich das mache?«

»Könntest du?«

Marc will schon absagen, doch dann denkt er, dass er ohnehin nicht weiß, was er sonst tun soll.

Die Unternehmung ist allerdings gefährlicher, als er vermutet hat. Er hat mithilfe der Taschenlampe seines Handys den Platz gefunden, an dem das Seil fixiert war. Von dort hat er sich rechts gehalten. Links führt ein schmaler Steg über die Schlucht, die sich dort noch länger hinzuziehen scheint. Über diesen Steg sind sie vorhin gemeinsam auf die andere

Seite geeilt, um zu sehen, was mit Margret geschehen war. Bruno hat ihnen befohlen, zurückzubleiben, doch sie haben nicht auf ihn gehört.

Marc hofft, auf der rechten, noch unbekannten Seite einen Weg zum Grund der Schlucht zu finden. Doch nach etwa zehn Minuten, die er sich durch dorniges Gestrüpp gekämpft hat, scheint die Schlucht nur noch breiter zu werden. Schließlich wird der Hang neben ihm plötzlich flacher, und bald glaubt er, in dem steilen Gelände einen Trampelpfad auszumachen.

Der Trail führt tatsächlich tiefer in den Graben, hört aber nach einigen Metern plötzlich auf. Hier ist der Hang abgerutscht, vor Marc ist ein schlammiger Weg, nicht mehr sehr steil, doch er sieht rutschig aus. Kurz denkt er darüber nach umzukehren, doch er ist müde. Die Aussicht weiterzusuchen erscheint ihm plötzlich alles andere als verlockend. Marc prüft das Profil seiner Schuhe, das ihm gar nicht einmal so schlecht erscheint. Dann setzt er entschlossen einen Fuß auf den Schlamm, nur um sofort auszurutschen. Er landet unsanft auf dem Hintern, und wie auf einem Schlitten gleitet er in die Tiefe. Ihm kommt der Gedanke, dass der geneigte Hang weiter unten wieder an einer weiteren Abbruchkante enden könnte. Verzweifelt gräbt er seine Fingernägel in den Schlamm, als seine Füße plötzlich auf einen Widerstand stoßen. Marc wischt seine Hände an der Hose ab und stellt im Licht der Lampe fest, dass er bereits den Grund der Schlucht erreicht hat. Tatsächlich befindet sich hier ein Trampelpfad, der rechts sanft ansteigt. Vermutlich hätte Marc nur ein paar Schritte der Schlucht weiter folgen müssen und wäre auf einfacherem Weg hierhergelangt.

Er rappelt sich auf und schüttelt seine Hose aus, die hinten vollkommen verdreckt ist. Seine Schuhe sind voller

Steine, er leert sie aus und folgt anschließend dem Weg durch die Schlucht. Seine Hoffnung, das Handy zu finden, ist zwar gering, aber wo er schon mal hier ist, interessiert ihn diese Klamm. Sie übt einen magischen Reiz auf ihn aus, dessen Ursprung er nicht genau eruieren kann. Vielleicht ist er auch einfach nur froh, sich nicht mit den Kollegen auseinandersetzen zu müssen.

Schon nach wenigen Metern spitzt sich die Schlucht überraschend eng zu. Hier ist es feucht, die Felswände sind mit Moosen bewachsen. Einmal muss er über einen Felsblock klettern, der scheinbar vor nicht allzu langer Zeit hier herabgestürzt ist. Doch immer noch zeichnet sich vor ihm der ausgetretene Pfad ab.

Während er tiefer in die Dunkelheit vordringt, verliert er das Zeitgefühl. Er hat unterschätzt, dass es gar nicht so einfach ist festzustellen, wo genau er das Lot unter dem Seil des Flying Fox suchen soll. Als er den Schein der Stirnlampe nach oben richtet, verliert sich ihr Licht in der Dunkelheit. Das Seil auf diese Weise ausmachen zu wollen ist illusorisch.

Das Handy zu finden gleicht der Suche nach einer Nadel im Heuhaufen, also gibt er das Vorhaben auf. Er will dem Weg nur noch bis zu seinem Ende folgen und dann umkehren. Sofern es nicht einen Durchgang gibt, auch das ist nicht auszuschließen. Der ausgetretene Pfad würde dafürsprechen. Marc fragt sich, wer hier normalerweise unterwegs ist. Es muss ein Ziel geben, und Marc will es finden.

Als die Felswände einige Minuten später immer noch unverändert eng beieinanderstehen, überlegt er plötzlich, doch umzukehren. Die Stelle, an der das Handy heruntergefallen ist, hat er inzwischen mit Sicherheit hinter sich gelassen. Und wer weiß, wie lang dieser Pfad sich noch hinzieht? So manche Klamm ist viele Kilometer lang. Der Akku seiner Stirnlampe hat bereits gelitten, der Schein kommt ihm schwächer vor als eben noch, und so ganz ohne Licht hat er ein Problem. Er beschließt, noch ein paar letzte Minuten weiterzugehen und dann umzukehren. Er hat keine zehn Schritte hinter sich gebracht, als sich die Schlucht weitet. Er erreicht einen kleinen Platz, an dem Kinder Steine aufgeschichtet haben. Doch nicht die Steine fesseln seine Aufmerksamkeit. Da ist etwas anderes.

Der flackernde Lichtschein der Lampe wirft bizarre Schatten. Marc zögert, es widerstrebt ihm näher zu treten. Sein Hirn spuckt ungefragt zehn verschiedene Erklärungen für das aus, was da vor ihm liegt.

Jemand hat Kleidung hier abgekippt.

Kinder haben eine Puppe gebastelt.

Bruno hat alte Ausrüstungsgegenstände in die Schlucht geworfen.

Dabei hat Marc doch noch nicht einmal genau gesehen, worum es sich handelt. Nur ein Schuh ist da. Und etwas, das wie der Saum einer Hose aussieht. Um mehr erkennen zu können, müsste er weitergehen. Doch alles in ihm will eigentlich nur umkehren. Er sollte ein Handy suchen, und das hat er getan. Er könnte einfach wieder verschwinden.

Hat er es in seinem Leben nicht schon öfter so gemacht? Menschen können sich aussuchen, wohin sie ihre Aufmerksamkeit lenken. Sie können Dinge ignorieren, wenn sie das nur fest genug wollen. Er und Jens haben sich dieser Technik bedient. Sie haben ihre Vergangenheit hinter sich gelassen, und es hat ihnen nicht geschadet.

Es ist der Pfeil, dessen Ende sich abzeichnet und seinen Wunsch zur Umkehr zunichtemacht. Den Schuh hätte er ignorieren können, aber nicht diesen Pfeil. Er muss sehen, worum es sich handelt.

Marc macht zwei Schritte auf das zu, was da vor ihm liegt, und als er das ganze Bild sieht, stockt ihm der Atem.

Zweimal hat er sich bereits den Kopf an den Felswänden gestoßen, doch Marc hört nicht auf zu rennen, während er auf das Ende der Schlucht zuhält.

Ein genauerer Blick hat alle Erklärungsversuche zerstört. Der Mann, der vor ihm lag, war tot, von drei Pfeilen durchbohrt. Sie steckten in seinem Rücken. Marc hat auch Überreste von Blutspuren entdeckt, er dürfte sich selbst in die Schlucht geschleppt haben, allerdings von der anderen Seite kommend. Wie lange er schon dort lag, vermag Marc nicht zu sagen. Jedenfalls nicht mehr als ein paar Stunden. Auch die Pfeile hat Marc sofort erkannt, es sind jene, mit denen auch der Wolf getötet wurde.

Sein Geist weigert sich, das Bild, das er gerade gesehen hat, zu interpretieren. Es ergibt keinen Sinn. Nicht die drei Pfeile, wo eigentlich maximal ein einziger, verirrter Pfeil hätte sein dürfen, der aus Versehen einen Wanderer erwischt hat. Ein Pfeil kann ein Unfall sein, doch drei Pfeile sind eine Hinrichtung.

Als Marc die auf dem Bauch liegende Leiche umrundete, um ihr Gesicht sehen zu können, nahm seine Verwirrung noch weiter zu. Sie verwandelte sich in Panik, die ihn nun in Riesenschritten bis zum Ende der Schlucht treibt. Das Gesicht war gezeichnet, zu einer Fratze verzerrt, und dennoch erkennbar. Er glaubt, dass es Mike war.

Es muss eine Erklärung für all das geben.

Wenn nur Jens hier wäre. Noch nie hat ihm sein Bruder so sehr gefehlt wie jetzt.

Josef Badler betritt das Café und sieht nach, ob seine Frau Maike schon da ist. Die Kellnerin begrüßt ihn, und nachdem er sich überzeugt hat, dass das Café leer ist, grüßt er zurück und setzt sich an seinen Tisch. Ruhig und mit betonter Selbstverständlichkeit nimmt er die Serviette, um sie sich über den Schoß zu breiten, während er wartet, dass sein Frühstück gebracht wird. Im Grunde ist alles wie immer, kein Grund, von der Routine abzuweichen.

Durchhalten.

In Wirklichkeit ging es immer darum. Als er vor zwanzig Jahren die Kanzlei gründete, war sein ganzes Wesen von diesem Gedanken erfüllt. Er musste sich gegen übermächtige Gegner behaupten, auf der Bühne des Gerichtssaals ebenso wie in seiner Rolle als Unternehmer. Sein zur Schau gestelltes Selbstbewusstsein konnte für Außenstehende darüber hinwegtäuschen, wie schwierig seine Lage war. Er musste selbstbewusst sein, weil es keine Alternative gab.

Das will er neuen Mitarbeitern beibringen, wenn er ihnen seine alten Fälle gibt. Dass es keine Alternative dazu gibt, sein Bestes zu geben. Sonst bricht alles zusammen.

Früher hat er geglaubt, dass es irgendwann leichter wird. Dass man Sicherheit gewinnt und weniger hart zu sich sein kann. Doch dieser Zeitpunkt ist nie gekommen, auch zehn Jahre später fühlte er sich oft immer noch wie am ersten Tag. Ein kleiner Emporkömmling, der sich mit erfahreneren, talentierteren Mitbewerbern messen musste.

Inzwischen hat er akzeptiert, dass es vielleicht so sein muss. Es ist einfach die Rolle, die ihm zugedacht ist. Die Ereignisse der letzten Wochen und Tage haben den letzten Zweifel beseitigt. Manche seiner Mitarbeiter halten dem Druck nicht stand. Einem Druck, den nicht er ausübt, wie es oft fälschlich wahrgenommen wird – er weiß, dass auch die junge Psychologin Arend in diese Richtung denkt, selbst wenn sie es nicht zugeben würde. Es ist der wirtschaftliche Druck, der einfach da ist. Den er manchmal von seinen Angestellten fernzuhalten versucht, doch oftmals ist es nicht möglich oder zielführend.

Und dann zerbrechen sie. Er hat es oft beobachten können. Doch die Zeiten haben sich geändert. Menschen haben auf einmal keine Skrupel mehr, Schwäche zu zeigen. Wenn sie versagen, scheint das überhaupt kein Problem mehr zu sein. Sie werden aufgefangen, bekommen Mitgefühl. Niemand scheint selbst für sein Scheitern Verantwortung zu übernehmen, schuld sind immer andere: die Vergangenheit, das Umfeld, die Ernährung, der Job. In diesem Fall: Er, der Chef, der seine Mitarbeiter zu sehr antreibt. Niemand sieht, dass es die Jobs dieser Leute nur dank ihm gibt. Dank des Einsatzes, den er allen abverlangt.

Doch Badler will nicht undankbar sein. Auch das gehört dazu, er kann damit umgehen. Er wird das tun, was er immer getan hat, von der ersten Stunde an.

Auch Maike hat es nicht verstanden. Badler blickt sich um, ob sie kommt.

Es ist der Gedanke an sie, der ihn antreibt, so war es schon immer. Daraus schöpft er seine Kraft. Er wird es schaffen. Wenn nur Erler seine Arbeit hätte fortsetzen können. Niemand darf dahinterkommen, was für eine Geschichte ihn und Jens Erler verbindet.

Marcs Fuß zuckt rhythmisch, als er allein in einem SUV sitzt, das ihn in die Stadt zurückbringt.

Taptaptaptaptap.

Er könnte vermutlich aufhören, doch er ist zu müde, um sich zu wehren. *Beginnt es so?*

Der Gedanke ist einfach da, er lässt ihm keine Ruhe. Vielleicht will sein Geist ihn einfach schützen, indem er ihn mit sinnloser Information zumüllt. *Das, was deinem Bruder passiert ist, passiert auch mit dir. Du kannst es nicht aufhalten.*

Taptaptaptaptap.

Das Bild des Mannes lässt ihn nicht los, sein bleiches Gesicht im LED-Licht, mit gebleckten Zähnen. Fremd wirkte es, aber Marc war sich sicher, Mike zu erkennen. Er dachte sofort daran, dass er schon im Lauf des letzten Abends ein Auto gehört hat.

Schon nachts kehrten seine Gedanken immer wieder zu diesem Bild zurück und raubten ihm den Schlaf. Lange Zeit war er überhaupt zu keinem klaren Gedanken fähig. Erst nach Stunden war er ruhig genug, sich zu fragen, was mit Mike geschehen sein kann.

Dass der Kredithai im Wald war, ist keine große Überraschung. Er ist Marc gefolgt, weil er sicherstellen wollte, dass er zu seinem Geld kommt. Vermutlich war es Mike, der das Foto von Tamara und ihm auf dem Rehmodell drapiert hat. Dass jemand, der durch den Wald schleicht, von Pfeilen getroffen wird, ist nicht abwegig. Sie sind bis auf Margret alle schlechte Schützen, ein Unfall kann immer passieren.

Doch bei drei Pfeilen in Mikes Körper sieht es eher so aus, als habe jemand absichtlich auf ihn geschossen. Warum sollte jemand das tun?

Je länger die Nacht dauert, desto mehr Erklärungen findet Marc. Jemand hat Mike versehentlich erwischt und dann aus Angst noch einmal geschossen. Es klingt auf Anhieb vielleicht abwegig, aber es gibt Menschen, die im Affekt so etwas tun. In seinem Jurastudium kam einmal ein solcher

Fall vor. Jemand fuhr versehentlich einen Fußgänger um, ohne eigenes Verschulden: Ein alter Mann überquerte die Straße, ohne nach links und rechts zu sehen. Doch statt auszusteigen und Erste Hilfe zu leisten, setzte der Fahrer zurück und überrollte ihn abermals. Kein Mörder mir einer kriminellen Vorgeschichte, sondern ein bisher unbescholtener Bürger, der später, als er gefasst wurde, auch nicht erklären konnte, was in ihn gefahren war. Die menschliche Seele ist tiefgründiger, als wir es manchmal wahrhaben wollen, im Unterbewusstsein schlummern Dinge, die normalerweise im Dunkeln bleiben, wenn nicht durch außergewöhnliche Umstände Licht darauf fällt.

Es könnte sich um einen Unfall gehandelt haben. Die halbe Nacht versucht Marc, sich diese Version einzureden. Doch auch wenn es möglich ist, wirklich glauben kann er daran nicht. Er spürt, dass die Wahrheit komplizierter ist. Und unangenehmer.

In Marcs Tasche brummt sein Handy, aber er zieht es nicht heraus. Vorhin hat Tamara eine Nachricht geschrieben, er solle sich melden. Er weiß nicht, was er ihr sagen soll. Wenn er lügt, erkennt sie das sofort. Und wie er ihr die Wahrheit beibringen soll, weiß er nicht.

Er fragt sich, ob es gut war, die Leiche einfach so liegen zu lassen. Hätte er sie verstecken sollen? Vielleicht einfach nur Laub darüber häufen, von dem es in der Schlucht genug gab? Oder hätte er vielleicht mit einer Schaufel zurückkommen sollen?

Ihm ist klar, wie verrückt das eigentlich ist. Er hat nichts getan, warum sollte er die Leiche verstecken wollen? Einen Moment lang hat er sogar überlegt, die Polizei zu kontaktieren. Er hat im Geist durchgespielt, was dann passieren würde. Tamara ermahnt ihn manchmal, Vertrauen in Menschen zu haben. »Probier es aus, ab und zu«, rät sie ihm. Was spricht also dagegen, der Polizei und Justiz zu vertrauen? Sie werden herausfinden, wer auf Mike geschossen hat.

Doch Marc versteht, dass es nicht so einfach ist. Sobald er die Behörden einschaltet, wird das Camp abgebrochen, so viel steht fest. Und dann würde er sich mit einigen unangenehmen Dingen konfrontiert sehen. Er würde befragt werden und müsste entscheiden, ob er das Ausmaß seiner Schulden zugeben will. Er ist sich nicht sicher, wie genau Mike Buch führt, aber früher oder später wird offenkundig werden, dass Marc ihm eine Menge Geld schuldet. Von diesem Zeitpunkt an ist Marc verdächtig. Er hat ein Motiv, er war vor Ort und lief sogar mit der möglichen Tatwaffe am Tatort herum. Marc versteht genug von Strafrecht, um zu erkennen, dass die Lage nicht rosig ist. Die Polizei will natürlich die Wahrheit herausfinden, und vielleicht würde man erkennen, dass an der Sache etwas faul ist. Viele Polizisten sind Idealisten, die sich für Gerechtigkeit aufopfern. Doch das bedeutet auch, dass sie ständig in einen Kampf verwickelt sind, den sie nicht gewinnen können. Sie sind oft müde und ausgelaugt. Und wenn sie es mit einem Fall wie diesem zu tun haben, wo alles klar scheint und die Lösung auf dem Silbertablett serviert wird, dann werden sie nicht widerstehen können. Es gibt andere, schwierigere Fälle, die ihre Aufmerksamkeit in Anspruch nehmen, Fälle mit Kindern, organisiertes Verbrechen, Prostitution, Drogen. Insgeheim werden sie vielleicht Marc verfluchen, dass er die Leiche nicht einfach versteckt hat – den Pfandleiher, den vermutlich einer seiner Schuldner auf dem Gewissen hat. Auch wenn Marc nicht mit Sicherheit sagen kann, wie Magreiter und Spahn einzuschätzen sind, vermutet er doch, dass gerade ausgebrannte Idealisten, die es bei der Polizei zuhauf gibt, es so sehen werden.

Vergraben, denkt Marc. Das wäre das Klügste gewesen, während sein Fuß nicht aufhört zu wippen. Vielleicht ist es noch nicht zu spät. Wenn er sich clever anstellt, wird nie jemand dahinterkommen.

So weit ist es mit ihm gekommen. Er beginnt, wie ein Mörder zu denken.

Je länger er nachgrübelt, desto weniger Sinn macht all das. Es ist, als würde Mike ihn mit Absicht stören, seine Fratze ihn verhöhnen.

Die ganze Nacht über verfolgte ihn das Bild. Selbst jetzt ist Mike bei ihm. Das Auto bleibt an einer Kreuzung stehen, und Marc zuckt zusammen, als er in einem der Passanten Mike zu sehen glaubt. Doch es ist ein Fremder, der ihn skeptisch ansieht. Der Schrecken scheint Marc ins Gesicht geschrieben zu sein, das bemerken selbst Unbeteiligte. Marc erkennt, dass er sich zusammenreißen muss, seine Fantasie ist im Begriff, mit ihm durchzugehen. Denn noch etwas fällt ihm auf: Das tote Gesicht, das er vor seinem geistigen Auge sieht, ist nicht mehr dasselbe wie vor einigen Stunden. Die Erinnerung verändert sich. Manchmal sind die Augen geschlossen, dann sind sie wieder offen. Wenn er darüber nachdenkt, kann er nicht mehr mit Sicherheit sagen, wie es wirklich war. Wenn er ehrlich zu sich ist, hat er nur einen kurzen Blick erhascht, im schlechten Licht seiner Stirnlampe.

Bist du sicher, dass es Mike war und nicht jemand anders?

Der Gedanke kam ihm in der Nacht, als er in den Morgenstunden so erschöpft war, dass er ein paarmal im Begriff war einzudösen. Das Gesicht des Toten ließ ihn immer wieder aufschrecken. Doch nicht immer war es Mike. In einem beginnenden Albtraum glaubte er einmal kurz, das Gesicht seines Bruders zu sehen.

Ich verliere langsam den Verstand.

Als das Firmengebäude mit seiner Glasfassade durch die Seitenscheibe sichtbar wird, erscheint es ihm bedrohlich, das Eingangstor wie ein Maul, das sich hinter ihm schließen wird, wenn er eintritt, um ihn nie wieder gehen zu lassen. Marc weiß, dass es die Erschöpfung ist. Auch daran kann er nichts ändern. Jetzt ist der Zeitpunkt, wo er beginnen muss, seine Reserven zu aktivieren.

Das nervöse Zucken seines Fußes hört plötzlich auf. Er öffnet die Tür des Wagens und geht zu den anderen. Gemeinsam treten sie mit gesenktem Haupt durch die gläserne Schiebetür.

»Herr Erler, zu mir«, hört er, als er an Badlers Tür vorbei zu seinem Büro geht.

Badler sitzt hinter seinem Schreibtisch und putzt einen antiken Krummsäbel. Mit einem weißen Tuch trägt er Politur auf und reibt über das Metall, das bereits glänzt.

»Herr Erler«, sagt er, ohne Marc anzusehen oder ihm einen Platz anzubieten. »Sie sind jetzt seit ein paar Tagen bei uns. Wie geht es Ihnen? Hatten Sie schon Gelegenheit, Ihre Kollegen kennenzulernen? Verstehen Sie sich gut mit ihnen?«

»Danke, sie sind alle sehr nett.«

Bei dem Wort »nett« sieht Badler auf. Etwas daran scheint ihn zu irritieren.

»Wie schön, dass Sie sich wohlfühlen.«

Darauf sagt Marc nichts.

»Ich investiere viel in das Wohlbefinden meiner Mitarbeiter«, erklärt Badler. »Ich weiß, dass der Druck hoch ist. Wir sind ein leistungsorientiertes Unternehmen. Ich verlange viel von Ihnen. Aber ich weiß auch, dass es einen Ausgleich braucht.«

Marc fragt sich, ob Badler eine Antwort darauf hören will. Doch der Chef spricht schon weiter.

»Deshalb habe ich das Outdoorcamp mitsamt professioneller Betreuung für Sie organisiert. Es ist kostspielig, aber ich weiß, dass es das wert ist. Ihre Leistungsfähigkeit ist unser wichtigstes Asset. Gefällt Ihnen das Camp?«

»Es ist toll, eine völlig neue Erfahrung«, sagt Marc und wirft einen Blick aus dem Fenster.

Badler registriert es und hält kurz beim Polieren inne. »Sie erinnern sich an unseren Feedbackkasten, ja? Kritik ist wichtig. Wenn Ihnen irgendetwas einfällt, wie wir uns verbessern können, nur zu.«

»Keine Kritik.«

»Wie geht es Ihnen mit den Fällen, die ich Ihnen gegeben habe?«

»Gut«, sagt Marc.

»Haben Sie sich alle angesehen?«

»Noch nicht. Ein paar habe ich noch übrig.«

Badler sieht ihn prüfend an und legt den Säbel weg. »Warum reden wir nicht offen miteinander? Ich könnte Sie jetzt zu dem Fall vom September 1993 fragen, der einer meiner wichtigsten war. Keiner hat meine Karriere geprägt wie dieser Fall. Aber ich vermute, Sie wissen nicht, wovon ich spreche, nicht wahr?«

Marc weiß nicht, was er darauf sagen soll.

»Ich habe Sie beobachtet. Sie waren viel unterwegs. An Ihrem Platz habe ich Sie kaum gesehen, und ich frage mich, ob das Ihre normale Arbeitseinstellung ist. Ihr Bruder hat mir versprochen, dass Sie leistungsfähig sind. Ich habe ihm geglaubt. Habe ich mich in ihm getäuscht?«

Marc sieht ihn an, und ganz plötzlich muss er lachen, ohne genau erklären zu können, warum. Es ist der Druck, der sich ein Ventil sucht. Zuvor war es das nervöse Zucken des Fußes, nun ist es das Lachen. Als er einmal begonnen hat, hört er gar nicht mehr auf.

Badler scheint nicht überrascht zu sein, eher so, als würde ihn Marcs sonderbare Reaktion bestätigen.

»Ich war dagegen, Sie in unser Teambuildingcamp einzubeziehen«, erklärt er ungerührt. »Auch hier hat Ihr Bruder interveniert. Er wollte Sie unbedingt dabeihaben, deshalb habe ich nachgegeben. Auch Frau Arend hielt es für einen Fehler. Das scheint sich nun zu bestätigen. Ich habe das für verdiente Mitarbeiter ins Leben gerufen, nicht für Neulinge.«

Marc hat sich von seinem Lachkrampf inzwischen erholt. Er muss an Frank, den Praktikanten denken, der Badlers Beteuerung als Lüge entlarvt.

»Ich dachte mir gleich, dass Sie Unruhe hineinbringen. Haben Sie absichtlich versucht, das Camp zu sabotieren? Oder geschah das unbewusst?«

Diese Information durchdringt Marcs Panzer aus Erschöpfung und Gleichgültigkeit. »Sie unterstellen mir, ich hätte das Camp sabotiert?«

Badler winkt ab. »Wie dem auch sei, ich werde nicht länger dabei zusehen.«

Er schiebt ihm ein Blatt Papier hin, das schon die ganze Zeit über auf dem Tisch lag. »Hier ist Ihre Kündigung. Sie können gehen.«

Die folgende Stille ist lähmend.

»Sie bekommen auch eine Abfindung, ich will nicht so sein. Sie können ja beide nicht wirklich etwas dafür, Sie und Ihr Bruder. Vor ein paar Jahren hätte ich noch anders reagiert, aber mit der Zeit bin ich weich geworden. Arend sagt, ich müsse Verständnis haben. Deshalb bekommen Sie von mir ein zusätzliches Monatsgehalt. Das sollte Ihnen Ihren

Start in ein neues Leben erleichtern. Ich wünsche Ihnen dabei alles Gute.«

Badler wendet sich wieder seinem Säbel zu. Als Marc einige Sekunden lang nicht reagiert, sieht der Chef noch einmal auf. »Finden Sie allein raus, oder soll ich Ihnen die Tür zeigen?«

Und in diesem Moment macht etwas in Marcs Kopf »Klick«. Ein Schalter wird umgelegt, ein Damm bricht, der schon die ganze Zeit über unter Spannung stand. Nun hat er der Last nicht mehr standgehalten.

»Ich habe eine andere Idee«, sagt Marc. »Könnten Sie sich vorstellen, mich stattdessen zu befördern?«

Badler hält inne. Kurz wirkt er ehrlich verwirrt, zum ersten Mal im Laufe dieses Gesprächs. Er fragt sich offenbar, ob er richtig gehört hat, scheint sich aber nicht zu trauen nachzufragen.

»Das wäre vermutlich für alle Beteiligten besser«, erklärt Marc.

Langsam scheint Badler zu realisieren, dass etwas geschieht, das er nicht gut findet. »Inwiefern wäre das besser?«, fragt er, und sein Kopf wird langsam rot.

»Ich müsste in diesem Fall nicht an die Presse gehen.«

Badler reißt die Augen auf. »Warum sollten Sie zur Presse gehen?«

»Ich habe ja gesehen, dass Sie sich für mediale Aufmerksamkeit interessieren. Das Camp war doch in der Zeitung, nicht wahr? Ich glaube, ich habe auch eine Idee, wie man Ihre Kanzlei in die Zeitung bringen kann.«

»Ach ja?«, sagt Badler, zu dessen Wut sich eine Anmutung von Unsicherheit mischt.

»Ich würde erzählen, wie großartig Sie sich um Ihre Mitarbeiter kümmern. Etwa um Jessy.«

»Wovon reden Sie?«

»Stimmt es, dass sie versucht hat, sich das Leben zu nehmen? Wissen die Medien eigentlich davon?«

»Das können Sie nicht machen!«, platzt Badler heraus. Auf seiner Stirn ist eine Ader hervorgetreten.

»Ich bin doch entlassen, ich kann tun, was ich will!«

»Ihr Arbeitsvertrag enthält eine Verschwiegenheitsklausel, Sie können keine Interna preisgeben!«

Marc schüttelt den Kopf. »Aber wieso denn Interna? Jessy und ich sind uns privat nähergekommen. Wir verstehen uns gut, das ist eine Folge Ihres Camps, danke dafür! Ich sorge mich um sie, ich war bei ihr zu Hause und konnte sehen, dass sie leidet. Worunter genau, das weiß ich nicht mit Sicherheit. Aber ich vermute, dass in der Kanzlei etwas geschehen ist. Die Leute erzählen sich Dinge.«

»Die Medien würden Ihnen nicht glauben! Das sind doch nur Unterstellungen!« Badler hat den Säbel aufgehoben und fuchtelt damit in der Luft herum.

»Sind Sie ganz sicher? Ich finde, es wäre eine gute Ergänzung zu der Geschichte über Ihr innovatives Teambuildingkonzept. Es würde erklären, wie Sie überhaupt auf diese Idee kamen. Die Journalisten fragen sich das sicher.«

»Wagen Sie es nicht«, schnaubt Badler, doch er wirkt unsicher.

»Wer weiß, vielleicht lasse ich es ja. Was meinen Sie?«

Badler beißt die Zähne zusammen.

»Soll ich es lassen?«, fragt Marc.

»Das wäre eine gute Idee, ja«, flüstert Badler.

Marcs Blick fällt auf den Säbel in Badlers Hand, und dieser legt ihn in einem Anflug von Gehorsam auf den Tisch.

»Gut«, sagt Marc. »Dann erkläre ich Ihnen jetzt, wie es weitergeht. Ich werde jetzt in mein Büro gehen, wo ich warte, bis jemand die Ordner mit Ihren Fällen holt. Ich habe einige der Akten gelesen, und nachdem Sie eine ehrliche Meinung wollen, sage ich Ihnen meine Einschätzung. Ihre Leistung als Anwalt war miserabel. Sie waren schlecht vorbereitet, haben mehrmals die Gesetzeslage falsch eingeschätzt. Sie waren dreist und zum Teil auch beleidigend. Warum Sie diese Fälle gewonnen haben, ist mir ein Rätsel. Eigentlich habe ich nur eine Erklärung dafür: Sie haben im Hintergrund Einfluss auf die Prozesse genommen. Einmal sind Beweismittel verschwunden, einmal änderte ein Zeuge seine Aussage. Immer genau zum für Sie günstigsten Zeitpunkt. Es ist auffällig, wenn man einmal darauf achtet. Das war kein Zufall, habe ich recht?«

Badler sieht aus, als hätte er einen Geist gesehen. Er ist blass, und seine Unterlippe hängt herab.

»Ich wollte meine Einschätzung schon in den Feedbackkasten werfen, aber Sie haben uns doch ermutigt, unsere Meinung auch direkt zu sagen. Deshalb tue ich das hier.«

Marc bemerkt, dass seine rechte Hand zu zittern begonnen hat. Er versteckt sie hinter seinem Körper. Doch er hört nicht auf zu sprechen.

»Sie können die Fälle also wiederhaben, ich habe daraus etwas gelernt. Man kann auch trotz totaler Unfähigkeit erfolgreich sein, wenn man nur dreist genug ist. Danke dafür! Ach, und noch etwas: Danke für das Angebot, noch ein zusätzliches Monatsgehalt kann ich gut gebrauchen. Ich habe Schulden, wie Sie vielleicht wissen. Das Geld brauche ich also dringend. Sie wissen das sicher, Jens muss es Ihnen gesagt haben. Deshalb würde ich sagen, es dürfen auch gern zwei zusätzliche Gehälter sein. Ich verspreche dafür, mich nicht in Ihre Medienarbeit einzumischen.« Marc muss sich kurz sammeln. »Ich gebe einen Scheiß auf Ihre Firma, das sollten Sie wissen. Ich bleibe nur, weil ich wissen will, was mit Jens los ist. Er hat bei Ihrem verrückten Camp offenbar den Verstand verloren. Ich glaube, dass es da noch eine bessere Erklärung gibt. Für das, was er gesagt hat, und für sein Verschwinden. Ich weiß, dass er für Sie einen Auftrag erledigen sollte. Bei Gelegenheit sollten Sie mir mehr davon erzählen. Aber nicht jetzt, jetzt müssen Sie mich entschuldigen, ich muss arbeiten.«

Marc wendet sich ab und lässt einen versteinerten Badler zurück. Als er in seinem Büro die Tür hinter sich schließt, ist ihm so schwindlig, dass er sich setzen muss. Sein Herz schlägt schnell, und in seinen Adern fließt pures Adrenalin.

Marc glaubt nicht, dass er viel Zeit hat. Wie Badler reagieren wird, lässt sich schwer abschätzen, also macht er sich schon nach wenigen Minuten Durchschnaufens in seinem Büro auf den Weg.

Er muss wissen, was hier vor sich geht, und es gibt in Wirklichkeit nur eine Möglichkeit, das herauszufinden. Deshalb begibt er sich auf die Suche nach dem Serverschrank, in dem sich die WLAN-Router befinden.

Marc ist kein Computerexperte. Die technische Seite war immer die Aufgabe seines Partners, er war für das Geschäftliche zuständig. Das war es auch, was am Ende ihren Streit eskalieren ließ. Es war nicht der technische Part ihres Start-ups, der versagte. Die App funktionierte einwandfrei. Das Wirtschaftliche ließ zu wünschen übrig. Sein Kollege kam zur Überzeugung, dass er es selbst besser könne, und ist gerade dabei herauszufinden, ob das stimmt.

Das bedeutet aber nicht, dass Marc völlig unbedarft ist,

was Computer angeht. Wenn man sich lange genug mit diesem Thema befasst, kann man gar nicht anders, als etwas zu lernen. Besonders ein Abendessen ist ihm noch gut in Erinnerung. Marc hatte geladen, sein Partner erschien mit dem unvermeidlichen Kapuzenpullover. Sie speisten auf Firmenkosten und feierten ihre Träume. Damals war noch alles in Ordnung, es war einer der letzten unbeschwerten Abende. Bald danach begannen die Probleme.

Meist hatte Marc sich aus den technischen Belangen herausgehalten, in der Überzeugung, dass er ohnehin zu wenig davon verstehe. Doch nach und nach hatte er Vertrauen gefasst. Immer wieder waren Kleinigkeiten zu erledigen, eine Zeile Programmcode hier, ein File von hier nach da kopieren, über die Kommandozeile, versteht sich. Was dieses Wort bedeutet, weiß Marc erst seit Kurzem. Es bedeutet, dass man die schönen bunten Symbole auf dem Bildschirm hinter sich lässt und ein schwarzes Fenster öffnet, das aussieht, als stamme es aus den Anfängen des Computerzeitalters. In gewissem Sinn stimmt das auch, hat Marc erfahren. Über den kleinen, weiß blinkenden Cursor kommuniziert man mit einer älteren, archaischen Version des Betriebssystems, denn jeder Computer verbirgt hinter der bunten Nutzeroberfläche sein eigentliches Betriebssystem.

Zuerst war Marc abgeschreckt. Es gibt keine Anleitung, die Befehle müssen alle auswendig eingetippt werden. Ein einziger Fehler kann nicht nur dazu führen, dass der Befehl nicht funktioniert, er kann die Software zerstören. Marc hielt sich immer exakt an die Anweisungen seines Kollegen. Bis zu diesem einen Abend in dem Fischrestaurant, als sie sich gemeinsam über eine riesige Zahnbrasse hermachten, die der Küchenchef ihnen zuvor stolz im rohen Zustand auf einem Tablett präsentiert hatte. Dort erklärte er Marc, warum alles nur halb so schwierig war. Zu allem, was man tun wollte, gab es genaue Anleitungen im Internet. Man musste nicht einen Befehl eintippen, sondern konnte alles direkt aus der Anleitung herauskopieren und in das schwarze Fenster einfügen, mit einer besonderen Tastenkombination, aber sonst wie gewohnt.

Auch sonst erfuhr Marc an diesem Abend manch Wissenswertes. Wie man in die Betriebssysteme anderer Leute eindringt, wie man an ihre Passwörter gelangt. Kein Hacken, wie es Spezialisten betreiben. Es handelt sich um viel einfachere Vorgänge, die jeder Idiot lernen kann. So formulierte es Marcs Miteigentümer zumindest.

An jenem Abend saß Marc bis in die Nacht hinein an seinem Notizbuch und versuchte, alles festzuhalten, was er erfahren hatte. Manches konnte er nicht mehr genau reproduzieren, anderes im Nachhinein durch Recherchen vervollständigen. Vieles davon hat er noch nie ausprobiert. Doch irgendwann hat er aus einer Laune heraus seine Aufzeichnungen digitalisiert und auf sein Handy geladen.

Diese Aufzeichnungen ist er letzte Nacht, als er nicht schlafen konnte, durchgegangen. Und dabei hat wie von selbst ein Plan Gestalt angenommen. Das Gespräch mit Badler gerade eben lässt keinen Zweifel daran, dass er sich sofort an die Umsetzung machen muss.

Als er sich mit seinem Laptop unter dem Arm dem Serverschrank nähert, achtet er darauf, ungestört zu sein. Es ist sehr still, die anderen sitzen in ihren Büros und schlafen vermutlich oder verbringen den Vormittag beim Surfen im Internet. Dass jemand nach der vergangenen Nacht in der Lage ist zu arbeiten, kann er sich nicht vorstellen. Er kann nicht glauben, dass seine Kollegen geschlafen haben, auch ohne von seiner Entdeckung zu wissen.

Wer der Typ ist, der als Systemadministrator fungiert, konnte Marc nicht mit Sicherheit herausfinden. Er hat nur den Namen der Firma erfahren, die diese Aufgaben als externer Dienstleister übernimmt. Nun, da er den unverschlossenen Serverschrank öffnet, bezweifelt er mehr denn je den Qualitätsanspruch der Firma. Marc hat zuvor schon gehört, dass es oft ewig braucht, bis Fehler behoben oder Updates aufgespielt sind.

In dem Serverschrank erwartet ihn ein Chaos. Überall verlaufen Netzwerkkabel kreuz und quer, zwei handelsübliche WLAN-Router stehen einfach so auf einem metallenen Regalboden. Beide blinken und sind offenbar in Betrieb. Marc schaltet die Taschenlampe seines Handys ein, um die Nummern von den Routern abzulesen, und vergleicht sie mit den Netzwerkverbindungen, die ihm sein Handy anzeigt. Er kann die beiden Netze identifizieren. Es gibt noch weitere, doch diese beiden genügen vorerst.

Marc sieht sich noch einmal um, bevor er seinen Laptop aufklappt und ein loses Netzwerkkabel ansteckt. Zwar glaubt er, dass er auch in anderen Räumen LAN-Verbindungen zu diesen Routern aufnehmen könnte, doch so kann er sicher sein. Er stellt den Laptop auf einen Tisch neben dem Serverschrank, öffnet ein Browserfenster und gibt dort eine Nummer ein, die er von einem Aufkleber auf dem Router abgelesen hat. Jeder Router ist über eine bestimmte IP-Adresse erreichbar, genau wie die Webseiten im Internet. Der Name einer Website ist in Wirklichkeit nur ein Platzhalter, die eigentliche Adresse einer Webseite ist eine Nummer. Diese Nummern kann man auch direkt in die Adresszeile des Browsers eintragen.

In diesem Fall geht es nicht um eine Seite im Internet, auch Geräte in einem lokalen Netzwerk besitzen eine IP-Adresse, etwa diese Router. Welche Nummer die richtige ist, ist auf dem Etikett des Routers, wo der WLAN-Schlüssel steht, ersichtlich. Als er die Adresse eingibt, öffnet sich ein Fenster, das auf den ersten Blick wie eine Website aussieht. Doch es handelt sich um die Nutzeroberfläche des Routers, der vor ihm steht. Nun kommt der entscheidende Schritt. Hier wird nach einem Passwort gefragt, das Zugang zu den Einstellungen des Routers erlaubt. Es handelt sich nicht um das WLAN-Passwort, das er ja vor sich hat. Dieses Passwort ist anders, es ist nur den Systemadministratoren bekannt. Wenn man dieses Passwort kennt, kann man sich einen externen Zugang zu dem Netzwerk verschaffen, und deshalb muss es auch geheim bleiben. Das Problem dabei: Viele Router haben ein bestimmtes Passwort voreingestellt. Es ist für alle produzierten Router gleich und muss nach dem ersten Einloggen geändert werden. Müsste.

Gute Systemadministratoren tun das natürlich umgehend, wenn sie sich zum ersten Mal einloggen. Doch Marc hat bereits festgestellt, dass es sich bei ihren Admins nicht um die akkuratesten Leute handelt. Er hat also eine gewisse Chance, dass es noch nicht geändert wurde.

Dieses Passwort ist nicht mehr ganz so einfach zu finden wie die IP-Adresse. Dafür muss man tiefer graben. Doch Marc hat sich schon vor einiger Zeit mit dieser Frage beschäftigt. Wo man die Passwörter im Internet findet, ist in seinen Notizen beschrieben. Er öffnet auf dem Laptop ein zweites Fenster und macht sich auf die Suche, während er konzentriert lauscht, ob sich hinter ihm etwas regt. Für den Fall, dass ihn jemand überraschen sollte, wollte er sich eine Ausrede einfallen lassen. Doch dafür war nun keine Zeit mehr. Er darf sich einfach nicht erwischen lassen. Falls es doch passiert, muss er improvisieren.

Doch nach wie vor ist alles ruhig. Marc findet das Passwort und gibt es ein. Wie von Zauberhand gibt der Router die dahinterliegenden Geheimnisse frei. Es dauert nicht lang und Marc findet, wonach er gesucht hat.

Der nächste Schritt ist schwieriger. Marc hat sich einen Überblick über die Rechner verschafft, die an diesem Netzwerk hängen. Einer hat dabei seine Aufmerksamkeit geweckt. Es handelt sich dabei weder um einen Desktop-PC, Mitarbeiterlaptop oder einen der Server vor ihm. Irgendwo im Haus steht noch ein Gerät, dessen Funktion er nicht kennt. Dafür interessiert er sich.

Es hat eine Weile gedauert, bis er die Position des Rechners ausmachen konnte. Er befindet sich in einem Abstellraum, ein alter Standcomputer, unter Gerümpel vergraben, ohne Monitor. Aber er ist angesteckt und ist mit dem Netzwerk verbunden, ohne sichtbare Funktion.

Einen Monitor braucht Marc nicht, er muss nur eine Verbindung zu seinem Laptop aufbauen. Und noch etwas anderes hat er vorbereitet. Dieser Schritt hat den größten Teil der zwanzig Minuten in Anspruch genommen, die er sich für die Planung seines Vorhabens genommen hat.

Er holt einen USB-Stick aus seiner Tasche und tastet nach der Hinterseite des Rechners, um ihn dort anzustecken. Danach drückt er auf den Reset-Knopf an der Vorderseite, der den Computer zu einem Neustart zwingt.

Ein paar Tastenkombinationen sind nötig, die er aus dem Internet recherchiert hat. Es ist ein Glücksspiel, doch ein Risiko ist bei solchen Dingen immer dabei. Das hat schon sein Kollege ihn gelehrt. Man ist auf Schlampereien der anderen angewiesen. Ein gut abgesichertes System ist nur mit großem Aufwand zu knacken. Doch es gibt kleine, unscheinbare Fehler, die es auch einem Laien wie ihm erlauben, in ein fremdes System einzudringen.

Etwa eine unverschlüsselte Festplatte wie die, mit der er es hier zu tun hat, eine feine Sache, wenn man in ein fremdes Computersystem eindringen will. Die Menschen schützen ihre Rechner und Telefone mit Passwörtern, halten ihre Gesichter in Kameras, um sicher zu sein, dass sie und nur sie Zugang zu ihren intimsten Geheimnissen erhalten. Beim Hochfahren des Rechners oder Handys wird also die Identität des Besitzers überprüft, niemand sonst kann hinein und alles ist gut. Oder etwa doch nicht?

Als Marc die richtige Tastenkombination drückt, erscheint eine altmodische Benutzeroberfläche auf dem Bildschirm seines Laptops, der als Ersatz für den nicht vorhandenen Monitor dient. Ein einfarbiges, kantiges Layout, das aus der Zeit gefallen scheint. Dieser Bereich ist nicht mit einem Passwort gesichert, wie bei den meisten Rechnern. Zu seiner Zufriedenheit findet er die Option, in der sich auswählen lässt, wo der Computer nach dem Betriebssystem suchen soll; normalerweise greift er auf das Betriebssystem der festinstallierten Festplatte zu. Marc hingegen befiehlt ihm, zur Abwechslung nicht dieses System zu starten, sondern zuvor nachzusehen, ob nicht per USB ein Datenträger angesteckt ist, der ein Betriebssystem enthält. Marc bestätigt, verlässt das Menü und startet den Rechner neu.

Er erwacht zum Leben und fährt hoch. Tatsächlich findet der Computer auf dem USB-Stick ein von Marc zuvor installiertes Betriebssystem. Nun kommt der eigentliche Clou an der ganzen Sache: Marc lässt sich die eingebauten Festplatten anzeigen. Und da ist sie, die Platte des Computers vor ihm. Unverschlüsselt und damit ohne Probleme für ihn lesbar. Einige Minuten braucht Marc, bis er gefunden hat, was er sucht.

Zahlenreihen. Mehr ist es auf den ersten Blick nicht. Doch neben ihnen findet sich eine ausführbare Datei, hinter der sich ein Programm versteckt. Und als er es öffnet, erwachen die Zahlen zum Leben. Marc hat die Daten der Armbänder gefunden.

Was er hier sieht, schockiert und begeistert ihn zugleich. Jedes Armband hat Körpertemperatur, Puls und Aktivitäten aufgezeichnet. Das Programm errechnet daraus die Anzahl der getätigten Schritte und die verbrauchten Kalorien. Und das ist noch nicht alles. Wie Mark bereits vermutet hat, wurde auch ihr Standort aufgezeichnet. Zu jeder Uhr gibt es ein Bewegungsprofil, wie es auch Fitnesstracker anlegen, wenn Menschen ihre tägliche Laufrunde absolvieren, gleich mit einem Button daneben, mit dem sich die Informationen in den sozialen Medien teilen lassen.

Nichts von dem, was Marc hier sieht, ist ungewöhnlich. Unternehmen überwachen ganz selbstverständlich ihre Mitarbeiter, das Aufzeichnen solcher Daten ist Teil integrierter Softwarelösungen, die meist Onlinemeetings, Chats und Emojis enthalten, damit sich die Mitarbeiter wie zu Hause fühlen, als würden sie auf ihrer Couch Facebook benutzen. Und hey, warum sollte die Firma nicht ebenso viel wissen wie Facebook?

Doch Marc versteht, dass das, was er hier sieht, etwas völlig anderes ist. Dies hier ist nicht der offizielle Firmenserver. Es ist ein kleiner, alter Rechner, der hier gar nicht stehen sollte. Die Daten, die hier angezeigt werden, werden von jemandem abgesaugt. Marc hat den Beweis gefunden, den er gesucht hat. Sie wurden tatsächlich von jemandem innerhalb der Firma überwacht.

Euphorie will sich dennoch nicht einstellen. Zu viel Sonderbares ist passiert. Außerdem braucht all das hier seine Zeit. Jemand wird ihn entdecken, wenn er nicht aufpasst. Er hat sich vorgenommen, so viel wie möglich von dem, was er hier findet, zu kopieren und es dann in seinem Büro in Ruhe zu analysieren. Doch er kann nicht widerstehen. Es gibt ein paar Dinge, die er gleich wissen will.

Die Armbänder haben alle Nummern. Marc sucht nach den Namen dazu, doch er findet sie nirgends. Als er die aktiven Armbänder durchzählt, erkennt er, dass es zu wenige sind. Jens' fehlt, ebenso seines und Jessys, aber da ist noch eines, das offline ist.

Das muss nichts bedeuten, vielleicht ist es noch einem Kollegen zu dumm geworden. Dennoch will er es genau wissen. Er sieht sich die Bewegungskurven genauer an und lässt sie sich auf einer integrierten Karte darstellen. Eines der Armbänder ist in der ersten Nacht im Wald offline gegangen, während sie alle am selben Platz waren. Marc erkennt, dass es sich um das Armband von Jens handeln muss. Er hat es noch deaktiviert, bevor sie ihn in die Klapsmühle brachten. Es gelingt ihm, das von Jessy und sein eigenes zu identifizieren. Letzteres macht ihm bewusst, dass alle seine Wege aufgezeichnet wurden. Er hat sich angreifbar gemacht, was ein Problem werden kann.

Ein deaktiviertes Armband bleibt. Das ist interessant, denn es ist ebenfalls bereits vor der zweiten Nacht offline gegangen. Zu gerne würde er wissen, wer außer Jens so früh sein Armband abgeschaltet hat.

Marc horcht. Noch immer rührt sich nichts. Er sollte endlich mit dem Kopieren der Daten beginnen, bevor ihn noch jemand entdeckt. Doch es handelt sich um große Dateien, und da ist noch eine Menge anderes Material, das er noch nicht unter die Lupe genommen hat. Zu viel, um alles zu kopieren. Wenn er jetzt mit dem Sichern der Daten beginnt, läuft er Gefahr, etwas zu übersehen.

Immer nervöser wühlt er sich also durch die Ordner und Dateien des mysteriösen Rechners. Und da findet er, wonach er gesucht hat. Es ist nur eine unscheinbare Textdatei. Darin sind kommentarlos die Nummern der Armbänder ihren Namen zugeordnet.

Bevor er geht, wirft er einen letzten Blick in einen der größeren Ordner, in dem er etwas entdeckt, das ihm ein plötzliches Schwindelgefühl verursacht.

Diesmal hat sich Marc den Schlüssel für den Dienstwagen einfach genommen. Er hat sich in die Garage geschlichen und darauf geachtet, dass der Fuhrparkmanager nicht in Sicht ist, und ist dann mit einem x-beliebigen Wagen davon.

Der zähfließende Verkehr beunruhigt ihn, ohne dass er sagen könnte, warum. Es ist erst Vormittag, in der Firma vermisst ihn niemand. Badler wird noch damit beschäftigt sein, seinen Schock zu verdauen. Was auch immer er plant, es ist ohnehin besser, wenn Marc nicht im Haus ist. Warum ist er also nervös?

Natürlich ist er durcheinander, und Mikes Leiche beschäftigt ihn noch immer. Er hat verschiedene Ideen, was geschehen sein könnte, doch keine davon überzeugt ihn bis jetzt. Er muss mehr in Erfahrung bringen, und das tut er ja gerade.

Dass er nervös ist, ist okay. Doch etwas daran beschäftigt ihn dennoch. Er hat plötzlich das Gefühl, nicht schnell genug bei Jessy sein zu können. Er muss ihr unbedingt von dem erzählen, was er gefunden hat. Es ist nicht so sehr das vierte offline gegangene Armband, von dem er ihr berichten will. Den Kollegen will er später selbst konfrontieren. Vielmehr ist es der Inhalt des großen Ordners, den er unbedingt mit ihr teilen will, um ihre Meinung dazu zu hören.

Als er darin zu stöbern begann, verstand er schnell, warum sie so viel Speicherplatz brauchten. Es handelte sich um Bilder. Auf den ersten Blick zeigen die meisten seine Kollegen in ganz normalen Arbeitssituationen. Doch es gibt auch Bilder, die er nicht versteht. Sie zeigen Badler mit Jens, nicht hier im Haus, sondern irgendwo auf der Straße. Badler gibt Jens einen Umschlag. Dieselbe Szene scheint mehrmals abgelichtet worden zu sein, an unterschiedlichen Orten und zu unterschiedlichen Zeiten, wie die veränderte Kleidung von Jens beweist.

Marc hat Arend im Verdacht. Ihr würde er so etwas zutrauen. Ist das der Grund, warum der Rechner in einem Abstellraum steht? Die Armbänder sind offenbar mit Badler abgesprochen. Hat sie auf eigene Faust die Überwachungsaktivitäten erweitert? Etwas an dieser Theorie passt nicht, das spürt er. Warum sollte Arend das tun?

Vielleicht weiß Jessy mehr darüber. Er freut sich, ihr davon zu berichten. Doch als er wenig später vor ihrer Tür steht und läutet, öffnet sie ihm nicht. Da erst sieht er, dass die Tür zu ihrer Wohnung von der Polizei versiegelt wurde.

Behinderung der Justiz, Einbruch …

Marc kann nicht anders, in seinem Kopf beginnt er eine Liste von Straftaten aufzuzählen, die man ihm vorwerfen wird, sollte er erwischt werden.

Das Brecheisen hat er im Hinterhof gefunden, von wo aus er einen Blick auf die Fenster der Wohnung erhaschen wollte. Dort war ein Schuppen mit einer gut ausgestatteten Werkstatt, inklusive einer Drehbank und einem Schweißgerät. Welche der Fenster zu Jessys Wohnung gehörten, konnte er nicht mit Sicherheit feststellen, doch das war egal, die Fenster sehen alle gleich aus, nirgends war eine Bewegung zu erkennen.

Das Geräusch, als er die Tür aufstemmte, war so laut, dass er halb damit gerechnet hat, sofort die Aufmerksamkeit der Nachbarn auf sich zu ziehen. Doch wider Erwarten ist alles ruhig geblieben.

Die Wohnung riecht muffig, und er spürt sofort, dass Jessy hier ist. Das erleichtert ihn, er macht sich Sorgen um sie, deshalb hat er die Tür aufgebrochen. Er will sehen, ob es ihr gut geht. Er wird sich wegen der kaputten Tür rechtfertigen müssen, doch das ist jetzt egal. Sie wird es verstehen, sobald er ihr von seiner Entdeckung erzählt.

Doch als er sich in der Wohnung umsieht, kann er Jessy nirgendwo entdecken. Ihm ist unbehaglich. Er dringt hier in ihre Privatsphäre ein. Doch für ein Zurück ist es jetzt zu spät, nachdem er die Tür aufgebrochen hat. Er muss mit ihr reden.

Erst als er zögerlich die Schlafzimmertür öffnet und auf etwas tritt, das unter seinem Schuh knarzt, sieht er ein, dass das nicht mehr möglich sein wird. Es ist eine Tablette.

Er hebt den Blick und sieht, dass es nicht die einzige ist. Da sind noch mehr auf dem Fußboden. Doch die meisten liegen nicht auf dem Fußboden verstreut, sondern auf dem Bett. Die leere Dose steht auf dem Nachtkästchen. Marc versucht zu eruieren, wie viele fehlen. Und was dieses absurde Bild zu bedeuten hat.

Marc hat die Tür so gut wie möglich geschlossen, bevor er Jessys Wohnung verließ, doch er glaubt nicht, dass der Schaden lange unentdeckt bleiben wird. Schon bald wird jemand die Wohnung betreten und die Polizei rufen. Irgendwann werden sie das Brecheisen finden, das Marc notdürftig abgewischt und nicht weit von der Wohnung in eine Hecke geworfen hat.

Das war vermutlich ein Fehler. Es hätte bestimmt eine bessere Lösung gegeben. Doch Marc kann sich nicht mehr richtig konzentrieren. Er hat eine Übung von Lamb probiert, um sich zu beruhigen, doch es hat nicht funktioniert. Kurz: Marc hat ein ernstes Problem. Bald wird die Polizei kommen, um ihn zu befragen, und er hat keine Idee, wie er ihnen dann alles erklären soll. Bis dahin braucht er einen Plan. Dazu muss er wissen, was hier wirklich los ist, und er hat nicht viel Zeit.

Marc hat den Wagen in eine Parklücke in Sichtweite des Haupteingangs zum Bürogebäude der Kanzlei gefahren, wo er nun seit etwa fünf Minuten mit laufendem Motor steht. Die Antworten, die er sucht, sind da drin, doch er hat Angst, in die Kanzlei zurückzukehren. Ihm ist, als würde er damit Dinge in Bewegung setzen, die sich nicht mehr aufhalten lassen.

Er hat große Hoffnungen in diesen Besuch bei Jessy gelegt. Er war sich sicher, dass sie Licht ins Dunkel bringen könne. So schlecht ihre psychische Verfassung gewesen zu sein schien, als er sie zuletzt sah, so scharf erschien ihm ihr Verstand. Genau das hätte er jetzt gebraucht, jemanden, der seine Gedanken ordnen kann. Keine Erklärungen, nur jemanden zum Sprechen. Ob er ihr auch von Mike erzählen sollte, wollte er dem Zufall überlassen. Doch vermutlich hätte er ihr sein Herz ausgeschüttet, wenn er erst einmal angefangen hätte. Er hätte all sein Vertrauen in sie gesetzt, und gemeinsam hätten sie eine Lösung gefunden.

Nun fühlt er sich so allein wie nie zuvor. Jens ist fort, noch immer hat er keine Idee, was mit seinem Bruder geschehen ist. Was mit Jessy los ist, weiß er auch nicht. Aber er befürchtet das Schlimmste. Sie hat einen Selbstmordversuch unternommen, weil diese Firma ihr den Rest gegeben hat, sie ist am Druck zerbrochen.

Soll er Veronika ins Vertrauen ziehen? Sie scheint von allen noch am meisten Überblick zu haben und hat ihm bisher immer geholfen. Veronika wäre eine gute Verbündete, doch aus irgendeinem Grund hat er kein gutes Gefühl bei dem Gedanken. Veronika hat mehr Durchblick als die meisten, aber sie ist eine Insiderin. Sie spielt das Spiel mit, was auch immer es sein mag. Marc hatte nicht den Eindruck, dass sie sich gegen die Missstände auflehnen will. Sie ist auf ihre Weise recht abgehärtet und sitzt Dinge eher aus, als sie zu verändern. Marc hat das unbestimmte Gefühl, dass er von ihr keine bedingungslose Unterstützung erwarten darf. Eher könnte er sich vorstellen, Margret als Partnerin zu wählen. Doch Marc wird sich bewusst, dass er keine Ahnung hat, wie es ihr eigentlich geht. Und sie haben schließlich nur kurz gesprochen.

Sein Geist spuckt plötzlich Tamaras Namen aus. Sie haben sich eigentlich geschworen, alles miteinander zu teilen. Wenn das hier überstanden ist, muss er unbedingt daran arbeiten, offener zu ihr zu sein. Wie es so weit kommen konnte, versteht er selbst nicht so recht. Sie ist die verständnisvollste Person, die er kennt. Von ihr würde nie ein Vorwurf kommen. Höchstens eine Ermahnung, die jedes Mal gerechtfertigt ist.

Doch vielleicht ist es einfach nur das: Dass sie meist recht hat. Mit all seinen kühnen Träumen und seinen Fehlern kommt er sich neben ihr noch hilfloser vor. Wenn sie doch nur halb so unvollkommen wäre wie er! Vielleicht wäre es leichter gewesen, sich zu öffnen, wenn sie ihm eine Standpauke gehalten hätte, ihn beschimpft hätte. Dann hätte er sich rechtfertigen können, dagegenhalten, eine wütende Tirade gegen die andere, bis sich die Wogen geglättet hätten.

So aber weiß Marc, dass er sich nicht rechtfertigen kann, weil es keine Rechtfertigung gibt. Er hat die Firma gegen die Wand gefahren, weil er weitergemacht hat, als er eigentlich die Reißleine hätte ziehen müssen. Es hätte nicht Tamaras Klugheit gebraucht, ihm das klarzumachen, eigentlich wusste er es selbst. Er glaubt nicht, dass sie das Offensichtliche aussprechen würde, wenn er mit seinen Problemen zu ihr ginge. Dass sie ihm die Vorhaltungen machen würde, die er sich selbst macht. Sie würde ihn nur traurig ansehen, und das würde ihm das Herz brechen.

Ihm wird in diesem Moment bewusst, dass er ihr nicht unter die Augen treten kann, bevor diese Sache gelöst ist. Bevor er sagen kann: *Sieh her, ich habe einen Fehler gemacht, aber ich wollte es wiedergutmachen. Deshalb habe ich mich nicht gemeldet. Es war mir peinlich, ich habe mich geschämt. Aber ich habe alles getan, was in meiner Macht stand.*

So weit muss er zumindest kommen. Er muss alles versuchen. Badler unterzeichnet womöglich in diesem Moment seine Entlassungspapiere, die Polizei überprüft wahrscheinlich gerade Jessys aufgebrochene Wohnung. Und währenddessen beginnt die Polizei an anderer Stelle im Fall des Verschwindens des Pfandleihers Mike zu ermitteln, das dessen Frau vermutlich vor Stunden angezeigt hat, weil er abends nicht nach Hause gekommen ist. *Ja, seine Kinder sind ihm das Wichtigste. Er würde sie nie im Stich lassen, ohne Bescheid zu sagen.*

Ja, ich glaube, ihm ist etwas zugestoßen. Es gab da einige Leute, die ihm viel Geld schuldeten.

Marc bemerkt, dass er den Atem angehalten hat, und schnappt nach Luft. Er legt den ersten Gang ein, steuert das Auto aus der Parklücke und fährt in die Garage. Etwas in ihm erwartet, dass dort bereits die Polizei steht, um ihn zu empfangen. Doch niemand ist hier, alles wirkt wie ausgestorben.

An seinem Schreibtisch kontrolliert er noch mal, dass der Download vollständig war und er sich nicht getäuscht hat. Eines der Armbänder ist offline gegangen. Er checkt den Namen, den er dem Armband hat zuordnen können, dann macht er sich auf den Weg.

»Tut mir leid, ich bin's«, sagt Marc, als er eintritt. »Darf ich kurz stören?«

Günter sitzt an seinem Schreibtisch und sieht ihn verblüfft an, bevor seine Stimmung schlagartig feindselig wird.

Günters Büro ist so bieder wie sein Anzug – Möbel in dunklen Brauntönen, goldene Bilderrahmen mit Fotos von einer lächelnden Frau, deren Frisur aus den Siebzigern stammen könnte, eine Hausfrau aus den amerikanischen Suburbs. Unwillkürlich sucht Marcs Blick ein Kreuz, doch stattdessen entdeckt er nur ein Porträt des Bundespräsidenten.

»Was willst du?«

»Nur reden.«

»Ich habe zu tun.«

Marc sieht, dass er so nicht weiterkommt. Er muss es anders angehen. Günter wartet. Er scheint nun doch daran interessiert, was Marc zu sagen hat.

»Mein Bruder, das, was passiert ist« – Marc muss tief Luft holen, so sehr strengt es ihn an, darüber zu reden. Eigentlich wollte er Rührung vorgaukeln, doch als er erst einmal damit beginnt, übermannen ihn tatsächlich die Gefühle. Sie bahnen sich ihren Weg in den Freiraum, den Marc ihnen gibt.

»Es tut mir leid, was er dir angetan hat«, bringt Marc hervor. »Ich weiß nicht, was in ihn gefahren ist. Ich will nur verstehen, was mit ihm geschehen ist. Ich mache mir Sorgen.«

Günter sieht ihn skeptisch an. Marc kämpft in diesem Moment tatsächlich um seine Fassung, und Günter gibt sich besänftigt.

»Ich verstehe dich«, gibt er zu. »Und sein Zusammenbruch … das ist Schnee von gestern. Schuld ist dieses Camp, dein Bruder war nur der Erste, den es erwischt hat. In Wirklichkeit hätten wir sofort abbrechen müssen. Aber Badler, du weißt ja inzwischen auch, wie er ist. Wir müssen das durchziehen.«

»Danke«, sagt Marc. »Das bedeutet mir viel.«

»Schon gut«, sagt Günter und blickt zur Tür, als hoffe er, dass von dort Rettung käme – jemand, der ungefragt eintritt und ihm eine Ausrede bietet, Marc auf ein andermal zu vertrösten.

Als das nicht passiert, ringt er sich ein Lächeln ab.

»Du hast also keine Idee, wo er sein könnte?«, fragt Marc.

Günters Miene verfinstert sich. »Wenn ich eine hätte, würde ich nicht hier sitzen. Ich würde auf schnellstem Weg die Polizei informieren und sicherstellen, dass sie ihn in Gewahrsam nehmen.«

Marc ist irritiert von dem plötzlichen Stimmungswandel.

»Schau nicht so. Was denkst du, wie es mir geht, seit ich gehört habe, dass er frei ist? Du hast ihn ja gehört, er bildet sich in seinem Wahn Dinge ein. Und ich soll dahinterstecken.« Günter lacht bitter. »Ich habe Angst! Verstehst du das? Nichts für ungut, aber bevor er nicht hinter Gittern ist, werde ich keine Ruhe finden.«

Seine Augen funkeln. Unter ihnen sind dunkle Ringe, die fast ins Blaue gehen. Man sieht ihm seine Erschöpfung an, auch er scheint kaum bis gar nicht zu schlafen.

»Ich dachte ja, dass du ihn befreit hast«, bricht es aus ihm hervor. »Niemand flieht einfach so aus der Psychiatrie. Das sind Profis, die wissen, wie man gefährliche Leute verwahrt. Ich kann mir nicht vorstellen, dass sie in seinem Fall so schlampig waren.«

In Marc kocht Wut hoch, doch er kämpft sie nieder.

»Ich glaube ja, dass er in der Nähe ist«, sagt Günter.

»Wie meinst du das?«

»Im Wald«, erklärt Günter. »Ich spüre es. Vielleicht ist es Einbildung, aber ich glaube, er beobachtet uns. Was ist mit dem getöteten Wolf?«

»Was soll mit ihm sein?«

»Wenn es niemand von uns war, wer dann?«

»Es muss einer von uns gewesen sein!«, hält Marc dagegen.

»Ach ja? Warum? Weil sonst niemand im Wald sein könnte? Es könnte dein Bruder sein, das weißt du genauso gut wie ich.«

»Aber warum sollte er uns beobachten?«

Günter sieht ihn entgeistert an. »Das fragst du im Ernst? Weil er irre ist! Wann verstehst du es endlich?«

»Er würde nicht auf ein Tier schießen. Niemals.«

Günter lächelt traurig. »Ich weiß, das willst du nicht hören. Aber ich gebe dir einen Rat: Wenn er dir über den Weg läuft, versuch nicht mit ihm zu reden. Ruf gleich die Polizei.«

Er wartet auf Marcs Reaktion und scheint fast enttäuscht zu sein, als keine kommt.

»Ich habe Verständnis für euch, wirklich. Ich habe gehört, was passiert ist. Die Sache mit eurer Mutter. Das muss sehr schwer gewesen sein. Das kann schon Spuren hinterlassen, mit denen man sein Leben lang kämpft. Aber das ist nichts, was ihr allein lösen müsst. Man kann sich Hilfe holen, das ist keine Schande. Vielleicht hätte Jens früher zu jemandem gehen sollen, bevor es ihm zu viel wird.«

In Marc brodelt es. Er hat Lust, Günter eine Ohrfeige zu geben. So etwas hat er in seiner Schulzeit das letzte Mal gemacht, als er aufs Übelste beleidigt wurde. Doch er beherrscht sich ein weiteres Mal.

»Sonst noch was?«, fragt Günter ungeduldig.

»Ja«, sagt Marc schnell. »Ich habe nur eine Frage zu den Armbändern.«

Günter versteht nicht.

»Trägst du deins?«, will Marc wissen.

»Ja, warum?«

»Kannst du es mir zeigen?«

Günter seufzt. Dann hebt er den Arm. »Zufrieden?« Er senkt den Arm wieder. »Worum geht es hier überhaupt?«

Marc fühlt, wie ihm die Zeit davonläuft. »Ich glaube, ich habe irgendwann das falsche Armband angelegt.«

»Was meinst du damit?«

»Ich vermute, dass ich das falsche Armband habe. Vielleicht haben wir versehentlich getauscht. Ich würde das gern kontrollieren. An der Seite ist eine Nummer eingeprägt. Kannst du mir die noch mal genauer zeigen?«

Günter reißt ungläubig die Augen auf. »Du auch, oder wie? Du glaubst wahrscheinlich, wir werden überwacht, nicht wahr?«

»Wir werden tatsächlich überwacht«, entgegnet Marc trocken.

»Verschwinde, bevor ich zu Badler gehe«, sagt Günter.

Marc tut, wie ihm geheißen.

Eines versteht er nicht: Warum sprechen ihn alle Kollegen auf die Vergangenheit an? Wo all das doch die Geschichte von Jens ist und nicht seine?

Marc ist verwirrt. Günter hat sein Armband an, und es scheint zu funktionieren. Ein kleines Licht zeigt an, ob es eingeschaltet ist, und Marc glaubt es gesehen zu haben.

Die Nummer hat er allerdings nicht erkannt. Damit steht er wieder am Anfang. Günter trägt offenbar das Armband von jemand anderem. Nur von wem? Wenn Günter ihm die Nummer gezeigt hätte, hätte er die Antwort auf die Frage. Doch jetzt hat er den Kollegen vergrault und keine Möglichkeit mehr, die Nummer zu überprüfen. Günter wird ihn nicht mehr so schnell in seine Nähe lassen.

Marc ist so in Gedanken, dass er die Stimmen nicht gleich wahrnimmt. Erst als er den Korridor betritt, der zu seinem Büro führt, erkennt er, dass Veronika mit Magreiter und Spahn vor seiner Tür steht. Im letzten Moment zieht Marc sich zurück.

Sein Herz klopft schwer und schnell. Er hält die Luft an, um besser hören zu können. Gerade redet Veronika. Marc strengt sich an, doch er kann nicht genau verstehen, was sie sagt. Er glaubt, dass sie über ihn sprechen. Veronika teilt ihnen mit, dass er nicht da ist, so muss es sein.

Doch warum sind sie hier? Geht es noch um Jens? Oder haben sie bereits Jessys aufgebrochene Tür gefunden?

»Was ist? Nachdenklich?«

Günter steht plötzlich hinter ihm. Marc will ihm deuten, still zu sein, verkneift es sich aber.

»Auf einmal sprachlos, was?«

»Ich fühle mich nicht so gut«, sagt Marc leise.

»Das wundert mich nicht.«

Günter nickt, und Marc wartet gebannt, was er tun wird. Wenn er weitergeht und auf die Polizisten trifft, wird er ihn verraten. Nicht nur das, er wird ihnen mit Genuss von ihrem Gespräch eben erzählen, davon, dass nun auch der Bruder von Jens sich verfolgt fühlt. Dass es kein Wunder ist, angesichts ihrer Kindheit.

Doch Günter grinst nur müde und geht zur Toilette, die in der entgegengesetzten Richtung liegt. Gerade als sich die Tür hinter Günter schließt, wird sich Marc bewusst, dass die Stimmen lauter werden. Die Polizisten und Veronika gehen auf ihn zu.

Marc darf keine Sekunde mehr verlieren. Er schreitet weit aus und erreicht den Lift, der nach unten führt. Zufällig ist der Fahrstuhl in der richtigen Etage. Oder es ist gar kein Zufall, vermutlich ist die Kabine noch hier, weil die Polizisten gerade erst damit gekommen sind.

Als sich die Türen nicht gleich öffnen, glaubt Marc, dass er verloren ist. Jemand muss im Erdgeschoss den Lift gerufen haben, bevor der den Knopf gedrückt hat. Die Stimmen sind so laut, dass Marc überzeugt ist, die drei müssten jeden Moment um die Ecke biegen. Er hat verloren.

Doch gerade als er sich seinem Schicksal ergeben will, öffnen sich die Lifttüren. Er tritt ein und drückt den Knopf fürs Erdgeschoss, wobei er sich so weit wie möglich an die Wand drängt.

So langsam, wie die Türen sich geöffnet haben, so quälend langsam reagieren sie auf den Knopfdruck. Die Stimmen lassen allerdings noch keine Reaktion erkennen. Noch scheint ihn niemand entdeckt zu haben.

Als die Türen sich in Bewegung setzen, riskiert er einen einzigen Blick. Gerade in diesem Augenblick sieht Veronika zu ihm her. Sie ist überrascht, doch die Türen schließen sich, bevor Marc erkennen kann, ob es den Polizisten aufgefallen ist. Wird sie ihn verraten? Marc weiß es nicht, aber er ist überzeugt, sich nicht darauf verlassen zu können. Er muss schnell raus hier, alles andere kann er sich später überlegen.

Kurz denkt er daran, sich wieder einen Dienstwagen zu nehmen. Doch in der Garage läuft er Gefahr, jemandem zu begegnen. Und dann muss er das Auto erst wieder loswerden. Er beschließt, dass es klüger ist, sich zu Fuß auf den Weg zu machen.

Die Lifttüren öffnen sich zur Lobby hin, und als er den Blick schweifen lässt, erkennt er erleichtert, dass niemand ihn beachtet. In den anderen Stockwerken sind andere Firmen, eine Werbeagentur ist direkt unter ihnen. Eine Frau mit gefärbten Haaren, die an einer Seite kurz geschnitten sind, hält auf den Lift zu, mustert ihn, scheint sich über seinen verwirrten Ausdruck zu wundern und tastet mit der Hand nach dem Panel mit den Knöpfen.

»Rauf oder runter?«

Wortlos verlässt Marc die Fahrstuhlkabine. Er erreicht den Haupteingang, die Schiebetüren öffnen sich und lassen ihn passieren. Aus irgendeinem Grund hat er daran gezweifelt.

Als er gerade nach Luft schnappt und sich einen Moment gönnen will, um sich zu sammeln, steht da jemand, den er kennt. Er braucht eine ganze Weile, bis er die Frau an ihrem Grinsen erkennt.

»Herr Erler, lang nicht gesehen. Geht es Ihnen gut?«

Es ist die Psychiaterin, Doktor Böcklin. Ohne ihren weißen Kittel sieht sie anders aus. Marc blickt sich um. Sie stehen direkt vor dem Eingang. Die beiden Polizisten könnten jeden Moment herauskommen.

»Sie sind ja ganz schön nervös«, stellt Böcklin fest. »Also ist doch nicht alles in Ordnung.«

»Was meinen Sie damit? Warum sind Sie überhaupt hier?«

»Ich dachte, Sie freuen sich vielleicht, mich zu sehen.«

Marc sieht sie verständnislos an.

»Sind Sie nicht daran interessiert, was mit Ihrem Bruder passiert ist?«

Nun hat sie Marcs volle Aufmerksamkeit. »Bitte, gehen wir doch irgendwohin, wo wir ungestört sind.«

Böcklin zuckt mit den Schultern. »Wenn Sie darauf Wert legen?«

Marc führt sie in eine Seitengasse neben dem Gebäude, wo einige Mülleimer stehen.

»Sie sehen wirklich ganz schön fertig aus«, stellt die Ärztin mit etwas zu viel Genugtuung fest. »Ist es so schlimm?«

»Das geht Sie gar nichts an«, gibt Marc zurück. »Und außerdem, ich weiß nicht, wovon Sie reden.«

Böcklin lacht leise.

»Also. Sie sagen, Sie wissen etwas über meinen Bruder?«

»Könnte sein«, gibt Böcklin zu.

»Sagen Sie schon.«

»Wir haben eine mögliche Erklärung gefunden, warum Ihr Bruder freikam.«

Marc wartet darauf, dass sie fortfährt.

»Wie?«

»Ich wollte zuerst zu Herrn Badler gehen, bevor ich die

Polizei einschalte. Aber ich denke, Sie haben auch ein Recht, es zu erfahren. Immerhin geht es um Ihren Bruder. Es bestätigt sich, was wir vermutet haben. Er kann sich nicht selbst befreit haben.«

Böcklin scheint es sehr gutzutun, das auszusprechen.

»Das hat uns ganz schön Nerven gekostet. Können Sie sich vorstellen, was das für eine psychiatrische Einrichtung bedeutet, wenn Patienten verschwinden? Wir haben Schwerverbrecher bei uns, die als gemeingefährlich gelten. Wenn so jemand freikommt, gibt es Tote. Ich musste mich vor dem Ministerium rechtfertigen. Doch zum Glück haben wir eine Spur.«

»Ach ja?«

»Jemand ist nachts in unser Haus eingedrungen und hat ihn befreit. Wie genau das vor sich ging, untersuchen wir gerade noch. Wir wissen nur, dass derjenige IT-Kenntnisse hat. Er ist auch in unser Computersystem eingedrungen. So konnte er die Türen öffnen.«

»Ihre Türen lassen sich zentral steuern? Mit einem System, das sich hacken lässt?«

Böcklin funkelt ihn böse an. »Es geht vor allem um die Kameraaufnahmen. Sie wurden gelöscht. Auch die vom Parkplatz. Aber wir konnten eine Zeugin finden, die ein Auto gesehen hat. Und deshalb bin ich hier.«

Marc wartet auf eine Erklärung, und Böcklin lässt ihn genüsslich zappeln.

»Sie hat sich sogar das Kennzeichen gemerkt. Es ist ein Auto aus dem Fuhrpark der Kanzlei, in der Sie arbeiten.« Sie kostet ihren Triumph aus. »Wir haben natürlich einen Verdacht, wer es gewesen sein könnte«, fährt sie fort. »Aber wir wollen nichts überstürzen. Das lässt sich dann alles mit der Polizei klären. Es sei denn, der Eigentümer Herr Badler will selbst die Initiative ergreifen. In diesem Fall würden wir möglicherweise von einer Anzeige absehen.«

Das Gesäusel wird Marc zunehmend unerträglich. Es ist völlig egal, ob sie zur Polizei geht oder nicht. Wenn sie dieses Gebäude betritt und mit Badler spricht, ist er verloren. Wenn sie nicht direkt in die beiden Beamten hineinläuft und ihnen die Geschichte gleich selbst erzählt. Sie macht nicht den Eindruck, als hätte sie Skrupel.

»Sie glauben immer noch, ich hätte ihn befreit«, stellt er fest, um Zeit zu gewinnen.

»Ob ich das persönlich glaube, ist gar nicht so wichtig, finde ich. Wichtig ist, dass wir belegen können, dass es jemand mit einem Firmenwagen war. Ich frage mich, wie Badler darauf reagiert. Wir hatten ja erst kürzlich eine Kollegin von Ihnen im Haus, sogar die Presse bekam Wind davon. Der Druck scheint ziemlich groß zu sein. Wie erleben Sie das? Ist ja eigentlich auch egal. Jedenfalls bin ich sicher, dass er alles tun wird, um die Sache aufzuklären.«

»Warum ist Ihnen das überhaupt so wichtig?«, sagt Marc. »Ist das irgendein persönlicher Rachefeldzug gegen meinen Bruder und mich?«

Sie scharrt mit dem Fuß auf dem Boden. »Dass Sie es nicht verstehen, wundert mich nicht. Ich habe gesehen, wie Sie auf die Fixierung Ihres Bruders reagiert haben. Aber Sie unterschätzen, wie dünn die Oberfläche ist, die wir Zivilisation nennen. Verzeihen Sie, wenn das philosophisch klingt, das ist es nicht. Wir halten etwas von der Gesellschaft fern, das viele nicht wahrhaben wollen. Der Mensch ist ein gefährliches Wesen. Es geht bei unserer Arbeit um Leben und Tod.«

»Unsinn. Mein Bruder ist nicht gefährlich.«

»Doch«, erklärt sie. »Und ich sage das nicht, weil er

Ihren Kollegen angegriffen hat. Ich mache das hier schon sehr lange und weiß, wann jemand eine Gefahr ist und wann nicht. Glauben Sie, ich kenne die Geschichte von Ihnen beiden nicht? Ihnen scheint es gut zu gehen, psychisch, meine ich. Schön für Sie. Aber Ihren Bruder müssen wir finden, sonst passiert etwas Schreckliches, das verspreche ich Ihnen.«

Marc denkt an Mike und fühlt sich ertappt, doch er drängt den Gedanken beiseite. Sein Bruder würde so etwas nie tun. Er weiß das, niemand kennt ihn so gut wie er.

»Wenn ich jetzt zu Herrn Badler gehe, werde ich hoffentlich meine Antworten bekommen«, sagt Böcklin. »Ich denke schon. Es wird sich leicht herausfinden lassen, wer das Auto mit diesem Kennzeichen an diesem Tag verwendet hat. Aber für den Betreffenden ist das nicht so toll.« Sie macht eine Kunstpause. »Vielleicht muss ich gar nicht zu Herrn Badler. Vielleicht wäre das für alle Beteiligten einfacher. Was denken Sie?«

Er versteht, worauf sie hinauswill. »Sie glauben, ich war es.«

»Um ganz ehrlich zu sein, ja. Das glaube ich. Warum geben Sie es nicht zu? Vielleicht kann ich dann über den Schaden hinwegsehen, den Sie angerichtet haben. Ich muss nicht zu Badler, Sie verlieren womöglich nicht Ihren Job. Das wäre gut wegen Ihrer Schulden, nicht wahr?«

Er erschrickt, bevor er zurückfragt: »Welche Schulden?«

Doch es hat zu lang gedauert. Sein kurzes Schweigen genügte, um ihren Verdacht zu bestätigen. Aber wie kann sie davon wissen?

»Auch Sie stehen unter ganz schön viel Druck, scheint mir. Ich würde an Ihrer Stelle vorsichtig sein.«

»Was soll das schon wieder heißen?«

»Passen Sie auf mit Stress. Sie haben gelernt, allen in

Ihrer Umgebung so etwas wie Normalität vorzuspielen. Doch wir beide wissen, dass das nur eine Fassade ist. So zu leben wie Sie ist enorm anstrengend. Die Vergangenheit beeinflusst alles, was Sie tun. Sie lauert ständig im Hintergrund, bereit, sich in Ihr Leben einzumischen, wenn Sie nicht vorsichtig sind. Niemand darf merken, wie Sie wirklich sind. Wenn der Stress zu groß wird, kann diese Fassade in sich zusammenbrechen. So wie es bei Ihrem Bruder passiert ist.«

Marc ist ehrlich irritiert über ihre Unterstellungen. Er dachte, dass Menschen wie Böcklin sehr vorsichtig mit Diagnosen sind. Jeder darf so leben, wie er will, solange er für sich und andere keine Gefahr darstellt. Dass jemandem vorab ein Zusammenbruch diagnostiziert wird, hat er noch nie gehört. »Was mit Jens passiert ist, hat nichts mit unserer Vergangenheit zu tun. Ich weiß gar nicht, wovon Sie reden. Wir sind ganz normal aufgewachsen.«

Böcklin scheint das sehr komisch zu finden. »Es ist also alles in Ordnung, ja? Sie stehen nicht unter Druck? Sie schlafen gut? Sie sehen nicht manchmal komische Dinge? Sie sind nicht einer Verschwörung gegen sich und Ihrem Bruder auf der Spur?«

Darauf weiß er nichts zu erwidern.

»Nach außen hin darf ich so etwas nicht sagen, aber bei Ihnen mache ich eine Ausnahme. Wenn man so wie ich vom Fach ist, sieht man sehr wohl, wer es schaffen wird und wer nicht. Wir erkennen das sehr früh. Leider müssen wir immer warten, bis etwas passiert, auch wenn es aus professioneller Sicht bereits offensichtlich ist.«

Marc sieht sich nervös um. Inzwischen muss die Polizei im Haus fertig sein. Er hat Angst, dass sie ihn sehen können, wenn sie zu ihrem Wagen zurückkehren. Aber auch wenn das nicht passiert, ist die Lage kaum besser. Böcklin wird mit Badler sprechen. Sie scheint sich ihrer Sache vollkommen sicher zu sein. Das bedeutet, dass Marc von jetzt an auf der Flucht ist.

»Gehen Sie nicht hinein«, bittet er. »Ich werde ihn suchen.«

Ihre Belustigung wandelt sich in Wut. »Sagen Sie nicht, Sie wissen wirklich nicht, wo er sich aufhält.«

»Nein, aber ich finde es heraus. Und wenn ich mit ihm reden kann, wird sich alles aufklären.«

»Verstehen Sie es nicht?«, fährt sie ihn an. »Ihr Bruder ist gemeingefährlich! Es wird Tote geben. Wenn es nicht schon zu spät ist.«

»Maßen Sie sich nicht an, meinen Bruder zu kennen!«, bricht es aus ihm heraus. »Oder mich. Sie wissen gar nichts! Er ist unschuldig!«

»Ist ja auch egal. Ich rede jetzt mit Badler.«

Sie will sich an ihm vorbeidrängen, doch er stellt sich ihr in den Weg.

Damit hat sie offenbar nicht gerechnet. »Interessant«, sagt sie.

Sie probiert es auf der anderen Seite, doch Marc versperrt ihr erneut den Weg. Sie versucht ihn wegzuschieben, doch er schlägt ihren vorgestreckten Arm weg. Sie schlägt zurück, worauf er erneut zuschlägt. Nicht fest, aber doch fester, als er es beabsichtigt hat.

Und plötzlich ist da ein irres Grinsen in Böcklins Gesicht. »Danke.«

»Wofür?«

»Sie haben mir gerade einen großen Gefallen getan.«

Ihr Blick fällt auf jemanden hinter ihm. Bevor Marc reagieren kann, ist da ein Pfleger, den er bereits in der Klinik gesehen hat. Ein Hüne, der etwas von einem Türsteher hat, in weißer Arbeitskleidung.

Marc ist zwischen ihm und Böcklin eingekesselt. Er versucht sich an der Ärztin vorbeizudrängen, doch der Pfleger ist schneller. Er schnappt Marcs Arm und verdreht ihn so sehr, dass ihm die Luft wegbleibt.

»Bring ihn zum Wagen«, befiehlt Böcklin.

»Das können Sie nicht tun!«, bringt Marc hervor.

»Sie hätten mich nicht angreifen sollen. Aber ich verstehe es ja, Sie können nicht anders. Es ist so, wie ich von Anfang an gesagt habe.«

Marc windet sich, doch der Griff des Riesen ist unerbittlich. In seiner Verzweiflung beginnt Marc zu schreien.

»Hilfe! Ich werde entführt!«

Es ist ein sinnloser Versuch, von dem sich Böcklins Begleiter nicht einschüchtern lässt. Doch am Ende der Gasse ist jemand stehen geblieben.

»Schaff ihn weg, schnell!«, sagt Böcklin.

Bevor Marc weiß, wie ihm geschieht, wird er weggebracht, hinter das Gebäude, wo ein Einsatzwagen steht, der ein wenig wie ein Krankenwagen aussieht. Böcklin öffnet die Hecktür, woraufhin der Pfleger ihn unsanft ins Innere befördert, in dem ein Sessel steht, der mit Stoffriemen ausgestattet ist. Es dauert nur Sekunden, bis Marc dort fixiert ist.

»Nicht schreien«, rät ihm der Mann. »Machen Sie die Frau Doktor nicht noch wütender. So ist es einfacher für Sie.«

Er schenkt ihm ein Lächeln, das in einer anderen Situation als aufmunternd durchgehen könnte, bevor er hinunter auf die Straße springt und die Tür hinter ihm zuwirft. Kurz darauf setzt sich der Wagen in Bewegung.

Marc kann nicht glauben, was gerade passiert ist. Leise brummt der Motor. Das Fahrzeug hält an einer Kreuzung, fährt wieder an. Sie haben keine Eile, es fühlt sich an wie ein Ausflug.

Wo sie hinfahren, kann Marc nicht sehen. Die Fenster sind aus Milchglas.

Das kannst du nicht tun.

Marc versucht sich an den Paragrafen zu erinnern. Der genaue Wortlaut fällt ihm nicht ein, aber jemand wie Böcklin ist nicht befugt, ihn ohne Weiteres mitzunehmen. Das darf nur die Polizei.

Böcklin brüstet sich damit, Menschen zu verwahren, die eine Gefahr für die Gesellschaft darstellen. Doch damit bewegt sie sich in einem Bereich, der einen absoluten Sonderfall im gesellschaftlichen Leben darstellt. Einen Menschen dauerhaft seiner Freiheit zu berauben, um andere zu schützen, ist das letzte Mittel. So einer Maßnahme geht immer ein Gerichtsverfahren voraus, verbunden mit Gutachten von Fachleuten, die Empfehlungen über eine Einweisung abgeben.

Und doch hat Marc Angst. Wenn Böcklin wirklich so viel Erfahrung hat, wie sie sagt, dann tut sie so etwas nicht unbedacht. Sie scheint einen Plan zu haben und überzeugt zu sein, damit durchzukommen. Marc wünscht sich plötzlich, er hätte sich der Polizei gestellt. Dann stünden seine Chancen deutlich besser.

Böcklin scheint die Auseinandersetzung mit ihm persönlich zu nehmen, und das ist eine schlechte Nachricht. Wenn sie angibt, dass er sie angegriffen hat, kommt ein Prozess ins Rollen. Irgendwann wird jemand darüber entscheiden, ob er gemeingefährlich ist. In diesem Moment liegt sein Schicksal in der Hand dieser Person. Er würde gern glauben, dass in diesem Fall immer verantwortungsvoll entschieden wird. Immerhin geht es um das Leben eines Menschen. Aber er hat einmal im Rahmen des Jurastudiums einen Vortrag von einer Psychiaterin gehört, die genau solche Gutachten erstellt. Sie behauptete felsenfest, auf den ersten Blick zu erkennen, ob jemand ein Psychopath ist. Man spüre das, erklärte sie. Diese Leute würden das natürlich leugnen, was nur noch bestätige, dass es sich um Psychopathen handle. Marc erinnert sich noch, wie er sich bei dem Vortrag umsah, ob es den anderen im Publikum auch so ging. Hatte sie gerade wirklich behauptet, dass sie mit nur einem einzigen Blick über die Sicherheitsverwahrung eines Menschen entschied, und dass sie alles, was der Betreffende sagte, als Bestätigung für ihre Einschätzung auffasste? Marc erinnert sich noch gut an das mulmige Gefühl, das er beim Verlassen des Saals hatte. Nicht nur wegen der Aussagen der Psychiaterin, sondern auch deshalb, weil scheinbar niemand außer ihm etwas daran anstößig fand.

In diesem Moment verstand er besser, dass es sich hierbei um eine völlig andere Welt handelte, in der Menschen wie Böcklin fast gottgleiche Macht besaßen. Man ließ sie schalten und walten, weil man froh war, sich nicht mit den besonders schwierigen Fällen befassen zu müssen.

Marc spürt, wie sich etwas in ihm zusammenzieht und ihm die Luft zum Atmen nimmt. Ist es so schnell vorbei? Hat er verloren?

Plötzlich bleibt der Wagen stehen. Der Motor läuft weiter, Marc wartet darauf, dass eine für ihn nicht sichtbare Ampel auf Grün springt und sie weiterfahren, doch nichts dergleichen geschieht. Nach einigen Minuten wird der Motor plötzlich doch abgestellt.

Im selben Moment hört Marc eine schrille Stimme durch die Hecktür. Ihm wird bewusst, dass es Böcklin ist, die telefoniert. Ihre Tiraden sind immer wieder von Pausen unterbrochen. Was auch immer sie bespricht, es scheint nicht gut zu laufen, denn sie wird immer hysterischer. Irgendwann verstummt sie und scheint sich mit ihrem Pfleger zu unterhalten. Das Gespräch dauert nur etwa zwei Minuten, dann öffnet sich plötzlich die Hecktür und der Pfleger steigt ein. Wortlos öffnet er die Gurte und nimmt seinen Arm, um ihm hochzuhelfen. Marc schlägt seine Hand weg. Sie steigen aus. Marc erkennt den Parkplatz der Klinik. Er sieht sich um, in der Erwartung, von einem Mitarbeiterkomitee Böcklins in Empfang genommen zu werden, die ihn in die Psychiatrie bringen.

Doch der Parkplatz ist leer, die Ärztin ist nirgends zu sehen. Marc ist zu perplex, um zu reagieren. Später wird er sich fragen, warum er nicht sofort davongelaufen ist. Stattdessen steht er da und sieht den Pfleger an, als wartete er darauf, ins Haus gebracht zu werden.

»Was ist passiert?«, fragt Marc.

»Ich verstehe es auch nicht«, gesteht der Pfleger. »Sie müssen einflussreiche Unterstützer haben.«

Der Mann wirft die Hecktür zu und verriegelt den Wagen mit einem Tastendruck des Schlüssels in seiner Hand.

»Das heißt, ich kann gehen?«

»Sie können auch warten. Soweit ich weiß, werden Sie abgeholt.«

Da ist es wieder, dieses ermunternde Lächeln, das diesmal wirklich authentisch zu sein scheint.

Wenige Augenblicke später biegt ein Firmenwagen der Kanzlei auf den Parkplatz ein. Als er Badlers Sekretärin Susanne am Steuer sieht, erinnert er sich. Sie war es, die er am Ende der Seitengasse gesehen hat. Sie hat beobachtet, wie er weggebracht wurde.

Der Wagen kommt neben ihm zum Stillstand, und sie lässt die Scheibe herunter.

»Steigen Sie ein«, fordert sie ihn auf.

Schweigend fährt sie ihn in die Stadt. Die Stille ist erdrückend.

»Sie waren das, oder? Sie haben mich gesehen«, beginnt er.

Susanne reagiert nicht, doch Marc spürt ihre Erregung neben sich.

»Ich dachte nicht, dass die mich gehen lassen.«

»Es war Herr Badler«, sagt sie schnell. »Er hat Druck gemacht und sich für Sie eingesetzt.«

»Danke.«

»Danken Sie mir nicht«, gibt sie grimmig zurück. »Ich tue das für Herrn Badler und für die Kanzlei. Sie bringen uns in eine unmögliche Lage.«

So kann man es natürlich sehen. Dennoch ist Marc irritiert über ihre abweisende Haltung. »Ich habe nichts getan«, beteuert er.

»Er hätte Sie niemals einstellen dürfen«, murmelt sie.

»Ach ja?«, gibt Marc zurück. Es dauert einen Moment, bis die Tragweite ihrer Worte zu ihm durchdringt und er wütend wird. »Und wer sagt das? Sie etwa? Haben Sie denn irgendwas zu entscheiden?«

»Alle sagen das«, gibt sie kühl zurück. »Haben Sie keine Ohren? Ach nein, Sie sind ja so sehr mit sich selbst beschäftigt. Ständig fahren Sie mit dem Dienstwagen irgendwohin. Sie versuchen, in unsere Server einzudringen.«

Marc erschrickt. »Habe ich nicht.«

»Wir haben es bemerkt. Aber keine Sorge, Herr Badler wird nichts unternehmen. Es ist wie mit Ihrem Bruder«, fährt sie fort. »Auch er bekam eine Sonderbehandlung. Wir rackern uns alle ab und versuchen, das Unternehmen am Laufen zu halten, und Sie beide können tun und lassen, was Sie wollen.«

Sie reagiert sich an ihm ab. Marc muss daran denken, was Jessy gesagt hat, dass Jens mit Badler in Kontakt war und etwas für ihn recherchiert hat.

»Warum hilft er mir?«

»Das können Sie ihn gleich selbst fragen«, erklärt sie.

Marc sieht aus dem Fenster und bemerkt, dass sie gar nicht zur Kanzlei fahren. Sie sind auf der anderen Seite der Innenstadt, in einer Einkaufsstraße, wo sie den Wagen schwungvoll in eine eigentlich ziemlich kleine Parklücke manövriert und abrupt zum Stillstand bringt.

»Was tun wir hier?«

Sie zeigt auf den Eingang eines Hotels neben ihnen. »Warten Sie hier. Badler kommt zu Ihnen.«

»Was tut er hier?«

»Er isst jeden Tag im Restaurant zu Abend. Ein Rat: Was immer er Ihnen anbietet, nehmen Sie es an.«

»Und wenn nicht, was passiert dann?«

»Wir sind eine Anwaltskanzlei. Wer für uns ist, den unterstützen wir. Wer gegen uns ist, den machen wir fertig, bis er keine Bedrohung mehr darstellt. Nur eine Bitte: Fragen Sie nicht wegen des zweiten Gedecks.« Sie nickt mit dem Kopf in Richtung seiner Tür. »Was ist? Jetzt gehen Sie schon!«

Marc steigt aus, und sobald er die Tür geschlossen hat, lässt sie den Motor aufheulen und fährt davon.

Marc bleibt vor der Glasfassade des Hotels stehen, die golden eingerahmt ist. Ein Page steht dort. Sie sehen einander an. Marc spürt Missmut. Der junge Mann muss freundlich zu Gästen sein, alle anderen können auch gern bleiben, wo sie sind.

»Ich soll hier auf jemanden warten«, erklärt Marc, was den Pagen allerdings nicht interessiert.

Nach einigen Minuten wird es ihm zu dumm, und er wendet sich dem Eingang zu. Unbehelligt erreicht Marc die Lobby. An der Rezeption steht eine Frau, die ihn nicht beachtet. Zu seiner Linken entdeckt Marc den gläsernen Eingang zum Restaurant und hält darauf zu.

Bevor er eintritt, blickt er durch die Scheibe. Er hat Angst, dass man ihm einen Tisch zuweisen will, wenn man ihn sieht. Und da entdeckt er Badler.

Der Kanzleichef sitzt mit dem Rücken zu ihm und isst. Er ist wohl nicht allein, der Tisch ist für zwei gedeckt. Marc erkennt zwei Gläser Wein, beide gefüllt. Er isst mit jemandem und scheint keine Eile zu haben.

Marc ist es leid zu warten. Er will die Gelegenheit nutzen, solange Badlers Begleitung weg ist. Bevor ihn jemand aufhalten kann, tritt er durch die Glastür und hält auf den Tisch zu.

»Herr Badler.«

Der Firmenchef zuckt sichtbar zusammen. Sein Blick fällt auf den zweiten Teller, dann auf Marc.

»Sie wollten mich sprechen?«, sagt Marc.

»Was tun Sie hier? Susanne weiß, dass ich beim Essen nicht gestört werden will!«

»Ich habe keine Zeit zu warten.«

Badler tupft sich den Mund mit der Serviette ab, steht auf und wendet sich an einen vorbeigehenden Kellner. »Rühren Sie mein Essen nicht an, ich bin gleich zurück!«

Badler geht voraus zur Hinterseite des Restaurants. Dort sind die Toiletten, ein Bereich, der vom Hauptraum nicht einzusehen ist.

»Das ist unerhört«, murmelt Badler.

»Ihre Assistentin sagte mir, Sie hätten mir geholfen«, beginnt Marc. »Danke dafür. Aber ich schätze, damit ist es nicht getan.«

Jemand wie Badler tut so etwas nicht ohne Grund, das ist ihm klar. Er wird einen Preis dafür zahlen müssen. Doch Marc wird sich nicht unter Druck setzen lassen, das nimmt er sich fest vor.

»Sie sind frei, das ist gut«, sagt er. »Ich habe gehört, Sie hätten die Leiterin der Klinik angegriffen. Was denken Sie sich eigentlich dabei?«

»Ich habe nichts …« Er unterbricht den sinnlosen Rechtfertigungsversuch. In Wirklichkeit ist ihm egal, was Badler glaubt.

»Es war gar nicht so einfach, Sie da herauszuholen.«

»Warum haben Sie das getan?«, fragt Marc offen, weil er es immer noch nicht versteht. »Hat es mit meinem Bruder zu tun? Gibt es etwas, das niemand wissen soll?«

»Zuerst Ihr Bruder und dann Sie – wir können uns das im Moment nicht leisten. Deshalb warne ich Sie: Verhalten Sie sich ruhig, sonst kann ich für nichts garantieren.«

Marc erkennt, dass er die Lage falsch eingeschätzt hat. Kein Hinweis auf ihr letztes Gespräch, in dem er Badler all diese Dinge an den Kopf geworfen hat, keine Drohung, ihn hinauszuwerfen. Badler setzt ihn gar nicht unter Druck. Er selbst ist es, der unter Druck ist. Hat es etwas mit dem zu tun, was mit Jessy passiert ist? Er hat nicht vor, Badler darauf anzusprechen, sondern eine andere Idee.

»Was ist mit meinem Geld?«, fragt er stattdessen.

Badler sieht ihn irritiert an. »Ich habe Ihnen gerade die Haut gerettet!«

Doch Marc interessiert sich nicht dafür. Er spürt etwas, dem er intuitiv nachgeht. Nicht, dass er das Geld noch dringend brauchen würde. Es ist nur eine Laune, weil ihm inzwischen fast alles egal ist. Für rationales Denken ist er zu erschöpft. »Das ist keine Antwort.«

Badler beißt die Zähne zusammen. »Das Geld ist überwiesen. Ich habe es heute veranlasst.«

Marc ist sprachlos. Damit hat er nicht gerechnet.

Ein Mann kommt vom Restaurant und sieht sie überrascht an. Sein Blick wandert zu Badler, den er zu kennen scheint, und dann zu Marc. Als Badler nicht reagiert, geht er weiter zur Toilette.

»Wichtig ist, dass Sie sich ruhig verhalten«, sagt der Kanzleichef leise, ohne ihn dabei anzusehen. Ihm ist sichtlich unbehaglich, und er will weg von hier.

Doch Marc hat keine Lust lockerzulassen. »Verdoppeln Sie die Summe«, sagt er.

Badler reißt die Augen auf.

»Ich hätte Ihnen gleich die Wahrheit über meine finanzielle Lage sagen sollen, tut mir leid«, fährt Marc fort. »Die zwei Gehälter reichen nicht annähernd aus. Helfen Sie mir, dann werde ich mich ruhig verhalten. Ich werde bis zum Ende am Camp teilnehmen und mich positiv darüber äußern. Ich werde allen erzählen, wie sehr Sie sich um Ihre Mitarbeiter kümmern. Ich werde sogar gute Stimmung machen in unserer letzten Nacht im Wald, wenn es regnet und kalt ist. Wenn wir in Todesangst an einem Seil über einer Schlucht hängen und Arend im Begriff ist, die Kontrolle über die Gruppe zu verlieren, werde ich zur Stelle sein und die Kollegen besänftigen. Das kann ich Ihnen anbieten.«

Badler sieht gebrochen aus. Marc hätte nicht geglaubt, das einmal zu erleben. Er scheint sprachlos zu sein.

»Was ist?«, setzt Marc nach.

»Ich werde eine zweite Überweisung veranlassen«, erklärt er. »Und ich werde noch etwas drauflegen.«

»Gut, tun Sie es bald. Ich will das Geld noch heute Abend auf meinem Konto haben.«

Marc macht kehrt und verlässt das Restaurant.

Draußen auf der Straße braucht er einen Moment, um sich zu sammeln. Was er getan hat, ist verrückt, aber das ist auch die Situation, in der er sich befindet. Mit normalen Mitteln kommt er nicht heraus.

Er muss daran denken, dass eigentlich in ihrer Familie Jens für solche Hau-Ruck-Aktionen bekannt war. Marc ist normalerweise der Ruhige, Besonnene, während Jens ab und an verrückte Dinge tut und dabei unverantwortliche Risiken eingeht. Vielleicht hätte er früher damit beginnen sollen. Womöglich hätte er mit einer aggressiveren Strategie seine Firma retten können.

Vielleicht kann er das immer noch. Ganz sicher ist er noch nicht, ob die Sache mit Badler gegessen ist. Aber er glaubt, dass der Chef alles tun wird, um weitere Aufmerksamkeit zu vermeiden. Zum ersten Mal seit vielen Wochen sieht Marc einen Ausweg aus seiner vertrackten Lage. Vielleicht kann er mit Badlers Geld einen Neubeginn schaffen.

Er muss plötzlich an Tamara denken. Eigentlich hätte er sie längst anrufen sollen, hat es aber immer wieder hinausgeschoben.

Marc holt sein Handy heraus und wählt ihre Nummer. Was er ihr sagen wird, weiß er noch nicht, aber es ist auch egal. Er will ihr sagen, dass alles gut wird. Dass er einen Bonus bekommt, dass er noch eine letzte Nacht im Wald verbringen wird und es nicht erwarten kann, sie wiederzusehen.

Doch als das Telefon klingelt, dauert es nicht lang, bevor die Leitung tot ist.

Marc blickt auf das Display, ob er Empfang hat, doch daran scheint es nicht zu liegen.

Er beschließt, Tamara eine kurze Nachricht zu schreiben, dass er es bald geschafft hat und sie sich keine Sorgen machen soll.

Als er ein Taxi zu sich winkt, um zurück in die Firma zu fahren, muss er daran denken, was er im Restaurant gesehen hat. Der zweite Teller und das zweite Weinglas waren unberührt. Er glaubt nicht, dass dort überhaupt jemand zusammen mit Badler saß.

Adele Böcklin ist etwas heiser. Sie hat ihren Mitarbeiter zurechtweisen müssen und ist dabei laut geworden. Er ist ihr bester Betreuer, und bei genauerer Betrachtung hat er wahrscheinlich gar nichts falsch gemacht, aber sie konnte nicht anders, die ganze Wut und Enttäuschung musste raus.

Wie Erler es gemacht hat, weiß sie nicht. Aber kurz bevor der Wagen mit Marc Erler bei ihrem Haus ankam, rief der für Gesundheit zuständige Stadtrat auf ihrem Privathandy an. Ohne große Umschweife teilte er ihr mit, dass sie die beantragten Gelder vergessen könne, wenn sie eigenmächtig Leute einweise.

Böcklin vermutet, dass der Arbeitgeber von Erler interveniert hat. Sie hat unterschätzt, mit welch mächtigen Gegnern sie es zu tun hat. Im Umfeld des Bürgermeisters wird gerade wegen Korruptionsverdachts ermittelt, und vielleicht steht der Stadtrat deshalb mit dieser Anwaltskanzlei in Kontakt.

So oder so, sie musste Erler gehen lassen, und der Gedanke, dass er seelenruhig weiter seiner Arbeit nachgehen kann, macht sie rasend. Es erschüttert ihr Selbstverständnis, das angekratzter ist, als es von außen den Anschein haben mag. Wie die Leute in ihrem Haus kämpft auch sie mit Dämonen. Manche Neigungen bleiben privat und werden nie sichtbar. Erst wenn Menschen die Kontrolle über ihre Neigungen verlieren, kommt sie ins Spiel. Sie weiß, dass sie diesen Menschen deshalb helfen kann, weil sie sie versteht. Weil sie weiß, wie es ist, mit inneren Mächten zu kämpfen und letztlich den Sieg davonzutragen. Und ja, es bereitet ihr auch Genugtuung, dabei zuzusehen, wenn sie einmal bei dem Kampf scheitern, den sie gewonnen hat.

Sie weiß, dass Erler es gespürt hat. Es ist richtig, dass es nicht nötig gewesen wäre, Jens Erler zu fixieren, so heftig, wie er sediert war. Überhaupt hat sie von Anfang an nicht den Eindruck gehabt, dass er psychotisch war. Sie konnte nicht genau sagen, was er hatte, aber es war nichts, was ihren inneren Alarm aktiviert hätte. Dennoch hat sie ihn fixieren lassen, wie so oft. Weil sie es kann.

Deshalb ist es auch ein Problem, wenn etwas wie das gerade eben passiert. Wenn ihre Autorität untergraben wird, beginnen die Leute Fragen zu stellen. Dinge, die sie bisher ganz selbstverständlich tut, werden plötzlich angezweifelt. Und alles, was sie sich hier aufgebaut hat, ist dann bedroht. Marc Erler eine Weile hierzubehalten wäre eine Absicherung gewesen. Doch sie hat unterschätzt, wie schlecht es um den alten Badler und seine Kanzlei steht. Von dem Camp, das er veranstaltet, hat sie in der Zeitung gelesen. Als dann Jens zu ihr eingeliefert wurde, konnte sie sich ein Grinsen nicht verkneifen. Badlers Firma hat in den Kreisen, die mit Psychiatrie zu tun haben, einen gewissen Ruf. Nirgendwo sonst ist die Burn-out-Rate so hoch. Sie hatte schon vor Jens Erler Angestellte von ihm in ihrer Obhut. Eine junge Dame kam vor einem Monat zu ihr, nachdem sie einen halbherzigen

Selbstmordversuch verübt hat. Die Kleine tat ihr leid, und sie hat ihr wieder auf die Beine geholfen. Nicht jeder Patient spricht ihre Neigungen an. Manchmal will sie auch einfach nur helfen.

Böcklin versteht, dass Badler sich um seinen Ruf sorgt, aber etwas Verrücktes wie dieses Camp kann auch nur Badler sich ausdenken. Die Psychologin Arend kennt Böcklin nicht, aber sie bezweifelt, dass die junge Frau ihrer Aufgabe gewachsen ist. Ihre professionelle Einschätzung ist, dass die Sache nur schiefgehen kann. Menschen, die so am Limit sind wie die in Badlers Firma, brauchen Ruhe und Geborgenheit, keine Abenteuer.

Für manche Menschen kann eine derartige Überforderung gefährlich sein. Traumatisierte Menschen, Menschen mit einer Vorgeschichte. Sie hat die Akten der Erler-Brüder gelesen. Jemand wie sie stehen unter einer andauernden inneren Spannung, auch wenn man das vielleicht nicht von außen sieht. Sie mögen lernen, sich normal durch den Alltag zu bewegen, aber die Welt, in der sie leben, wird nie dieselbe sein wie die anderer Menschen. Sie fragt sich, in welcher Welt Marc Erler lebt. Weiß er wirklich nicht, wo sein Bruder sich aufhält?

Dass Marc Erler seinen Bruder befreit hat, glaubt sie nicht. Denn es soll eine Frau gewesen sein, die am Steuer des Firmenwagens saß.

Marc ist seltsam ruhig, als er mit dem Taxi zurück in die Firma fährt. Noch ist nichts gelöst, das ist ihm eigentlich klar. Und doch spürt er plötzlich, wie er im Begriff ist, in diesem Wahnsinn die Oberhand zu gewinnen. Er kann in Wirklichkeit alles schaffen, wenn ihm nur der richtige erste Schritt gelingt. Wenn er einen Punkt findet, an dem er ansetzen und die Dinge in Bewegung bringen kann. Dann kann er die Welt aus den Angeln heben. Es ist ein Gefühl, das ihn auch bei der Gründung seiner Firma begleitete. Dass er damit gescheitert ist, hat nichts mit ihm zu tun. Andere Faktoren haben sich gegen ihn verschworen, das sieht er jetzt ein.

Das Sonderbare ist, dass all die Bücher, die er über Erfolg gelesen hat, all die Webinare zu Strategie, die er besucht hat, ihm hier nichts bringen. Sie sind die wichtigtuerischen Ausdünstungen von Selbstdarstellern, die doch in den meisten Fällen nicht wirklich erfolgreich sind. Wer wirklich erfolgreich ist, hat keine Zeit, solche Bücher zu schreiben. Das, was Marc hier tut, tut er auf seine Art. Es gibt keine Strategie, keine Erfolgsformel, keinen Schlüssel, der das Tor öffnet und den Weg bereitet. Es gibt nur den Willen und den nächsten Schritt. Beides muss man immer von Neuem finden. Der Wille darf niemals nachlassen.

Der Wille ist so stark wie seit Wochen nicht mehr, und auch der nächste Schritt ist klar. Er muss überprüfen, ob Böcklin recht hat. Er will die Bewegungsdaten auf den Armbändern checken und herausfinden, ob jemand in letzter Zeit bei der Klinik war. Doch dazu muss er noch mal in sein Büro, wo er den Laptop zurückgelassen hat. Bei seiner Flucht vor der Polizei hatte er keine Gelegenheit, ihn mitzunehmen. Große Hoffnungen macht er sich nicht. Wenn das nicht gelingt, wird er sehen, ob sich herausfinden lässt, wer am Tag von Jens' Verschwinden die Fahrzeuge benutzt hat. Auch das wird schwierig, wer immer Jens befreit hat, wird kaum seinen Namen in die Fahrtenbücher eingetragen haben. Doch das ist egal, es geht nur um den nächsten Schritt.

Marc lässt den Taxifahrer einige Straßen von der Firma entfernt halten und gibt ihm großzügig Trinkgeld. Dann schlendert er in Richtung des Gebäudes, wobei er unauffällig die Umgebung scannt. Er hält Ausschau nach Streifenwagen und Fahrzeugen, die zu Böcklins Klinik gehören könnten. Die Polizei ist in Zivil unterwegs, das weiß er inzwischen, doch er hat ihren Wagen einmal bei der Klinik gesehen und glaubt, sich an das Fabrikat zu erinnern.

Unbehelligt erreicht Marc das Gebäude, steigt in den Lift und fährt hinauf in das Stockwerk der Kanzlei. Alles ist ruhig, als er zu seinem Büro geht. Bis zum Schluss glaubt er, dass hinter einer Ecke jemand lauern könnte, der plötzlich hervorspringt, um ihn zu verhaften. Doch niemand hindert ihn, als er den Schlüssel ins Schloss steckt und die Tür zu seinem Büro öffnet.

Auf das Bild, das ihn erwartet, ist er nicht vorbereitet. Auf seinem Schreibtisch sitzt der Teddy von der Brücke.

Es tut eigentlich nicht mehr weh. Die Tränen sind getrocknet. Seinen Ausgang nahm der Streit mit den neuen Geschenken. Beide beehren ihn damit. Mutter bringt ihm glitzernde Kleinigkeiten, ein Pferd mit Ritter darauf, eine Mondrakete. Vaters Geschenke sind groß und viele davon kaputt. Eine Autorennbahn, bei der nur eine Spur funktioniert, was egal ist, weil der Junge ohnehin allein spielt. Ein andermal ein Superheldenkostüm, bei dem die Verpackung kaputt war, das aber sonst in Ordnung zu sein scheint.

Heute war es ein Spielzeugschwert, das womöglich gar kein Spielzeug ist, sondern dazu dient, an die Wand gehängt zu werden. Es hat eine Scharte in der Klinge. Mutter konnte es nicht auf sich sitzen lassen und hat kritisiert, dass es nicht für Kinder sei und dass er sich damit ver-

letzen könnte. Vater hat zuerst nur gegrinst und von seinem Bier getrunken. Doch dann hat sie die Scharte angesprochen und gefragt, warum er eigentlich nur kaputte Spielsachen verschenkt. Was gar nicht stimmt, aber Vater trotzdem nicht unerwidert lassen konnte. Er hat sie neidisch genannt und ihr vorgehalten, dass sie zu viel Geld für die Geschenke ausgebe. Dann hat er gefragt, wo sie überhaupt das Geld herhabe. Während des Streits saßen die beiden Teddys auf der Couch, als würden sie zusehen – der große von Vater neben dem kleinen von Mutter. Den großen hat der Junge so platziert, weil er damit gespielt hat. Den kleinen hat Mutter dazugesetzt, er lag auf dem Boden.

Als die beiden laut werden, nimmt der Junge den großen Bären und will damit auf sein Zimmer gehen. Er ahnt, dass die Lage eskalieren wird, und will nicht in der Nähe sein. Tatsächlich versteht er, dass sich der Streit um ihn dreht und dass sie sich beruhigen werden, wenn er nicht mehr da ist.

Doch diesmal ist alles anders. Als Mutter ihn sieht, wird ihr Kopf rot. Es ist das erste Mal, dass er sie wütend sieht, seit sie aus dem Krankenhaus zurück ist. Tatsächlich kann er sich auch nicht erinnern, sie vorher jemals so wütend gesehen zu haben. Bevor er die Treppe erreicht, ist sie bei ihm und hält den Teddybären am Arm fest. In ihrem Blick ist all die Wut der letzten Jahre, die unerwiderte Liebe. Es ist eine Anklage gegen das undankbare Kind.

Plötzlich steht Vater neben ihnen und greift ebenfalls nach dem Teddy, der Junge hält den Körper, während die Eltern je einen Arm halten.

»Lass los«, fordert der Vater mit einem Lächeln.

Der Junge will sich der Situation entziehen und gibt den Teddy frei.

»Nicht du«, sagt der Vater. Er ist es, der als Erster zieht. Sie lässt nicht los und zieht ihrerseits.

»Du machst ihn kaputt«, sagt er. »Sein Lieblingsspielzeug.«

Ein einziger Ruck von ihr genügt, um ihm den Arm auszureißen. Es ist der, den Vater hält. Er blickt verdutzt hinunter, als hätte er erwartet, dass der andere Arm abreißen würde. Im Blick der Mutter hingegen spiegelt sich grimmiger Triumph.

»Er war von Anfang an kaputt«, sagt sie.

Sie will sich mit dem Rest des Teddys davonmachen, doch der Junge reagiert schnell. Er fasst wieder nach dem Körper und hält ihn fest. Tränen steigen in seine Augen.

»Lass ihn los«, sagt Vater. In seinem Gesicht ist wieder ein Grinsen. »Sie will ihn haben, also lass ihn ihr.«

Doch ihm wird klar, dass das Grinsen nur aufgesetzt ist. Auch in ihm hat sich Wut aufgestaut.

Der Schlag kommt von seiner Mutter. Vermutlich wollte sie ihn nur dazu bringen, den Teddy loszulassen. Was immer der Grund war, sie erreicht ihr Ziel. Marc lockert seinen Griff. Doch da ist der Vater bereits da. Er kann nicht glauben, was sie getan hat.

»Das wirst du bereuen«, sagt er.

Sie ist selbst am meisten erschrocken. »Es tut mir so leid.«

Doch als sie sich Vater zuwendet, ist von dem Schreck nichts mehr zu sehen. Die beiden stehen einander gegenüber wie zwei Raubtiere. Dann geht alles ganz schnell. Sie wendet sich um, stürzt zur Tür und wirft dem Jungen einen letzten Blick zu, bevor sie ins Freie verschwindet.

»Und komm ja nicht zurück!«, ruft Vater ihr nach.

Das ist nun etwa eine halbe Stunde her. Unten ist es gespenstisch ruhig. Vater hat sich nicht blicken lassen, was sich in ihm abspielt, kann der Junge nur ahnen. Er ist selbst verwirrt. Kommt sie tatsächlich nicht mehr zurück? Der Gedanke lässt ihm keine Ruhe. Diese Möglichkeit formt sich zum ersten Mal in seinem Kopf, und es ist die Ruhe des Vaters, die ihn darin bestärkt, dass es so kommen könnte. In seiner Fantasie sitzt der Vater unten mit seinem Bier vor dem Fernseher und ist zufrieden mit sich selbst. Erst als Erwachsener wird er sich darüber wundern, wo dieses Bild herkam. Sein Vater war schwierig, aber so hätte er nicht reagiert. Auch er muss aufgewühlt gewesen sein. Dass die Frau, mit der er einen Sohn hat, ihn verlässt, kann ihn nicht kaltgelassen haben.

Als der Junge von unten die Stimme der Mutter hört, ist er erleichtert. Alles wird wieder gut werden, davon ist er plötzlich überzeugt. Er nimmt sich vor, künftig netter zu ihr zu sein, wenn sie ihm etwas kocht. Oder wenn sie ihm ein Geschenk macht. Er wird ihr sagen, dass der alte Teddy von Vater ohnehin kaputt war und dass er ihren viel schöner findet. Das ist zwar nicht die ganze Wahrheit, aber es ist egal. Manchmal muss man nicht die Wahrheit sagen, zumindest wenn man es nett meint. Das nennt man »Kompliment«, hat er unlängst gelernt. Die Leute sagen sich nette Dinge, auch wenn sie nicht stimmen.

Doch als der Junge aufsteht und nach unten geht, muss er feststellen, dass er die Lage falsch eingeschätzt hat. Seine Mutter ist nicht zurückgekommen, damit alles wieder wie vorher wird. Sie hat etwas anderes vor.

Marc hat den Teddy in den Abstellraum mit dem versteckten Server gelegt. Er wusste nicht, wo er ihn sonst deponieren sollte, bevor ihn jemand sieht. Das ergibt irgendwie Sinn, weil derjenige, der den Teddy in seinem Büro drapiert hat, vermutlich auch den Server in Betrieb genommen hat. Eigentlich, so könnte man sagen, hat er ihn nur zurückgegeben. Sein Laptop war verschwunden, und seinen ursprünglichen Plan, die Überprüfung der Koordinaten, kann er also vergessen. Nicht, dass er daran seither viele Gedanken verschwendet hat. Seine Aufmerksamkeit ist ganz bei dem Stofftier. Jemand hat sich die Mühe gemacht, das riesige Ding hier hereinzuschmuggeln und für ihn zu platzieren, eine Botschaft. Er ist nun ziemlich sicher, dass es sich um denselben Teddy handelt. Der Arm wurde wieder angenäht, er war genau an der Stelle ausgerissen, an die Marc sich erinnert.

Er versucht sich zu vergegenwärtigen, wo die Sachen

aus der Wohnung damals abgeblieben sind, nachdem er ins Heim gekommen ist. Er hätte nicht gedacht, dass diese Dinge noch existieren.

Ihm ist schwindlig, als er darüber nachdenkt, was das bedeutet. Jens hatte recht, jemand beobachtet all seine Schritte. Der Server hätte auch einen anderen Zweck haben können, er beweist nicht, dass es wirklich um ihn und Jens geht. Aber der Teddy spricht eine andere Sprache.

Nun sitzt er im Büro, während unten die Shuttles auf ihn warten. Veronika war bereits hier, um ihm Bescheid zu geben. Er hat gesagt, dass er nicht lange brauchen wird. Sie blieb noch einen Moment in der Tür stehen, als wollte sie nachhören, ob auch alles in Ordnung ist. Doch schließlich ist sie einfach gegangen.

Kurz hat er sich gefragt, ob sie es gewesen sein könnte. Nicht, weil es dafür Anhaltspunkte gibt, sondern einfach, weil ihr Gesicht das letzte ist, das er gerade vor seinem geistigen Auge hat.

Die Bemerkungen der anderen Kollegen sind ihm gut im Gedächtnis.

»Kein Wunder, bei eurer Geschichte.«

»So etwas musste passieren.«

Doch auch die Verständnisbekundungen hat er noch im Ohr. Dabei hasst er es, auf seine Vergangenheit angesprochen zu werden, auf die eine oder auf die andere Art. Seit es passiert ist, wollte er nichts anderes, als alles hinter sich zu lassen. Und er glaubt, dass es ihm im Wesentlichen gut geglückt ist. Er hätte den Abend, der sein Leben verändert und fortan seine Jugend bestimmt hat, längst vergessen, wenn er nicht ständig daran erinnert würde, davon ist er überzeugt.

Viele wissen nichts davon, und das ist gut so. Sie akzeptieren ihn so, wie er ist, ohne irgendwelche Ereignisse aus der

Vergangenheit in ihn hineinzuinterpretieren. Er ist jung, er hat Ziele und Träume. Und keiner davon hat irgendetwas mit dem zu tun, was früher passiert ist. Es gibt kein Trauma, das er mit sich herumschleppt. Auch die Firma ist nicht etwa deshalb bankrottgegangen, weil er ein psychisches Problem hätte. Er hat einfach Mist gebaut, nichts weiter.

Tamara ist die Einzige, die die Wahrheit über seine Vergangenheit kennt und ihn trotzdem akzeptiert, wie er ist. Sie will eine Zukunft mit ihm, und das rührt ihn, als er daran denkt.

Die Vorurteile ihm gegenüber sind so massiv, dass Marc manchmal richtig wütend wird. Einmal hat er einen Freund geschlagen, der sich in einer angeheiterten Runde über ihn lustig machte, dass er eigentlich ganz nett sei für einen Freak.

Doch dazu kam es nie wieder. Seither hat Marc diese Wut gut im Griff. Er münzt sie in Aktivität um, er will zeigen, dass er anders ist, frei. Insofern hat der Bankrott der Firma vielleicht doch etwas mit der Vergangenheit zu tun: Es hätte sie womöglich nie gegeben, hätte sich Marc nicht eine neue Identität aufbauen wollen. Er will für etwas anderes stehen als für seine Vergangenheit.

Das ist es, was hier auf dem Spiel steht. Das Geld Badlers ist ein erster Schritt für einen Neubeginn, damit wird er arbeiten. Doch jemand will nicht, dass es dazu kommt. Jemand will partout nicht, dass seine Vergangenheit ruht. Dieser Jemand scheint auch Jens aus der Klinik befreit zu haben – warum, darauf kann Marc sich immer noch keinen Reim machen.

Er könnte Badlers Geld nehmen und einfach verschwinden. Dazu muss er nichts tun, hier sitzen zu bleiben würde genügen. Irgendwann werden die anderen ohnehin fahren, und er wäre frei, wie er es sich gewünscht hat. Er könnte nach Hause zu Tamara gehen, sich bei ihr entschuldigen und ihr einen Teil der Wahrheit erzählen. Nicht die ganze Wahrheit, die wäre zu schwer zu erklären. Aber er könnte sagen, dass es im Job gut läuft und dass er die Firma jetzt hinter sich lassen kann. Das wäre ausreichend.

Doch er hat Angst vor dieser Option. Es ist wegen des Teddys. Marc muss herausfinden, wer dahintersteckt, bevor jemand dahinterkommt, dass er in Jessys Wohnung war. Und bevor jemand die Leiche von Mike findet, an die Marc nur ungern denkt, weil ihm das nächtliche Erlebnis wie ein Traum vorkommt. Vielleicht hat er sich das nur eingebildet. Immerhin leidet er zunehmend an der Erschöpfung. Er hat gehört, dass Leute manchmal zu halluzinieren beginnen. Oder war es wirklich ein Traum? Ihm hat einmal jemand erzählt, dass er Geister sieht. Das kam damals ganz unaufgeregt und selbstverständlich. Marc war überzeugt, dass die Freundin, die ihm das erzählte, tatsächlich daran glaubte. Heute ist Marc davon überzeugt, dass sie geträumt hat. Vielleicht hat er auch nur geträumt.

Doch er muss sich eingestehen, dass das wenig ändert. Dass jemand hinter ihm her ist, ist nicht eingebildet. Auch Jens war davon überzeugt, und vor wenigen Minuten hat Marc den Beweis dafür in Händen gehalten.

Ein innerer Impuls lässt ihn aufspringen und zur Tür gehen. Er hält auf den Fahrstuhl zu, fährt hinunter, und als sich die Lifttür in der Lobby öffnet, rennt er zum Ausgang. Etwas in ihm hat schreckliche Angst, dass der Konvoi bereits weg sein könnte. Doch sie sind noch da, die Motoren laufen bereits. In dem ersten Auto, in das er aufs Geratewohl steigt, sitzt bereits Margret.

Es ist totenstill, als er zur Treppe tapst. Dabei müssen seine Eltern noch da sein, gerade hat er sie noch gehört. Da, die Stimme seines Vaters. Er spricht ganz ruhig, diesen Ton kennt er noch nicht. Da ist keine Wut in dieser Stimme, sie klingt fremd. Etwas ist nicht in Ordnung. Der Junge hat Angst, sich der Treppe zu nähern. Es liegt eine Spannung in der Luft, die sich entladen kann. Dann sollte er nicht in der Nähe sein.

Doch er will Mutter sehen, nichts anderes ist gerade wichtiger. Er muss sie festhalten, damit sie nicht noch einmal fortläuft.

Natürlich wird er sie nicht festhalten, nicht so. Aber er will ihr nahe sein. Bevor sie vielleicht das nächste Mal für immer weg ist.

Deshalb tapst er die Treppe hinunter. Als er einen Fuß vor den anderen setzt, hört er nun Mutters Stimme wieder. Auch sie ist leise, aber der Tonfall ist ganz anders als der seines Vaters. Ihre Stimme zittert, er glaubt, dass sie geweint hat.

Er nimmt allen Mut zusammen, um den letzten Schritt zu tun, der ihn in Sichtweite des Wohnzimmers bringt. Die Treppe hat kein schmiedeeisernes Geländer, durch das er als kleines Kind hätte hindurchsehen können. Es ist einfach nur ein schmaler, lichtloser Schlauch, der sich zum Wohnraum hin öffnet.

Dort steht Mutter mit dem Rücken zu ihm und spricht zu Vater. Er befindet sich in der Nähe der Eingangstür. Seine Fäuste sind geballt, aber sein Gesicht ist nicht wutverzerrt, sondern überraschend unbeteiligt. Später wird er oft darüber nachdenken, wie ein einzelnes Bild nicht in der Lage ist, eine Situation wiederzugeben. Es ist oft nur der Kontext, der uns hilft, einem Bild anzusehen, ob es einen zufriedenen Familienvater oder einen zum Tode Verurteilten zeigt.

Keiner der beiden nimmt ihn wahr, Mutter blickt in die falsche Richtung, und Vater ist ganz auf sie fokussiert.

»Ich nehme ihn mit«, sagt Mutter. »Und du wirst mich nicht daran hindern.«

»Das ist nicht dein Ernst!«

»Du wirst schon sehen.«

Vaters Fäuste öffnen und schließen sich, doch die Stimme ist ruhig. Fast klingt er wie einer dieser Leute aus dem Fernsehen, klug.

»Denk noch mal darüber nach«, sagt er. »Denk an den Jungen.«

»Ich werde ihn vor dir schützen.«

»Er braucht Eltern. Sein Zimmer, sein Bett. Du kannst ihn nicht mitnehmen.«

Da sieht der Junge Vaters Augen kurz auf ihm ruhen. Der Blick wandert schnell weiter. Der Junge wartet darauf, dass er auf sein Zimmer geschickt wird oder zu ihnen kommen soll.

Doch da spricht Mutter bereits weiter.

»Ich werde nicht zulassen, dass du ein Monster aus ihm machst.«

Vater schüttelt den Kopf. »Ein Monster. Weil er Geschenke bekommt? Ist er ein Monster, weil er meine Geschenke lieber mag?«

»Ich werde ihn beschützen«, wiederholt sie stur.

»Ich habe ihn nie geschlagen«, sagt Vater.

Selbst von hinten ist zu sehen, wie sie zusammenzuckt. Der Junge fasst sich unwillkürlich an die Wange, die bis vor Kurzem noch brannte.

Da hebt Mutter die Hand. Nun kann er sehen, dass sie etwas darin hält. Was auch immer es ist, scheint Vater Angst zu machen, denn er hebt die Hände.

»Ruhig. Du willst das nicht tun. Wir sind doch eine Familie.«

»Er hätte es besser bei mir«, sagt sie.

»Ich verstehe, dass du wütend bist. Vielleicht hast du recht. Wir können über alles reden. Aber nimm jetzt das Ding da runter.«

»Nein.«

Warum der Junge in diesem Moment das Wohnzimmer betritt und in den Raum hineingeht statt zurück auf sein Zimmer, wie es sein Verstand ihm eigentlich rät, kann er später nicht mehr genau sagen. Er wird zum Schluss kommen, dass er sich verantwortlich fühlt. Dass alles so kommt, liegt an ihm. Wenn Mutter jetzt geht, wird Vater das Haus verkaufen, das sieht er ganz deutlich. Und natürlich ist es seine Schuld, wegen all dem Geld, das er kostet. Sein Essen, seine Kleidung. Das ist nun einmal die Wahrheit. Die Geschenke sollen ihn davon ablenken, aber das gelingt seinen Eltern nicht.

Er geht leise auf Mutter zu und will sie gerade ansprechen. Er will ihr sagen, dass es nicht so schlimm ist, dass sie eine Familie sein können. Dass er brav sein wird und dass er will, dass sie nicht mehr weggeht.

Doch bevor er dazu kommt, fällt erneut Vaters Blick auf ihn. Und nun bemerkt auch Mutter, dass etwas hinter ihr ist. Sie wendet sich um und zielt mit der kleinen Pistole auf ihn. Ein Ding, das er einmal im Handschuhfach ihres Autos gesehen hat. Eigentlich darf er es unter keinen Umständen öffnen.

Genau darauf hat Vater gewartet.

Bruno hört die Psychologin rufen und hält den Atem an. Er sitzt in einem der alten Ferienhäuser, mit dem Rücken an die Wand gelehnt und hofft, dass sie ihn hier nicht findet. Auch sie hat sich während der letzten Tage verändert. Ihre naive Zuversicht vom ersten Tag ist wie weggeblasen, doch sie will es sich noch nicht eingestehen. Sie hält eisern an ihren Ideen fest und will das Camp zu Ende bringen. Er hat gefleht und gebettelt. Etwas Schlimmes wird passieren, das hat er ihr gesagt. Doch sie will nicht auf ihn hören.

Es klang wie eine gute Idee. Teambuilding für Firmen. Die Natur ist seine Leidenschaft, er hat sein halbes Leben in den Bergen verbracht, eine Zeit lang hatte er Sponsoren. Er bestieg Gipfel auf anderen Kontinenten, machte spektakuläre Bilder mit Firmenlogo und erhielt im Gegenzug Geld und Ausrüstung. Es war nicht viel, aber gemeinsam mit Vorträgen hielt er sich über Wasser und durfte sich Profi nennen. Dann starb einer seiner Freunde durch eine Lawine, kurz darauf ein zweiter. Das hat ihn nachdenklich gemacht. Er hat öfter Rückzieher gemacht, ist bei Schlechtwetter umgekehrt. Die Sponsoren sagten, dass sie es verstehen, dass es die richtige Entscheidung war. Doch schließlich haben sie ihn doch fallenlassen, als er keine guten Projekte mehr gestemmt hat.

Einige Jahre hat er als Bergführer gearbeitet, doch dann hat sein Knie Probleme gemacht und er sah ein, dass er von den Bergen Abschied nehmen musste. Er gründete eine Firma und bot Outdoorcamps an. So nennt man das. Lehrpersonal, Angestellte, sie alle wollen Unterhaltungsprogramme in der Natur kaufen.

Das ist eine gute Sache, findet er. Naturverbundenheit ist das, was vielen Menschen heutzutage fehlt. Es war nicht immer leicht, er vermisste die Weglosigkeit in den Bergen, wo er seine eigenen Entscheidungen treffen musste. Und natürlich gab es immer wieder schwierige Kunden, mit denen er nicht gut konnte. Am Berg verbrachte er oft viele Stunden schweigend mit seinem Kletterpartner. Mit Situationen, in denen Reden notwendig ist, kann er nicht gut umgehen.

Doch bislang empfand er diese Arbeit als erfüllend. Bis vor zwei Tagen. Diese Psychologin Arend und ihre Gruppe rüttelten ihn auf. Sie zeigten ihm Dinge, die er schon vor langer Zeit hätte sehen sollen, die er vielleicht gesehen hat, aber sich nicht eingestehen wollte.

Der Wald und diese Menschen, das passt nicht zusammen. Sie halten die Natur für einen Rückzugsort, mit dem sie irgendwie in Einklang kommen können. Doch er hat gesehen, wie die Natur wirklich ist, in den Bergen des Karakorum. Sie ist wild, nicht zu bändigen und tödlich. Die Natur der Wälder und Berge, aber auch die menschliche Natur, die in uns allen steckt.

Er kann nicht vergessen, was er letzte Nacht gesehen hat. Wie jemand etwas, das aussah wie ein Mensch, in den Kofferraum eines Wagens gehievt hat. Die anderen mögen im Begriff sein, den Verstand zu verlieren, doch nicht er. Was er gesehen hat, war real.

Das hier wird nicht gut ausgehen. Etwas Schlimmes wird passieren, davon ist er überzeugt. Denn er glaubt, den Wagen vorhin wieder gesehen zu haben.

VIERTE NACHT

Marc kann sich nicht konzentrieren. Er versucht, sich an Lambs Tipps bei Erschöpfung zu erinnern, doch es will ihm nicht gelingen.

Sie sitzen um die feuchte Asche des Lagerfeuers herum. Es muss irgendwo Brennholz geben, doch niemand hat sich darum gekümmert. Sie sprechen nicht miteinander, sondern hängen alle ihren eigenen Gedanken nach.

Marc erinnert sich noch, dass das Kapitel zu Überforderung besonders gut geschrieben war. Er konnte sich damals gar nicht vorstellen, welchen Bezug Lamb zu dem Thema haben sollte. Seine Karriere war schnurgerade auf ihren Höhepunkt zugelaufen, nichts deutete darauf hin, dass er jemals überfordert gewesen wäre. Doch er hat glaubwürdig berichtet, dass auch er Phasen hatte, wo er nicht weiterwusste. Zeiten, die er vor allen anderen verborgen hat, wie er in seinem Buch berichtet.

Marc dachte damals, dass ihn dieses Kapitel nicht betraf, deshalb überflog er es nur. Er strotzte so vor Energie, dass er insgeheim der Meinung war, Erschöpfung sei mit einem freien Tag und einer durchgeschlafenen Nacht heilbar.

Nun weiß er, wie es sich anfühlt, seine eigene Grenze zu überschreiten. Es ist nicht der Wille, der ihm fehlt. Ihm ist eher, als würde sein Körper ihm einen Strich durch die Rechnung machen. In seinem Kopf ist alles wie Nebel. Er hat sich überlegt, wie er die Dinge angehen will, doch gerade will ihm nichts davon mehr einfallen.

Lamb hatte eine Anleitung, wie mit einem solchen Fall umzugehen ist, davon ist Marc überzeugt, doch seine Erinnerung lässt ihn im Stich. Er wird diese Situation allein lösen müssen.

Margret befindet sich offenbar in einem ähnlichen Zustand. Während der ganzen Fahrt haben sie kein Wort gesprochen. Sie wirkt wie gedämpft, als hätte sie was zur Beruhigung genommen. Vielleicht hat sie das ja. Als sie ausgestiegen ist, zuckte sie kurz zusammen, um sich dann aus dem Fahrzeug zu schälen wie eine alte Frau. Die Verletzung ist noch frisch, eine geprellte Rippe, hat sie auf seine Frage im Shuttle knapp erklärt, und Marc findet es aberwitzig, dass sie hier ist. Wer weiß, welches Angebot Badler ihr gemacht hat, damit sie bleibt. Vielleicht wird sie am Ende etwas in den Feedbackkasten werfen.

Outdoorcamp verbesserungswürdig. Schlechte Betreuung, schlechtes Wetter.

Vor Stunden hätte er noch über einen solchen Gedanken geschmunzelt, doch der Bereich, der für Humor zuständig ist, ist vorübergehend stillgelegt worden. Sein Körper braucht die Ressourcen woanders.

Als Arend auftaucht, sieht er, dass es auch ihr schon besser ging. Ihr Lächeln wirkt gezwungen, aber das interessiert ohnehin niemanden.

»Bruno kann heute leider nicht bei uns sein, deshalb werde ich Sie durchs Programm führen. Ich weiß, dass es intensiv war. Wir haben viel miteinander erlebt, aber ich muss sagen, und das meine ich im vollen Ernst: Sie haben sich großartig geschlagen. Es wird Sie freuen zu hören, dass ich für Sie zum Abschluss einige leichte Challenges habe.«

Sie wartet auf eine Reaktion, bekommt aber keine.

»Was ist? Los jetzt!«, fährt sie die Gruppe an, worauf sich alle langsam in Bewegung setzen, wie Zombies in einem dieser alten Filme, als sie noch wie in Zeitlupe durch die Gegend wankten.

Tamara starrt das Handy in ihrer Hand an. Sie liegt auf der Couch, mit dicken Socken an den Füßen und der Wolldecke über sich gebreitet. Ihr ist kalt und sie hat überlegt, noch eine Weste aus dem Schrank zu holen und sich überzuziehen. Sie tut es nicht, weil sie weiß, dass ihr Unwohlsein nichts mit der Zimmertemperatur zu tun hat.

Seit der SMS vom Nachmittag hat sie nichts mehr von Marc gehört. Er hebt nicht ab und antwortet nicht auf ihre Nachrichten. Dass etwas nicht stimmt, hat sie schon recht bald bemerkt. Sie durchschaut ihn eigentlich ziemlich gut, was manchmal angenehm ist. Es erspart ihnen so manchen Streit, nicht zuletzt, weil er das auch weiß. Er ist ein offenes Buch für sie, und manchmal kann sie ihm besser sagen, was gut für ihn ist, als er es selbst kann. Sie macht selten von dieser Möglichkeit Gebrauch. Ihr Gefühl sagt ihr, dass es ihrer Beziehung guttut, wenn sie nur in wichtigen Fällen eingreift, auch wenn er manchmal Fehler macht, die sie schon kommen sieht. Oder wenn er irgendetwas in der Wohnung verlegt hat, von dem sie genau weiß, wo es sich befindet. Sie lässt ihn machen, und damit sind sie bisher immer gut gefahren.

Deshalb hat sie auch nicht reagiert, als sie bemerkt hat,

wie sehr er durch den Wind war. Er hat ihr den Zusammenbruch seines Bruders Jens verschwiegen. Sie verstand gleich, dass das eine schlechte Nachricht war. Marc hat sich lange genug allein durchgekämpft. Sie war froh, dass er endlich jemanden hatte, mit dem er seine Erfahrungen teilen konnte. Marc kann sich nicht gut öffnen, auch nicht Freunden gegenüber. Selbst sie als seine Partnerin erfuhr im Lauf der Jahre nur nach und nach Bruchstücke seiner Vorgeschichte. Ein großer Bruder, der ihn in seine neue Arbeit einführt, war genau das Richtige für ihn, fand sie.

Doch Jens hatte irgendeine Art von Zusammenbruch. Was genau passiert ist, wollte oder konnte er ihr auf die Schnelle nicht sagen. Sie hatte beschlossen, darauf zu warten, bis sie sich wiedersahen.

Sie spürt, dass Dinge in Bewegung sind, die sie nicht im Blick hat. Marc beschäftigt nicht nur das Verschwinden seines Bruders, da ist noch mehr. Vielleicht hätte sie früher nachfragen sollen. Sie bereut jetzt, es nicht getan zu haben.

Deshalb hat sie in der Firma angerufen. Vor zwei Stunden hatte sie die Assistentin der Geschäftsleitung am Telefon, die ihr sagte, dass alles in Ordnung sei, Marc sich aber gerade nicht an seinem Platz befinde. Sie solle es später noch mal probieren. Eine Stunde später war er immer noch nicht an seinem Platz, wie ihr eine andere Dame mitteilte, die versprach zurückzurufen. Was sie bis jetzt nicht getan hat. Gerade hat sie es noch einmal probiert, doch jetzt hebt niemand mehr ab.

Seltsam für eine renommierte Anwaltskanzlei. Das ist keine gute Nachricht, findet sie. Bisher hat sie geglaubt, dass Marc durch den Wind ist wegen dem, was mit seinem Bruder geschehen ist. Es muss schwer sein, gleichzeitig das neue Umfeld wie auch den Verlust der eigenen Firma zu verdauen.

Doch das Problem scheint größer zu sein, als sie bisher vermutet hat. Es scheint die ganze Firma zu betreffen. Etwas ist hier im Busch. Ob es etwas mit dem Camp zu tun hat? Eine seltsame Idee, findet sie. Wer denkt sich so etwas aus?

Sie hat sich nichts dabei gedacht. Es klang nach etwas, das aus einem von Marcs Ratgebern stammen könnte. Auf der Suche nach Erfolg probieren die Leute allerhand skurrile Dinge aus. Sie trainieren ihren Geist mit Mantras von der eigenen Unfehlbarkeit, andere werfen sich Pülverchen ein, und manche gehen zu Schamanen, die ihnen die Zukunft deuten. Im Wald zu sich selbst zu finden scheint ins Bild zu passen.

Doch angeblich hatte Jens seinen Ausraster im Wald. Was geschieht dort wirklich? Das letzte Mal, als sie Marc gesehen hat, konnte sie gleich erkennen, dass er nicht geschlafen hat. Sie hat einmal gehört, dass man im Zelt besonders gut schläft, doch davon scheint keine Rede zu sein. Was tun sie dort die ganze Nacht?

Je länger sie darüber nachdenkt, desto mehr Sorgen macht sie sich. Dabei war sie so froh über seinen neuen Job. Sie sah es als Möglichkeit für ihn, einen »Reality Check« zu machen. Einen sanften Ausweg aus den eigenen abenteuerlichen Selbsttäuschungen. Denn natürlich hat er mehr Schulden, als er ihr gegenüber zugibt. Wie viel genau, weiß sie nicht, aber das Gehalt, das er bekommt, ist gut, und so werden sie es gemeinsam schaffen. Davon war sie zumindest bis vor Kurzem überzeugt. Sind seine Probleme etwa größer, als ihr bewusst war?

Die Sache lässt ihr keine Ruhe. Sie muss etwas unternehmen.

Der Stein auf seinem Bauch ist so schwer, dass Marc die Luft wegbleibt, doch Arend hat ihm versichert, dass es so richtig ist.

Auch Lawrence Lamb hat Atemübungen in seinem Buch. *Circle Breathing*, das sind geführte Atemübungen, die genaue Vorgaben machen, wie lange man ein- und ausatmen soll. Zuerst ist das sonderbar. Der Körper wehrt sich gegen den Zwang und glaubt, zu wenig Luft zu bekommen. Vor allem das ewig lange Ausatmen, bis zu zehn Sekunden in Ausnahmefällen, fühlt sich falsch an. Nach einer Weile aber wandelt sich das Unbehagen in eine meditative Entspannung, und Marc konnte eine Zeit lang gar nicht genug davon kriegen.

Was Arend hier mit ihnen macht, ist etwas Ähnliches. Sie liegen auf Yogamatten und haben sich schwere Steine, die sie von der Feuerstelle mitgeschleppt haben, auf den Bauch gelegt. Das Ausatmen wird dadurch viel leichter und ist fast entspannend, doch beim Einatmen bezahlt man den Preis dafür. Marc fragt sich allerdings, ob man dafür wirklich Felsbrocken mit geschätzten zwanzig Kilogramm verwendet.

Neben sich hört er Günter schnaufen. Währenddessen geht Arend durch die Reihen und spricht mit ihnen.

»Sie fühlen sich ganz ruhig. Eine Last wird von Ihnen genommen ...«

Marc unterdrückt ein Lachen. Er fürchtet sich davor, was mit dem Stein geschieht, wenn er das macht.

Günters Atem ist ein Rasseln, gefolgt von einem Stöhnen. Arend gibt jetzt den Rhythmus vor. Sie sollen auf Befehl atmen. Einen Moment lang beruhigt es Marc tatsächlich. Er atmet jetzt tiefer und lässt den Stein alle Luft aus seiner Lunge drücken, um danach kraftvoll gegen das Gewicht einzuatmen.

Doch dann beginnt Arend den Rhythmus zu verlangsamen, und sofort verliert er das Vertrauen in ihre Anleitung. Er ignoriert ihre Angaben wieder und atmet nach seinem eigenen Tempo.

Günter hingegen scheint ihr weiter zu folgen. Das Rasseln wird langsamer, schwerer. Das Stöhnen hingegen klingt gequälter. Irgendwann hustet er, und Marc hört, wie der Stein auf den Waldboden plumpst.

»Was tun Sie da?«, fragt Arend schnell.

Günter schnauft, als wäre er schnell gelaufen. »Ich – es geht nicht«, sagt er, nachdem er etwas Sauerstoff getankt hat.

»Weil Sie nicht loslassen«, erklärt sie ihm. »Sie müssen die Arbeit, all den Stress hinter sich lassen. Sie sind jetzt im Wald, nichts anderes ist wichtig.«

»Den Stress?«, fragt er verblüfft.

»Probieren Sie es einfach.«

Marc dreht den Kopf zur Seite und sieht, wie Arend den Stein aufhebt und ihn wieder zurück auf Günters Bauch ablegt. Ein Pfeifen entweicht aus seiner Lunge, als die Luft hinausgedrückt wird. Doch er wehrt sich nicht, scheint keine Kraft mehr für Rebellion zu haben. Möglichst unauffällig durchzutauchen, das ist die Strategie, die sie alle verfolgen. Doch Arend macht es ihnen so schwer wie möglich. Sie glaubt immer noch an ihr Programm.

Nur Margret darf die Übung ohne den Stein durchführen. Arend hat sie noch mal extra gelobt, wie tapfer sie ist, trotz ihrer Verletzung herzukommen. »Sie werden sehen, es wird ihnen guttun.« Margret hat überhaupt nicht reagiert, sie ist ebenso abgekämpft und wortkarg wie alle anderen.

Fast eine Stunde quält Arend sie mit verschiedenen Atemrhythmen und Variationen der Übung. Günter wird zwischendurch so ruhig, dass Marc nachsieht, ob er noch lebt. Er scheint Arends Vorgaben inzwischen doch zu ignorieren, so gut es geht.

Dann ist es endlich vorbei, doch statt mit ihnen zum Lagerfeuer zurückzugehen, hat die Psychologin schon die nächste Hiobsbotschaft für sie.

»Das ist nicht Ihr Ernst«, sagt Veronika, als sie hört, was der Plan ist.

Tamara steht vor den verschlossenen Türen der Anwaltskanzlei. In der Lobby hat sie eine Frau getroffen, die den Boden aufwischt. Sie hat sich freundlich mit ihr unterhalten und erfahren, dass normalerweise um diese Zeit schon noch jemand in der Kanzlei ist, die Angestellten aber seit ein paar Tagen abends immer in einem Konvoi aus schwarzen Autos weggefahren sind. Wohin, kann sie nicht sagen. Die Frau freut sich über etwas Small Talk, der sie von der Arbeit abhält, doch als Tamara erkennt, dass sie keine weiteren Informationen bekommt, verabschiedet sie sich höflich.

Sie probiert es pro forma noch mal auf Marcs Handy, das aber immer noch ausgeschaltet ist. Weil sie nicht weiterweiß, geht sie zurück zum Auto, doch die Vorstellung, in die Wohnung zu fahren, ist ihr ein Graus. Sie kann nicht zurück, sie muss ihn finden.

Also hält sie stattdessen auf eine kleine türkische Bäckerei zu. Der Betreiber will ihr ein süßes Gebäck verkaufen, doch sie nimmt nur einen schwarzen Kaffee. Als sie kurz darauf daran nippt und sich ärgert, Marc nicht früher nach Details gefragt zu haben, glaubt sie zu spüren, dass sie etwas übersieht. Es ist etwas, das die Putzfrau gesagt hat. Sie trinkt den Kaffee extra langsam, um möglichst lange in diesem Zustand zu bleiben. Die Lösung scheint zum Greifen nah, und dann hat sie es.

Zuerst ist sie enttäuscht. Ihr Gefühl hat ihr etwas versprochen, das der Realität nicht standhält. So gut ist die Idee doch nicht. Doch als sie ihr Handy herausholt und die Website einer lokalen Zeitung aufmacht, sieht sie, dass sie ihr Gefühl doch nicht getrogen hat.

Während Veronika schnell aufgab, war Günter nicht so einfach zu besänftigen.

»Wir sollen uns verstecken? Ehrlich?«

Das ist es, was Arend mit ihnen vorhat. Sie erklärt ihm, dass es sich nicht um das Kinderspiel handelt, sondern um eine outdoorpädagogisch wertvolle Variante, die ihre Bindung zur Natur vertiefen wird. Doch wenn Marc ehrlich ist, hört es sich verdammt nach dem Versteckspiel an, das er aus seiner Kindheit kennt.

»Ich gehe zurück zum Camp«, verkündet Günter schließlich.

»Warum? Wir haben keine Pause.«

Nur Margret darf sich in ihr Zelt zurückziehen, die anderen müssen weitermachen.

»Ich lasse diese Challenge aus. Bei der nächsten bin ich wieder dabei.«

»Ich auch!«, meldet sich Frank.

Arend ballt die Fäuste. Die beiden Männer könnten das Zeitfenster nutzen und einfach gehen, doch stattdessen warten sie auf ihre Reaktion.

»Sie wollen abbrechen. Gut. Ich werde das dann so weitergeben.«

Beide verstehen, was das bedeutet. Der Bonus wäre damit Geschichte.

»Ist ja auch egal«, sagt Frank. »Ich bleibe.«

Günter kämpft länger mit sich. »Okay«, sagt er schließlich und schüttelt den Kopf. »Verstecken, wie Sie meinen.«

Tamara findet die Firma, die sie sucht, am Stadtrand in einem Waldstück, in dem über ihrem Kopf Seile gespannt sind. Ein Hochseilgarten, in dem Gruppen gesichert von Baum zu Baum kraxeln können.

Davor ist ein großer Parkplatz, an dessen Rand sich eine kleine, aus rohem Holz gefertigte Hütte befindet. Ein einzelnes Auto steht davor, auf der Heckscheibe prangt das Logo, das sie auf der Nachrichtenseite gesehen hat. *Brunos Erlebniswelt.* Das ist die Firma, die das Outdoorcamp betreut, wenn man dem kurzen Bericht in einer Gratiszeitung glauben darf.

Tamara klopft an, doch nichts rührt sich. Sie probiert es erneut, schließlich steht da ein Firmenwagen. Irgendjemand scheint da zu sein. Doch alles bleibt still.

Sie tritt ein paar Schritte zurück und späht in die Baumkronen, ob sich oben irgendetwas rührt. Gruppen scheint es heute keine zu geben, vielleicht führen die Betreiber der Anlage Wartungsarbeiten durch. Doch auch in den Bäumen rührt sich nichts. Nicht einmal ein Windhauch rüttelt an den Baumwipfeln.

Tamara stellt sicher, dass ihr Auto abgeschlossen ist, dann macht sie sich auf den Weg in den Wald. Sie folgt einem Trampelpfad, der sie einen leichten Hang hinaufführt. Unter den Bäumen ist es kühler, sie verschränkt die Arme. An manchen der Baumstämme neben ihr befinden sich Leitern, über die man zum Parcours hochsteigen kann.

Vor sich kann sie einen Zaun sehen. Das ist das Ende des Parcours, der kleiner ist, als er von außen ausgesehen hat. Er ist vielleicht dreißig Meter breit, dann ist Schluss. So weit will sie noch gehen, bevor sie umkehrt.

In diesem Moment hört sie zu ihrer Rechten ein Rascheln. Sie dreht sich sofort danach um und versucht, zwischen den Stämmen etwas zu erkennen. Doch da ist nichts, alles ist gespenstisch still.

Einige Minuten verbringt sie damit, den hinteren Teil des Hochseilparcours abzusuchen, dann kehrt sie um. Als sie aus dem Wald tritt, ist das Auto auf dem Parkplatz weg.

Marc ist ein ganzes Stück in den Wald hineingelaufen. Er will verhindern, schnell gefunden zu werden und womöglich als Nächster die anderen suchen zu müssen. Diese Aufgabe hat prompt Günter übertragen bekommen. Eine kleine Schikane von Arend. Die Feindseligkeit zwischen den beiden ist förmlich mit Händen zu greifen.

Marc wartet nur noch, bis die Challenges vorbei sind. Dann kann er tun, was er eigentlich vorhat. Er hat einen Plan gefasst, doch noch ist es zu früh. Er braucht dafür mehr Ruhe, die Arend ihnen gerade nicht geben will. Eine Pause von einer Stunde, das würde schon genügen.

Günter tut ihm eigentlich leid, doch zugleich hofft Marc darauf, dass Arend die Geduld mit ihm verliert und es zum offenen Streit kommt. Die junge Frau kann einfach nicht lockerlassen. Was spricht dagegen, gemeinsam das Lagerfeuer zu entzünden und dort die restliche Zeit abzusitzen, bevor weitere schlimme Dinge passieren? Für Arend scheint es um viel zu gehen. Sie glaubt, dass ihre Karriere am Erfolg dieses Camps hängt. Das mag sogar stimmen, aber derzeit scheint sie mehr gegen sich selbst zu arbeiten. Sie glaubt, nicht gut genug zu sein, und versucht aus Trotz, es besonders gut zu machen, wodurch sie die ganze Gruppe mit hineinzieht.

Marc hat nicht die Nerven, sich damit auseinanderzusetzen. Er muss den Kopf einziehen und abwarten. Kurz hat er darüber nachgedacht, seinen Plan gleich in die Tat umzusetzen. Die Idee ist verlockend, doch er muss es unauffällig tun. Und er glaubt, dass Arend ihre Drohung durchaus ernst meint. Wenn er sich mit ihr anlegt, bekommt er womöglich noch Probleme mit Badler, mit dem er sich alles so schön zurechtgelegt hat. Es hilft nichts, er muss warten, auch wenn es ihn förmlich wahnsinnig macht.

Er steht mit dem Rücken an einen Baumstamm gelehnt da und weiß nicht, ob er müde oder voller unbändiger Energie ist. Irgendwie ist es beides. Einerseits ist er vollkommen erschöpft, doch andererseits halten ihn irgendwelche Notfallreserven seines Körpers am Laufen – Reserven, die ihm Kräfte verleihen, wie er sie bisher nicht gekannt hat.

Es ist eher so, dass er sich über die Kräfte wundert, die er immer noch abrufen kann. Er befürchtet, dass es sich um das letzte Auflodern seines inneren Feuers handelt.

Wie um das eben Gedachte zu unterstreichen, beginnt sich plötzlich in seinem Blickfeld alles zu drehen. Es ist ein Schwindelanfall, der ihn dazu zwingt, die Augen zu schließen. Als er sie wieder öffnet, ist das Gefühl verflogen, nur um Sekunden später zurückzukommen. Diesmal hält er die Augen geöffnet und versucht, sich auf den Stamm vor sich zu konzentrieren. Er will ihn mit dem Blick festhalten, während er immer wieder den Fokus verliert und sich erneut alles um ihn zu drehen beginnt.

Erneut schließt er die Augen. Erst mit Verspätung realisiert er, dass da etwas war. Etwas Seltsames tauchte zwischen den Bäumen auf, das da nicht hingehört. Er öffnet die Augen wieder, doch da ist nichts.

Zugleich hört er Günters Stimme.

»Wo seid ihr, verdammt?«, krächzt Günter. »Das ist lächerlich. Kommt einfach raus, okay?«

Es ist nicht ganz klar, ob er tatsächlich mit jemandem spricht oder ob es ein Selbstgespräch ist. Sein Ton deutet jedenfalls darauf hin, dass Marc nicht der Letzte ist, den Günter aufspüren muss.

Marc überlegt kurz, sich zu erkennen zu geben, entscheidet sich aber dagegen. Günters Stimme wird schnell leiser, da er offenbar in einer anderen Richtung sucht.

Und da sieht Marc es erneut. Zwischen den Bäumen war etwas. Er starrt gebannt auf die Stelle, als es wieder auftaucht.

Es ist die Pfote eines Teddys, den er kennt.

Tamara blickt auf ihr Handy. Das muss es sein. Sie hat auf der Website von Brunos Erlebniswelt einen Hinweis auf eine Außenstelle gefunden. Einer der Kurse, die er anbietet, findet nicht beim Hochseilgarten statt, sondern in einem »Waldcamp«.

Sie folgt der Straße in den Wald nun schon eine Weile. Laut Navi befinden sich die Koordinaten direkt vor ihr. Früher gab es hier eine Feriensiedlung, sie hat sogar noch eine alte Onlinekritik gefunden.

Einzigartiger Retro-Charme.

Das war 2010. Seither gab es keine Rezensionen mehr, der Link zur Website ist inaktiv. Und doch muss da vor ihr etwas sein, das verrät ihr der Punkt auf ihrem Navi.

Noch zwei Minuten bis zum Ziel.

Als sich der Wald vor ihr lichtet, weiß sie, dass sie richtig ist. Zu ihrer Rechten befindet sich das verlassene Feriendorf. Was aber sofort ihre Aufmerksamkeit auf sich zieht, sind die Leute auf der linken Seite. Neben einer dunklen Limousine steht eine Polizeistreife, deren Scheinwerfer eingeschaltet sind und die Gruppe in ein grelles Licht tauchen.

Kurz denkt Tamara daran umzukehren, doch ein Beamter in Uniform hat sie bereits bemerkt und sich nach ihr umgedreht. Sie rollt also weiter und parkt den Wagen in der Nähe der Gruppe.

Als sie aussteigt und näher kommt, ist die Gruppe in eine lebhafte Diskussion verwickelt.

»Ich habe es mir gleich gedacht«, sagt Günter. »Sie wissen ja, was sein Bruder mit mir gemacht hat!«

»Wir gehen nur verschiedenen Verdachtsmomenten nach«, sagt ein groß gewachsener Mann. Die Art und Weise, wie er mit den beiden Uniformierten und einer kleineren Frau eine Art Spalier bildet, das dem Rest der Gruppe gegenübersteht, lässt sie vermuten, dass es sich bei ihm und der Frau um Zivilpolizisten handelt. Das ist nicht gut, denkt sie. Die Zivilen sind die Spezialisten, die zum Einsatz kommen, wenn es sich um ein Gewaltverbrechen handelt. Die Leute aus der Gruppe kennt sie nicht, aber sie sieht schnell, dass Marc nicht unter ihnen ist.

In ein paar Schritten Entfernung bleibt sie stehen, weil sie mehr von dem Gespräch hören will, doch da kommt einer der beiden Uniformierten auf sie zu. Zuerst glaubt sie, er würde sie verscheuchen, doch er fragt nur: »Wer sind Sie?«

Darauf ist sie nicht vorbereitet, also zögert sie. Kurz denkt sie darüber nach, ihn anzulügen, aber schließlich entscheidet sie sich dagegen.

»Tamara Wagner. Ist Herr Erler hier?«

Statt einer Antwort dreht sich der Mann zu den anderen um, die allerdings mit dem Gespräch beschäftigt sind.

»Kommen Sie bitte mit«, sagt er dann.

Es stellt sich heraus, dass die Polizei hier ist, um nach Marc zu suchen.

»Was hat er denn angestellt?«, fragt sie so neutral wie möglich.

»Nichts. Wir wollen ihm nur ein paar Fragen stellen.«

Sie nickt. Das klingt nicht gut. Wenn die Polizei wirklich nur ein paar Fragen stellen will, nennt sie üblicherweise den Grund dafür. Wenn sie es nicht tut, dann deshalb, weil sie nicht nur ein paar Fragen stellen will, sondern weil derjenige in Schwierigkeiten ist.

»Und wer sind Sie überhaupt, wenn man fragen darf?«, will eine schlanke, sportlich gebaute Frau mit kurzen Haaren wissen.

»Ich bin seine Lebensgefährtin«, erklärt sie knapp, worauf alle verstummen.

Die Polizistin nickt als Erste und wendet sich ihr zu. »Dann können Sie uns bestimmt helfen«, sagt sie mit einem gewinnenden Lächeln, das aber vor dem Hintergrund des Waldes und der wartenden Gruppe bedrohlich wirkt. »Wir sind auf der Suche nach ihm. Er hat bis vor Kurzem am Camp teilgenommen, doch dann scheint er sich irgendwohin zurückgezogen zu haben.«

Sie lässt ihren Blick über das Feriendorf und ein Gelände mit Zelten hinter der Gruppe wandern.

»Laut dem, was wir bisher erfahren haben, hat er kein

Auto. Er ist also vermutlich zu Fuß unterwegs. Sie können uns nicht sagen, ob es hier in der Nähe einen Ort gibt, zu dem er gegangen sein könnte?«

Tamara gefällt das nicht, was sie hier hört. Sie hat gehofft, Marc hier zu treffen und ihn zur Rede stellen zu können. Sie weiß, dass er offen zu ihr ist, wenn sie ihm klarmacht, dass es ernst ist. Sie war fest davon überzeugt, dass sich dann alles lösen lässt, wenn sie nur offen reden. Bisher war es immer so.

»Ich kann Ihnen das leider auch nicht sagen«, erklärt sie, ohne sich etwas von ihren Sorgen anmerken zu lassen. »Ich war noch nie in dieser Gegend, und ich wüsste nicht, dass Marc jemals zuvor hier war.«

»Und was führt Sie dann hierher?«

Die Frage kommt schnell und klingt ganz harmlos. Doch Tamara erkennt, dass sie von nun an höllisch aufpassen muss. Sie entscheidet sich spontan für Offenheit. »Ich bin auch auf der Suche nach ihm.«

»Soso«, sagt die Polizistin und wechselt einen Blick mit ihrem Kollegen. »Kommen Sie doch bitte einen Moment mit.«

Sie winkt ihren Kollegen zu sich, und gemeinsam gehen sie ein Stück zur Seite.

»Sie bleiben bitte, wo Sie sind!«, ruft die Polizistin der Gruppe zu, bevor sie ihren Ausweis vorzeigt. »Mein Name ist Kriminalkommissarin Spahn. Also noch mal, Sie suchen ihn? Warum? Ist er verloren gegangen?«

Tamara erklärt ihnen kurz von dem Camp und dass er in den letzten Tagen schlecht zu erreichen war.

»Ist daran etwas ungewöhnlich?«, fragt die Polizistin.

»Nicht wirklich. Wenn er gestresst ist, kann es sein, dass er in seiner eigenen Welt ist und wenig mitbekommt. Das ist nichts Neues.«

»Gestresst?«

»Ja. Er ist neu in diesem Job. Und er hat mir von diesem Camp erzählt. Es ist wohl alles etwas viel.«

»Wann haben Sie ihn zuletzt gesehen?«

Da muss sie kurz nachdenken. »Gestern«, erklärt sie. »Ich war kurz bei ihm auf der Arbeit.«

»Wie wirkte er da auf Sie?«

»Gut. Im Stress, wie gesagt. Aber sonst normal. Darf ich erfahren, warum Sie mich das fragen?«

Die beiden Polizisten tauschen einen Blick.

»Muratan Sabic, auch Mike genannt. Kennen Sie ihn?«

»Nie gehört.«

»Ein Pfandleiher hier in der Stadt. Wir glauben, dass Ihr Lebensgefährte mit ihm zu tun hatte.«

»Nicht, dass ich wüsste.«

»Aber ihr Mann hat doch Schulden«, bohrt die Polizistin nach.

Es hat keinen Sinn, das zu leugnen. »Seine Firma ist bankrottgegangen.«

»Davon haben wir gehört. Kann es sein, dass Ihr Mann sich Geld geborgt hat?«

Das trifft sie unvorbereitet. Kann es sein? Natürlich. Ihr wird bewusst, dass man ihr die Verwunderung ansieht, also reißt sie sich wieder zusammen. »Er hatte Schulden bei der Bank, ja, aber sonst ist mir nichts bekannt. Es würde mich aber wundern, wenn er zu einem Pfandleiher ginge.«

»Nicht nur Pfandleiher, er vergab auch Kredite«, sagt der Polizist.

»Wir konnten es uns auch nicht vorstellen«, gibt die Polizistin zu. »Aber sechs Wochen vor Dienstantritt in seinem neuen Job hat er einige Kreditraten der Bank bedient, der er Geld schuldete. Ein Bankbeamter hat sich an ihn erinnert.

Insgesamt waren es hundertzwanzigtausend, die er an mehreren Tagen beglich. Er hat das Geld in bar dort eingezahlt. Wissen Sie, woher er diese Summe hatte?«

Diese Information ist ein Schock. Marc hatte keine hundertzwanzigtausend, er hat jeden Cent in die Firma investiert. Es ist ein Glück, dass sie eine Eigentumswohnung besitzt, er hätte sich keine hundert Euro Miete leisten können. Auch die Betriebskosten und der Strom wurden immer von ihrem Konto abgezogen. Es war ihr Beitrag, den sie zu seinem Traum von der eigenen Firma leisten konnte.

»Ich habe leider keine Ahnung«, gibt sie zu. »Was ist mit diesem Mike?«

»Er ist abgängig«, eröffnet die Polizistin bereitwillig. »Ihr Mann könnte einer der Letzten sein, der ihn lebend gesehen hat.«

Tamara reibt die Hände aneinander. Sie sind kalt geworden. »Ich weiß leider auch nicht mehr.«

Die Polizistin wirkt enttäuscht. »Danke. Wenn Ihnen noch etwas einfällt, dann rufen Sie mich bitte an.« Sie gibt ihr eine Visitenkarte.

»Was halten Sie davon, wenn Sie mit aufs Präsidium kommen und uns dort noch ein paar Fragen beantworten?«, schaltet sich der Kollege ein. »Vielleicht finden wir zusammen heraus, wo er hingegangen sein könnte.«

»Ich sagte doch«, entgegnet Tamara, »ich kenne diese Gegend nicht. Und ich bin mir ziemlich sicher, dass er sie auch nicht kennt.«

»Lass gut sein«, sagt seine Kollegin. »Reden wir noch einmal mit den anderen.«

Er scheint damit nicht glücklich zu sein. Gerade wollen sie gehen, als er sich noch einmal Tamara zuwendet. »Wissen Sie, was Ihr Lebensgefährte als Sicherheit für den Kredit bei Muratan Sabic angegeben hat? Eine Wohnung. Dabei besitzt er doch gar keine Wohnung, hab ich recht?«

Während er Tamara beobachtet und sich offensichtlich an ihrem Schrecken weidet, zerrt sie ihn weiter zu der Gruppe.

Tamara ist wie betäubt. Sie kann sich nicht vorstellen, was der Polizist da angedeutet hat. So etwas würde Marc nie tun, nicht ihr Marc zumindest. Aber ist er noch ihr Marc? Oder ist er im Lauf seiner misslungenen Unternehmerkarriere jemand anderes geworden?

Sie will gerade zurück zum Auto gehen, als sie bemerkt, dass sich etwas in der Dynamik der Gruppe verändert hat. Alle wirken plötzlich konzentriert.

»Ich kann Ihnen die Stelle zeigen«, sagt ein junger Mann eifrig. »Es ist gleich hier in der Nähe. Mich wundert, dass es sonst niemandem aufgefallen ist.«

»Bitte führen Sie uns hin«, sagt die Polizistin, während einer der uniformierten Beamten zum Streifenwagen geht und eine leistungsstarke Taschenlampe aus dem Kofferraum holt.

Sie gehen los, und Tamara macht sich daran, ihnen zu folgen. Sie will wissen, was dieser Junge, den sie Frank genannt haben, entdeckt hat und was das mit Marc zu tun hat. Doch als es die Zivilpolizistin bemerkt, hebt sie streng die Hand.

»Sie bleiben, wo Sie sind. Oder wollen Sie gleich mit aufs Präsidium kommen?«

Die Drohung wirkt. Tamara zieht sich zurück und wendet sich an die schlanke Frau mit den kurzen Haaren. »Was ist da los? Was hat er gefunden?«

Die Frau wirkt müde und verzieht das Gesicht zu einer skeptischen Grimasse. »Ach, das ist unser Praktikant. Der ist etwas übereifrig, das muss man nicht ernst nehmen.«

»Was nicht ernst nehmen?«

»Ob Sie es glauben oder nicht, wir haben Verstecken gespielt. Er behauptet, er hätte dabei etwas entdeckt, was wie ein frisch ausgehobenes Grab aussieht.«

Marcs Sinne spielen zunehmend verrückt. Zuerst war es der Schwindel, der ihm die Sicht verschwimmen ließ, nun sind es seine Ohren, die taub werden. Doch er weiß, was er gesehen hat. Das war nicht eingebildet.

Es war der Teddy aus seiner Kindheit. Derselbe, der in seinem Büro auf dem Schreibtisch saß und den er in den Abstellraum mit dem Server gesperrt hat. Der Teddy seines Bruders, den er von Bildern und Erzählungen kennt. Der ihn durch seine schwere Kindheit begleitete.

Der Teddy verfolgt ihn, wie die Vergangenheit ihn verfolgt. Sie will ihm keine Ruhe lassen. Ein normales Leben ist für ihn nicht vorgesehen, er kann nicht ignorieren, was passiert ist. Der Teddy sorgt dafür, dass er nicht vergisst. Dafür folgt er ihm überallhin, auch hier, in den Wald. Er taucht hinter einem Baum auf und verschwindet wieder. Wenn Marc nachsieht, ist er weg, um nur ein paar Meter weiter wieder aufzutauchen.

Natürlich ist es nicht der Teddy, der ihn verfolgt. Jemand hat ihn in der Hand gehalten und sich immer wieder geschickt versteckt, wenn Marc nachsehen wollte. Das hier ist der Beweis, dass er sich an der Brücke nicht getäuscht hat. Schon dort hat jemand das Stofftier bewusst platziert. Als er genau hingehört hat, hat er die Schritte ausmachen können.

Doch in Wirklichkeit ist das egal. Wenn der Teddy lebendig geworden wäre, hätte es nicht bedrohlicher sein können. Er triggert die dunkelsten seiner Erinnerungen, Dinge, die er beinah vergessen hatte und die nun alle wieder hochkommen. Wer immer mit dem Teddy spielt, scheint das zu wissen und ganz bewusst gegen ihn einzusetzen.

Was willst du?

Es geht um seine Vergangenheit, so viel ist klar. Und natürlich gibt es eine Theorie, die ihn insgeheim nicht loslässt, seit er das Stofftier zum ersten Mal gesehen hat.

Der Einzige, dem er zutraut, etwas so Absurdes zu tun, ist sein Bruder Jens, der laut Frau Doktor Böcklin den Verstand verloren hat. Sein Bruder könnte dahinterstecken, es wäre die einfachste Erklärung.

Doch Marc will das nicht glauben. Es muss jemand anderes sein.

Deshalb ist er auch nicht zurück zur Gruppe gegangen, wie er es zuerst tun wollte. Er hat nämlich eine Geheimwaffe, von der sonst niemand weiß. Und er ist sich ziemlich sicher, dass sein Gegner nichts davon weiß.

Es ist nur ein Punkt auf der Karte, sonst nichts. Aber Marc ist überzeugt, dass er dort die Lösung finden wird. Das Armband, das offline ging, bewegte sich einige Male vom Camp weg, bevor es aufhörte zu senden. Und jedes Mal führte die Reise zum selben Punkt. Dorthin geht er nun. Und laut Karte sind es nur noch wenige Hundert Meter.

Sie hätten nicht mitkommen dürfen und haben es doch getan. Nun steht Tamara mit der schlanken Frau, die sich als Veronika vorgestellt hat, vor einer Polizeiabsperrung und versucht zu erkennen, was dahinter geschieht.

»Ich glaube, sie graben«, sagt Veronika, die etwas größer ist als Tamara und sich gereckt hat, um etwas zu erkennen.

Vor ein paar Minuten ist ein Team mit einem Van eingetroffen. Drei Leute sind ausgestiegen und haben Ganzkörperanzüge angelegt. Dann haben sie alle anderen weggeschickt, um große Scheinwerfer sowie einige Paravents aufzustellen, die ihnen nun die Sicht versperren.

»Aber wer soll da begraben sein? Etwa dieser Mike?«, wundert sich Tamara.

»Der Verschwundene? Ich glaube, den meinen sie.« Veronika mustert Tamara. »Die Polizei sagte, Marc kannte ihn?«, bohrt sie nach.

»Ich habe das gerade auch zum ersten Mal gehört.«

Veronika wirkt enttäuscht, als ihr klar wird, dass sie nicht mehr erfahren wird.

»Er hatte Schulden«, beginnt Tamara zögerlich. »Insofern könnte es sein.«

Daraufhin nickt Veronika wissend. »Sein Bruder hat mir von ihm erzählt.«

»Ach ja?«

»Er hat gesagt, dass er in Schwierigkeiten ist und er ihn unter seine Fittiche nehmen will. Sie stehen sich sehr nahe, nicht wahr?«

»Eigentlich nicht«, gibt Tamara zu.

»Nein?«

»Sie haben sich jahrelang nicht gesehen.«

»Das bedeutet nicht viel. Zwei Brüder, die zusammen solche Dinge erlebt haben, das schweißt zusammen.«

»Eigentlich haben sie es ja nicht gemeinsam erlebt.«

»Trotzdem«, beharrt Veronika.

Tamara gefällt der Ton nicht. »Ich glaube nicht, dass es für sie noch große Bedeutung hat. Das, was passiert ist.«

Veronika wiegt den Kopf. »Für Marc kann ich nicht sprechen, aber für Jens stimmt das ganz und gar nicht. Bei ihm ist das immer noch präsent, die ganze Zeit. Er träumt auch regelmäßig davon.«

»Du kennst ihn gut?«

Sie lacht etwas bitter. »Wir waren liiert. Es hätte vielleicht mehr werden können. Dass es nicht geklappt hat, hat zum Teil auch mit seiner Geschichte zu tun.«

»Inwiefern?«

»Er ist nicht der, der er zu sein vorgibt. Hinter all dem Witz verbirgt sich etwas, das ich nach wie vor nicht ganz verstehe. Manchmal habe ich das Gefühl, er hat vor sich selbst Angst. Angst, er könnte so sein wie sein Vater. Was er nicht ist, aber es macht etwas mit einem Menschen, wenn du ständig darüber nachdenkst. Wie ist das bei Marc?«

»Er ist einfach nur froh, es hinter sich zu haben«, sagt Tamara. »Wirklich, da ist nichts anderes. Es ist Lebenslust, vielleicht etwas zu viel davon. Aber das ist keine Sünde, oder?«

»Nein.«

»Ich bin mir sicher, dass er nichts mit dem zu tun hat, was sie ihm vorwerfen«, sagt Tamara und blickt zu den Paravents, hinter denen gerade ein Grab geöffnet wird.

»Was werfen sie ihm denn vor?«, fragt Veronika mit gespielter Unschuld.

»Du weißt, was ich meine. Ein verschwundener Mann, ein frisch geschaufeltes Grab mitten im Wald. Es muss eine andere Erklärung geben.«

»Ich hoffe es für ihn«, sagt Veronika. »Ich mag ihn.«

Tamara blickt erschrocken auf.

»Nicht so, Herrgott noch mal. Nicht böse sein, aber mir wäre er viel zu langweilig.«

Sie zieht von dannen, während plötzlich der Polizist von hinten an sie herantritt.

»Frau Wagner? Was Ihren Lebensgefährten angeht …«

»Ja?«

»Sind Sie ganz sicher, dass Sie uns nichts verschweigen?«

Die darin mitschwingende Unterstellung verursacht ihr weiche Knie. »Was sollte ich verschweigen? Bitte drücken Sie sich klar aus!«

»Sie sind sicher, dass Herr Erler nicht hier in der Gegend ist?«

»Das sagte ich doch«, gibt sie zurück, wobei sie langsam wütend wird.

»Ich frage das, weil es hier in der Nähe eine Immobilie zu geben scheint, die vermietet wurde. Laut Aussagen einer Nachbarin an jemanden mit dem Namen Erler.«

Marc sieht das Haus bereits von Weitem. Sein Giebel ragt als ebenmäßige Silhouette über den Zacken der Baumwipfel auf. Es ist ein Haus, an dem vieles nicht stimmt. Zu groß, zu abgeschieden. Dazu offensichtlich noch ein unbewohnter Rohbau, aber trotzdem in schlechter Verfassung und völlig zugewachsen, als wäre es seit zwanzig Jahren in diesem Zustand.

Hier wohnt bestimmt niemand, davon ist Marc überzeugt. Aber dass die Koordinaten des Armbands hierherführen, kann dennoch kein Zufall sein. Auf dieses Haus stößt man nicht aus Versehen, dazu liegt es zu versteckt. Wer immer hierherkam, wusste, dass es existiert. Doch was hat er in diesem Rohbau gesucht?

Als Marc die Fenster genauer betrachtet, ist er sich nicht mehr vollkommen sicher, ob es unbewohnt ist. Sie sind nur grob mit orangefarbenem Dichtschaum eingepasst, scheinen aber nicht ganz so alt zu sein wie das Mauerwerk und der

Dachstuhl. Er fragt sich, woher dieser Eindruck stammt, schließlich ist es bereits ziemlich dunkel. Dann erkennt er, dass die Scheiben zu sauber sind. Der Eindruck hat ihn also getäuscht, die Fenster sind gar nicht neu, sie sind einfach zu sauber.

Erst als er sich der Eingangstür nähert und sieht, was da an der Tür lehnt, ist er sich hundertprozentig sicher, hier richtig zu sein.

Vaters kalte Brutalität erstickt jeden Laut. Weder Mutter noch der Junge wagen es, die Stille zu brechen.

»Jetzt hast du es geschafft«, sagt er, während sie mit dem Rücken zum Vorzimmerschrank auf dem Boden sitzt und sich mit der Anmutung einer geschlagenen Kriegerin Blut von der aufgerissenen Lippe wischt. »Ich habe gleich gewusst, dass es falsch ist. Aber du wolltest ja zurückkommen. Hättest du uns einfach in Ruhe gelassen.«

Vater begleitet alles, was er sagt, mit ausladenden Gesten der rechten Hand, in der er die Pistole hält. Sein Ärger fühlt sich für den Jungen aber falsch an. Würde jemand, der sich wirklich ärgert, dabei so glücklich aussehen? Es wirkt, als hätte er genau darauf eine lange Zeit gewartet. Er über ihr, sie auf dem Boden. Und zudem ist alles auch noch ihre Schuld.

Als sie nicht reagiert, ist seine gute Laune aber ganz plötzlich wieder verflogen. »Was ist? Bist du stumm?«

Als Antwort entkommt ihr ein Lachen. Im ersten Moment scheint es ihn zu irritieren, doch dann wird sein Kopf hochrot, und er sieht aus, als würde er gleich explodieren. Er beugt sich zu ihr und hält ihr die Pistole an die Schläfe.

»Was ist? Hast du jetzt den Verstand verloren?«, schreit er sie an, sodass sie reflexartig die Augen schließt.

Als er nicht damit rechnet, greift sie blitzschnell nach seiner Hand und zieht sie zu ihrem Bauch.

»Spürst du es?«, fragt sie.

Er reißt die Hand schnell wieder zurück. Seine Augen sind weit aufgerissen. Sie hingegen grinst.

»Hast du es etwa nicht gewusst?« Sie wendet sich an den Jungen. »Du hast es gesehen, oder? Du bist klüger als dein Vater.«

»Was redest du da?«, will er wissen, sichtlich verwirrt darüber, dass sie keine Angst zu haben scheint.

»Unser Sohn bekommt ein Geschwisterchen, was du Idiot natürlich nicht bemerkt hast.«

»Das kann nicht sein.«

»Ach nein?«, säuselt sie. »Wer wollte so tun, als wäre alles wieder wie vorher, als wäre nichts passiert?« Sie mustert ihn, weidet sich an seiner Sprachlosigkeit. »Ich habe überlegt, ob ich es dir sage, aber ich habe geglaubt, dass du selber draufkommst. Und vielleicht habe ich gehofft, dass so etwas passiert. Ich wollte dein Gesicht sehen, wenn du es verstehst. Du kannst mir nicht mehr wehtun. Ich trage jetzt dein Kind in mir. Wir sind miteinander verbunden, was du mir antust, tust du ihm an. Was immer du auch probierst, du kannst nichts dagegen tun.«

»Das ist nicht wahr. Du lügst.«

Sie legt die Hände auf ihren Bauch, der inzwischen schon recht stattlich ist. »In der Klinik haben sie mir abgeraten, zu dir zurückzukehren. Du glaubst doch nicht im Ernst, ich bin wegen dir gekommen? Ich kam wegen ihm.« Sie blickt zu dem Jungen hin. »Er darf auf keinen Fall bei dir aufwachsen, das werde ich verhindern. Da verschlägt es dir die Sprache, was? Verstehst du, dass du verloren hast, oder reicht dein Grips dafür nicht aus? Ich werde ihn jetzt mitnehmen, und du kannst nichts dagegen tun.«

»Wo willst du denn hin?«, fragt er halbherzig, immer noch damit beschäftigt, all das Gehörte zu verarbeiten.

»Das werde ich dir auf keinen Fall sagen«, entgegnet sie trotzig.

Der Arm mit der Pistole hängt nun kraftlos herab. Vater ist ganz verändert. Er wirkt, als müsste er eine schwierige Denksportaufgabe lösen, zu der ihm nichts einfällt.

Mutter rappelt sich auf. »Komm«, sagt sie zu dem Jungen.

»Nein«, sagt Vater plötzlich. Er hebt die Pistole und zielt auf sie.

Nun ist da Angst in Mutters Augen. Die Souveränität ist wie weggeblasen. »Spinnst du? Nimm die Pistole runter, du bringst unser Kind in Gefahr.«

»Welches Kind? Es gibt kein Kind.«

Sie kann offenbar nicht glauben, was er da sagt. »Sieh her, jeder Blinde kann doch inzwischen erkennen, dass ich schwanger bin.«

»Du bist einfach dick geworden.«

Mutter erbleicht. »Das willst du nicht riskieren«, gibt sie zurück. »Ich weiß, so bist du nicht. Du liebst deinen Sohn.«

»Ist schon in Ordnung«, sagt er, nun wieder völlig Herr der Lage. »Ich weiß, dass du lügst. Du hast das Kind erfunden, weil du mir unseren Sohn stehlen willst. Aber das wird dir nicht gelingen.«

Sie scheint einzusehen, dass sie verloren hat, und wendet sich an den Jungen. »Komm her«, bittet sie ihn.

»Nein!«, brüllt plötzlich Vater.

Mit zwei schnellen Schritten ist er bei dem Jungen und schiebt ihn hinter sich.

»Das würde dir so passen, dich hinter ihm zu verstecken. Darum geht es dir, oder? Deine Haut zu retten. Der Junge bleibt bei mir, er darf nie so werden wie du. Dafür werde ich sorgen. Er wird stark werden, kein Muttersöhnchen wie bei dir.«

»Komm«, bittet sie noch mal in die Richtung des Jungen. »Komm, wir gehen weg von ihm, du willst doch auch weg, oder?«

Er sieht seine Mutter an und fragt sich, ob er das wirklich will. Bisher hat er geglaubt, dass er seinen Vater lieber hat. Sein Vater ist einfach, und das gefällt dem Jungen. Mutter macht immer alles zu kom-

pliziert, sie denkt zu viel nach, nimmt auf alles und jeden Rücksicht. Zuerst muss man auf sich selbst Rücksicht nehmen, so wie Vater.

Doch er fragt sich, ob das noch stimmt. Die Situation überfordert ihn. Er hat viele Streitereien der Eltern miterlebt, was hier geschieht, ist in vieler Hinsicht zu normal, als dass es ihn berührt. Morgen wird wieder alles wie immer sein. Sie werden schweigen und einander aus dem Weg gehen.

Es ist egal, nichts ist von Bedeutung. Streitereien wie diese muss man ignorieren, was dabei passiert, ist morgen wieder vergessen. Beide werden ihm Geschenke machen, und das ist gar nicht so schlecht, findet er. Es ging bisher auch.

»Siehst du? Er geht nirgendwohin«, sagt Vater. »Auch er hat nämlich verstanden, dass du uns anlügst. Nicht wahr?« Er winkt den Jungen zu sich. »Schau, hast du so etwas schon einmal gesehen?« Er zeigt ihm die Pistole. »Schön, nicht wahr? Das hat deine Mutter gekauft, damit sie uns etwas antun kann. Was denken wir darüber?«

Der Junge versteht, dass er etwas sagen muss.

»Ist das gut?«, bohrt Vater nach.

»Nein.«

»Eben.«

»Gib sie ihm nicht«, fleht die Mutter.

»Warum nicht? Du hast sie ins Haus gebracht, jetzt kann ich sie ihm genauso gut auch zeigen. Er muss wissen, wie er damit umgeht, wenn er sie zufällig irgendwo findet.«

»Du Arschloch …«, murmelt Mutter. »Du bist unglaublich.«

Vater legt ihm die Pistole in die Hand. Sie ist kühl und sehr schwer.

»Nicht!«, fleht Mutter. »Junge, sei vorsichtig damit.«

»Es kann nichts passieren«, widerspricht Vater. »Schau, das da bei deinem Zeigefinger ist der Abzug. Es ist ganz sicher, vertrau mir.«

»Lass das, er wird sich verletzen!«, schreit Mutter.

Vaters Miene ist so hart, wie er sie noch nie zuvor erlebt hat, doch er lächelt. »Drück ab«, sagt er zu ihm.

Und der Junge, der inzwischen intuitiv versteht, dass das hier kein gewöhnlicher Streit ist, erkennt trotz seiner Abgestumpftheit, dass es so nicht weitergehen kann. Das hier wird nie aufhören, wenn er nicht etwas tut. Es liegt an ihm, etwas zu verändern.

Und deshalb betätigt er den Abzug.

Es ist der Teddy. Er steht scheinbar an die Tür gelehnt da, was nicht sein kann, denn seine Beine sind eigentlich viel zu weich. Derart gestreckt ist er fast so groß wie ein erwachsener Mensch. Kaum zu glauben, dass ihn das Teil als Kind nicht eingeschüchtert hat.

Dafür tut es das jetzt. Jemand will in seinem Kopf Unruhe stiften, und Marc muss zugeben, dass es gelingt. Seine Hände sind eiskalt, und das Bild des Teddys verschwimmt immer wieder vor seinen Augen. Er muss näher treten, um sicherzugehen, dass er es sich nicht einbildet.

Als er die Hand ausstreckt und den Stoff berührt, ist er sicher, dass der Teddy echt ist. Nun erkennt er auch, warum das Stofftier so aufrecht stehenbleibt. Jemand hat es an die Tür genagelt. Zwei Nägel an den Schultern, zwei an den Hüftgelenken, einer oben am Scheitel. Er tastet nach einem der Nägel, der tief ins Holz getrieben wurde, und zuckt zurück, als hätte er einen elektrischen Schlag bekommen.

Es besteht kein Zweifel, hier ist er richtig. Das ist nicht das Problem. Mehr zu denken gibt ihm die Tatsache, dass er erwartet wird. Sollte er nicht zurückgehen und jemandem davon erzählen? Oder zumindest jemanden anrufen, der mit ihm hier hineingeht?

Er versucht, sich zu erinnern, wie lang er gebraucht hat, um hierherzukommen. Eine ganze Weile, so scheint ihm.

Wenn er jetzt nicht das Haus betritt, wird er das bereuen. Er wird zurückkommen, und der Teddy wird weg sein.

Er holt sein Handy heraus, das er bei der Ankunft im Wald in den Flugmodus geschaltet hat, um ein Foto zu machen. Der Blitz taucht kurz alles in ein gespenstisches Licht, und es scheint ihm, als hätte ihn der Bär angeblinzelt, was nicht sein kann, weil er nicht einmal Augenlider besitzt.

Marc überlegt, das Bild jemandem zu schicken und auf irgendeine Weise Verstärkung zu holen. Doch was sollte das bringen? Niemand außer ihm kennt die Bedeutung dieses Stofftiers. Mit Ausnahme von Jens natürlich. Ihm würde er gern Bescheid geben.

Ich habe ihn gefunden. Du hattest recht.

Doch Jens ist weg, er ist auf sich allein gestellt. Jessy ist verschwunden, Tamara kann er nicht hineinziehen, und sonst vertraut er niemandem. Was immer er tut, muss er allein tun.

Aus einer Laune heraus schickt Marc das Foto an sich selbst und lädt es mit einem Tastendruck in seine Cloud hoch, damit es zumindest auf irgendeinem Server gesichert ist. Dann drückt er die Tür auf.

Drinnen ist es weniger stickig als vermutet. Trotz des Drecks und der verwelkten Blätter auf dem Boden wirkt das Haus bewohnt. Es gibt Möbel, die weniger staubig sind, als sie sein sollten – ein Schuhregal, eine Anrichte mit einem altmodischen Telefon darauf. Außerdem scheint jemand eingeheizt zu haben, es ist unerwartet warm. Fast fühlt es sich an wie eine Heimkehr. Er erkennt, woran das liegt, und ein Schauer läuft ihm über den Rücken.

Neben dem Telefon steht eine Schale aus Holz, in der silbern glitzernde Kugeln liegen. Darin sind drei Teelichter.

Sie sind heruntergebrannt, die schwarzen Dochte stehen nur noch als kleine Stummel in die Höhe.

Nun gibt es viele Personen, die sich Deko in ihr Haus stellen. Dennoch trifft ihn dieses Bild direkt ins Herz.

»Mutter?«, fragt er leise in den Raum hinein.

Ihm fällt ein flackernder Lichtschein auf, der aus einem der Zimmer zu stammen scheint, offenbar weitere Kerzen. Türen gibt es keine, jemand muss sie ausgehängt haben. Marc geht dem Lichtschein nach und entdeckt einen schweren Metallofen, von dem weißer Lack abblättert. Das Ofentürchen steht offen, das Holz darin ist noch frisch, jemand hat hier gerade eben eingeheizt.

»Da bist du ja«, sagt eine müde Stimme, die er kennt. Sein Geist braucht eine Weile, bis er sie zuordnen kann.

»Du?«, fragt er. »Warum du?«

Es gibt eine Sache, die Tamara Marc nie erzählt hat. Sie versteht sich besser mit Jens, als sie es zugibt. Aus irgendeinem Grund hat sie das bisher nicht an die große Glocke gehängt. Vielleicht lag es daran, dass sie sich ein wenig zu gut mit ihm versteht. Sie haben sich einmal getroffen, um etwas trinken zu gehen, ganz harmlos. Damals war sie bereits ein halbes Jahr mit Marc zusammen. Jens kann unglaublich komisch sein, und sie haben viel gelacht. Sie blieben länger sitzen als geplant, und als sie nach Hause kam und Marc fragte, wo sie war, erzählte sie ihm, dass sie eine Freundin getroffen hätte.

Die Lüge geschah spontan, und als sie einmal damit anfing, tat sie es immer wieder. Jens rief sie alle paar Monate an, und sie trafen sich auf einen Kaffee oder einen Drink. Einfach zwei Freunde, die sich gut verstehen.

Oder doch mehr? Sie muss zugeben, dass sie Jens sehr interessant findet. Er hat etwas Wildes, und gepaart mit seinem Charme wundert es sie nicht, dass er immer wieder ein Abenteuer mit verschiedenen Frauen eingeht, die er gar nicht aktiv sucht, wie er beteuert. Wenn sie nicht mit Marc zusammen gewesen wäre, sie weiß nicht, was alles hätte passieren können. Aber die Anziehungskraft, sofern es sich nicht nur um intensiv empfundene Freundschaft handelt, ist nicht stark genug, um sie auf dumme Gedanken zu bringen. Sie liebt Marc, daran hat sie überhaupt keine Zweifel. Auch wenn sie sich vielleicht wünscht, dass er manchmal mehr wie Jens wäre. Nur ein klein wenig.

Sie unterhielten sich auch regelmäßig über ihn. Jens fragte immer wieder, wie es ihm geht, wie es um seine Firma steht, und Tamara erzählte ihm, was sie wusste. Marc war immer voller Zuversicht, doch mit der Zeit spürte sie, dass etwas im Busch war. Dass der Durchbruch, von dem Marc sprach, inzwischen hätte passiert sein sollen.

Wie es wirklich um die Firma stand, erfuhr sie durch Zufall. Einmal lag ein Brief der Bank offen da, er hatte ihn vergessen. Sie erzählte Jens davon, und er nickte, als hätte er schon so etwas vermutet. Dann bot er an zu helfen. Sie lehnte rundheraus ab, Geld von ihm anzunehmen. Er hingegen erklärte, dass sie ihn ganz falsch verstehe und dass es eine Lösung gebe, gegen die Marc sich seit Jahren sträube.

Jens erzählte ihr von seiner Arbeit in der Kanzlei und dass er Marc jederzeit da reinbringen konnte. Das Umfeld sei gut, die Bezahlung auch. Und er hätte nichts dagegen, seinen kleinen Bruder in der Nähe zu haben, um immer ein Auge auf ihn werfen zu können. Sie erklärte, dass ihm das bestimmt nicht passen würde, doch insgeheim hielt sie seinen Vorschlag für eine großartige Idee.

Sie kamen überein, dass sie, wenn es mit Marcs Firma zum Äußersten kommen sollte, ihn gemeinsam überreden wollten, das Angebot in der Kanzlei anzunehmen.

Und so kam es schließlich auch. Als sich die Pleite nicht mehr abwenden ließ, machte Jens seinem Bruder ein Angebot, und Tamara tat das Ihrige dazu, damit er es auch wirklich annahm.

War das eine gute Idee? Bis vor Kurzem war sie davon fest überzeugt. Doch nun zweifelt sie zum ersten Mal daran.

Marcs Schulden sind größer, als ich gedacht habe. Der Job wird ihm nicht helfen.

Warum hat er ihr davon nicht erzählt?

Das Bild, das Marc erwartet, ist so bizarr, dass er zu träumen glaubt. Er braucht einen Moment, bis er sicher ist, dass es wirklich Margret ist, die ihn ansieht.

Er braucht dafür deshalb so lang, weil der Rest des Bildes keinen Sinn ergibt. Margret sitzt im Halbdunkel, dennoch sieht er, dass sie andere Kleidung trägt. Es ist nicht das neu gekaufte Outdoorequipment, sondern ein geblümtes Kleid, das Marc nur zu gut kennt. Es sieht genau aus wie jenes, das seine Mutter oft trug.

Als er sie so anstarrt, hebt sie überrascht die Brauen, bevor sie an sich herabsieht. »Ach so, das. Gefällt es dir? Ich ziehe das manchmal gern an. Tut mir leid, ich wollte dich nicht verwirren. Ich hätte es ausziehen sollen.«

Ihr Blick ist leer, die Augen sind wie aus Glas. In der Stille des Raumes ist das gespenstisch.

»Du warst das. Du hast das Armband verschwinden lassen.«

»Ja. Ich habe es nicht rechtzeitig deaktiviert. Das war ein Fehler. Aber ich wusste, dass du mich finden würdest, früher oder später.«

»Du hast darauf gewartet.«

»Ja, kann man so sagen. Ich wollte verhindern, dass es zu früh geschieht, aber dass es geschieht, wusste ich. Es war von Anfang an Teil des Plans.«

Marc senkt den Kopf, weil ihn einen Moment lang Schwindel überkommt. »Welcher Plan? Der Plan, von dem Jens sprach, als er Günter angegriffen hat? Er hatte recht, oder? Er hat nur den Falschen verdächtigt.«

Sie zögert. »Wenn man es so sieht, ja. Genau genommen hatte er recht. Auch wenn er nicht das ganze Bild gesehen hat. Worum es wirklich geht, konnte er nicht verstehen. Dabei wäre es nicht so schwierig gewesen. Das ist das Interessante bei euch beiden. Ihr seht nur, was ihr sehen wollt. Einerseits seid ihr äußerst sensibel und aufmerksam. Man muss höllisch aufpassen. Die Sache mit dem Server. Ich hätte nicht gedacht, dass du ihn findest. Das hat alles gehörig durcheinandergebracht.«

Marc steht immer noch in der Tür.

»Aber setz dich doch erst mal. Dir ist bestimmt kalt, ich habe Feuer gemacht. Nimm dir einen Stuhl und mach es dir gemütlich.«

Ihr Ton geht ihm durch Mark und Bein. Sie spricht von Dingen, die er nicht sieht. Was meint sie damit?

»Wie du willst«, sagt sie. »Es muss auch so gehen. Viel Zeit haben wir nicht, die Polizei sucht nach dir. Es ist wichtig, dass du die ganze Wahrheit erfährst, bevor sie dich in Gewahrsam nehmen und ich dann keinen Zugang mehr zu dir habe.«

Sie bedenkt ihn mit einem Blick, den er nicht so recht deuten kann.

»Eines interessiert mich. Hast du meinen Hund getötet?«

»Deinen Hund?« Dann versteht er. »Das war gar kein Wolf? Das war dein Hund?«

»Was jeder, der etwas von Hunden versteht, sofort hätte sehen müssen. Er war hier im Haus, aber manchmal habe ich ihn frei rumlaufen lassen. Das war offenbar ein Fehler. Warum hast du das getan?«

»Ich habe nichts dergleichen getan!«

Sie mustert ihn prüfend, scheint aber unsicher zu sein.

Marc wird ungeduldig. »Worum geht es hier, zum Teufel? Was ist mit Jens? Was hast du mit ihm gemacht?«

»Du denkst, es geht hier um Jens?«, fragt sie zurück.

»Ich weiß, dass du bei der Nervenklinik warst!«

»Ach ja, die Fahrt mit dem Dienstwagen. Ich dachte noch, dass das ein Fehler ist. Ich habe nur gehofft, dass er nicht zu früh entdeckt wird.«

Sie kichert, was völlig fehl am Platz klingt. Doch dann beginnt sie zu husten, und Marc kann sehen, dass sie Schmerzen hat. Sie scheint das Ausmaß ihrer Verletzung verschwiegen zu haben.

»Du hast ihn befreit?«

»Ja. Ich habe ihm geholfen.«

»Aber wie? Ich war dort, das ist wie in einem Hochsicherheitsgefängnis. Man spaziert dort nicht einfach rein und befreit jemanden.«

Sie lächelt dünn. »Ich kenne die Anlage und ihre Schwächen. Ich wünschte, es wäre nicht so, aber zumindest diesen Vorteil habe ich.«

»Du warst dort?«

»Fast ein Jahr. Ich wollte nicht, dass er so schnell aus diesem Spiel ausscheidet. Ich brauchte euch beide. Leider ist er mir danach abgehauen, das war nicht geplant. Er brabbelte die ganze Zeit etwas davon, dass er überwacht wird und dass er herausfinden will, wer dahintersteckt. Dass ich es sein könnte, kam ihm nicht in den Sinn. Typisch.«

»Du weißt nicht, wo er steckt?«

»Keinen Schimmer.«

Marc fragt sich, ob er das glauben soll. »Wenn es ihm gut geht, wo ist er dann hin?«

Sie zuckt mit den Schultern. »Wer kann das schon sagen? Du weißt, wie er ist. Immer ein paar verrückte Ideen in seinem Kopf. Wahrscheinlich hat er sich abgesetzt. Wenn er klug ist, hat er das getan.«

Marc schüttelt den Kopf. »Er wäre nie einfach abgehauen.«

Sie lächelt. »Fühlst du dich allein, jetzt, wo er dich verlassen hat? Dein großer Bruder kann nicht mehr auf dich aufpassen.« Dann wird sie wieder ernst. »Ich hätte euch gern beide dabeigehabt, aber so muss ich mit dir vorliebnehmen.«

»Wovon bitte sprichst du?«

Marc muss an den Kredithai denken. Kann sie etwas damit zu tun haben? Der Gedanke ist absurd, doch das gilt für vieles von dem, was er hier sieht. Ist diese Frau, die er offenbar völlig falsch eingeschätzt hat, womöglich irre genug, einen Mord zu begehen?

»Es geht um eure Vergangenheit, mein Freund«, sagt sie, und es klingt wie der Beginn einer Erzählung.

»Was geht dich das an? Und warum zur Hölle trägst du das Kleid meiner Mutter?«

»Du erinnerst dich? Gut. Das ist ein Anfang. Es ist wichtig, dass du dich erinnerst. Daran, wie es wirklich war.«

»Was geht dich das überhaupt an?«

»Eine ganze Menge, wie du bald verstehen wirst.«

Marc denkt nach. »Geht es etwa um Ruth?«

Sie sieht ihn nachdenklich an. »Interessant, dass du sie erwähnst. Wie kommst du darauf?«

Marc tut ihr nicht den Gefallen, darauf zu antworten.

»Du kannst selbst dahinterkommen. Wie war das, als du deinen Bruder kennengelernt hast? Erinnerst du dich daran?«

Marc will sich wehren, er will diese Frau nicht in seinen Kopf lassen. Doch er kann nichts dagegen tun. Wie schon so oft zuvor in den letzten Stunden drängen seine Gedanken in die Phasen der Vergangenheit, die sein Leben seither prägen. Bilder ziehen vorbei, einzelne Fragmente. All die Dinge, die Jens ihm erzählt hat, manchmal ruhig und im Plauderton, manchmal unter Tränen. Die Gespräche mit dem Jugendamt, die Tränen seines Vaters, dann die erneute Befragung durch die Polizei, die Anhörung für das Gerichtsverfahren, zu dem es nie kam, weil er einfach noch viel zu jung war. Er und Jens waren sich so nah, dass Marc manchmal glaubte, es selbst erlebt zu haben, so intensiv empfand er für seinen Bruder.

»Ich weiß, was du willst. Du versuchst mir einzureden, dass Jens verrückt ist. Das ist es doch, oder? Wegen dem, was früher passiert ist. Aber da liegst du falsch. Wir haben schwierige Zeiten durchgemacht, aber wir haben sie überwunden, weil wir zusammengehalten haben.«

»Das habt ihr wohl, ja. Ihr habt allen etwas vorgespielt. Es hat wunderbar funktioniert. Sie haben euch rausgelassen, als wäre nie etwas gewesen. Was nie hätte passieren dürfen. Es war nämlich klar, dass das nicht gut ausgehen kann.«

»Wovon sprichst du?«

»Man kann nicht so lange Zeit mit einer Lüge leben, ohne dabei den Verstand zu verlieren. Wie ist das bei dir? Fühlst du dich manchmal verfolgt? Siehst du Dinge aus der Vergangenheit, die da nicht hingehören sollten?«

»Das warst du!«

»Was?«, fragt sie unschuldig.

»Der Teddy! Ich kann nicht erklären, warum du davon weißt, aber das ist definitiv der Teddy von Jens. Du hast ihn im Büro deponiert.«

»Welcher Teddy?«

»Der, der unten an die Wand genagelt ist!«, brüllt er sie an.

Kurz verschwindet ihre Souveränität. In ihren Augen blitzt Angst auf, doch sie fängt sich schnell wieder. »Da ist nirgends ein Teddy. Aber wir können ja runtergehen und nachsehen.«

»Du sagst mir jetzt, was das alles soll. Du hast uns alle überwacht!«

Sie nickt. »Habe ich. Das war notwendig.«

»Notwendig wozu?«

Sie setzt sich auf und macht dabei ein gequältes Gesicht. »Ich habe nicht viel Zeit, musst du wissen«, beginnt sie. »Der Krebs ist schon fortgeschritten. Man sieht es mir noch nicht an, aber mehr als ein paar Monate bleiben nicht. Ich musste das machen, solange ich noch kann.« Sie lacht. »Kannst du dir vorstellen, wie überrascht ich war, als ich erfahren habe, dass Jens dich in die Firma holen will? Ich habe im Hintergrund ein paar Strippen gezogen, damit das auch tatsächlich klappt. Diese Chance wollte ich mir auf keinen Fall entgehen lassen.«

»Welche Chance?«

»Arend verkauft gern die Ideen anderer Leute als die ihren. Aber das Camp war in Wirklichkeit meine Idee. Ich habe mit Badler darüber gesprochen, dass wir etwas tun müssen. Etwas Medienwirksames, weil die Leute reden. Dann habe ich die Verbindung zwischen Bruno und Arend hergestellt. Es lief wie am Schnürchen. Badler gibt sich gern streng, aber in Wirklichkeit ist er schwach und manipulierbar. Du hast es auch schon bemerkt, oder?«

»Du warst das mit dem Camp? Aber warum?«

»Ich wusste, dass das alle Leute an ihre Grenzen bringen wird. Schlafen im Wald? Naturromantik? Das ist so was von lächerlich. Die Leute laufen in die Wälder und auf die Berge, weil sie fliehen. Sie halten sich selbst und die Welt, die sie um sich herum errichten, nicht mehr aus. Und deshalb fahren sie mit ihren riesigen Autos in die Natur, wo sie dann Berge von Müll hinterlassen. Der Mensch gehört nicht in den Wald, er gehört in die Stadt! Dort hat er alles, was er zum Leben braucht, Essen, Wasser, Unterkunft, Menschen. Die Leute wollen urtümliche Wälder – in urtümlichen Wäldern gab es Wölfe und Bären! Man lebte dort in Angst. Die Menschen kennen Wälder aus Filmen, Naturdoku-Idylle. In Wirklichkeit ist die Natur gefährlich. Die ungezähmte Natur. Ja, auch die in unserem Inneren. Die natürlich hervorkommt, wenn wir ins Freie gehen und alle zivilisatorischen Ablenkungen ausschalten, die uns daran hindern, wieder zu Tieren zu werden.«

Sie hat sich in Rage geredet, doch Marc versteht noch keinen Deut mehr als zuvor. »Warum der Wald? Wir sollten zu Tieren werden?«

»Zu dem, was ihr wirklich seid! Ich wollte in euch hineinsehen, eure wahre Natur sehen. Und es war klar, dass dieses schlecht organisierte Camp die beste Gelegenheit dazu ist. Ich musste gar nicht viel tun, Bruno und Arend mit ihren unmöglichen Aufgaben haben den Großteil selbst erledigt.«

»Das ist doch alles Unsinn«, seufzt Marc, den zunehmend Erschöpfung überkommt.

»Ist es? Sag mir, wann hast du das letzte Mal so viel über deine Geschichte nachgedacht? Wer du wirklich bist?«

»Das war das Ziel?«

»Das, und euch beide an eure Grenzen zu bringen. Damit ihr zeigt, wer ihr wirklich seid. Bei deinem Bruder hat das ja schnell funktioniert. Etwas zu schnell sogar.«

»Er ist dir auf die Schliche gekommen.«

Sie nickt. »Er hat die Gefahr gespürt, deshalb hat er so überreagiert. Doch das war nicht das, was ich wollte. Es sollte langsamer gehen, subtiler. Ich wollte, dass ihr an eurem Verstand zweifelt.«

»Wozu?«

»Damit ihr eure Masken fallen lasst. Damit alle sehen, wer ihr wirklich seid.«

»Und wer sind wir wirklich? Deiner Meinung nach?«

»Es hätte schon vor Jahren ans Licht kommen sollen. Jens ist immer wieder mit dem Gesetz in Konflikt geraten. Deshalb schätzte Badler ihn. Er ließ deinen Bruder die Drecksarbeit machen. Er stellte Zeugen nach, setzte sie unter Druck. Trieb belastendes Material auf, mit dem man sie erpressen konnte. Und wenn er keines fand, dann konnte er schon einmal grob werden.«

Marc versteht, worauf sie anspielt. Ihm ist schon aufgefallen, dass Badler auch viele seiner neueren Fälle kaum mit lauteren Mitteln gewonnen haben kann. Er hatte Hilfe von außen. Diese Hilfe kam offenbar auch von Jens.

Badler hat seine Vorgehensweise also nie geändert. Er hat auch in letzter Zeit immer noch falschgespielt, mit der Unterstützung von Jens.

Sollte er sich darüber wundern? Jens nahm es mit den Regeln noch nie besonders genau. Das bedeutet nicht, dass er ein schlechter Mensch ist. Er ist einfach jemand, der die Grenzen austestet. Dass Jens jemals jemandem wirklich Gewalt antut, kann Marc sich allerdings nicht vorstellen.

»Besonders überrascht siehst du nicht aus«, stellt Margret fest. »Du kennst deinen Bruder. Aber wie gut kennst du dich selbst?« Ihr Gesicht wird finster. »Ich habe ihn auch gesehen. Den Mann in der Schlucht. Du hast vielleicht geglaubt, das wäre auch eine Einbildung. Tut mir leid. Ich weiß nicht, wer es ist, aber vielleicht hast du eine Idee.« Sie mustert ihn nachdenklich. »Du wirkst nicht so, als würdest du dich erinnern. Das habe ich mich die ganze Zeit gefragt, in welcher Form der Zusammenbruch passieren wird. Wird es ein psychotischer Schub sein? Oder ein Gewaltausbruch? Sag du es mir. Erinnerst du dich daran, oder hast du es verdrängt?«

»Ich habe niemanden umgebracht!«, hält er dagegen.

»Wer soll es denn sonst gewesen sein?«

Marc überkommt solcher Schwindel, dass er sich abstützen muss. Sie weiß von dem Toten in der Schlucht. Er hat tatsächlich gehofft, dass er ihn sich eingebildet haben könnte. Der Tote ist echt, und sie hat recht, wer soll ihn auf dem Gewissen haben? Auch wenn er keine klare Idee von den Zusammenhängen hatte, ist er intuitiv davon ausgegangen, dass dafür die gleiche Person verantwortlich ist, die auch die Überwachung durchgeführt hat.

Marc muss allerdings zugeben, dass es eine ganz andere Erklärung für den Tod von Mike gibt. Eine, die ihm überhaupt nicht gefällt. Dabei ist die Gleichung ganz einfach.

Es ist Jens, der einen Zusammenbruch hatte und so gewalttätig wurde, dass man ihn eingewiesen hat. Er ist derjenige mit der extremen Kindheit, der mit häuslicher Gewalt aufwuchs und dann seine eigene Mutter erschoss, bevor er endlich in ein Heim gebracht wurde. Und nun läuft er frei herum, wobei niemand weiß, wo er sich aufhält.

»Es kann nicht sein«, sagt Marc.

»Was kann nicht sein?«, fragt sie schnell. Sie scheint zu

spüren, dass sie ihn nun endlich dort hat, wo sie ihn haben will.

»Ich weiß, worauf du hinauswillst. Aber Jens würde so etwas nicht tun.«

Sie lacht leise. »Ach nein? Auch nicht, wenn er einen guten Grund dazu hätte?«

»Welchen Grund ...« Marc bleiben die Worte im Hals stecken. Was, wenn Jens von seinen Schulden weiß? Wenn er irgendwie mitbekommen hat, dass Marc von Mike verfolgt wird?

»Beruhig dich, Jens ist es nicht. Wenn es so einfach wäre, würden wir uns hier nicht unterhalten. Es ist komplizierter, vor allem für dich.«

»Es tut mir sehr leid für dich«, erklärt er. »Ich weiß immer noch nicht, was mit dir falschläuft, warum du glaubst, dich an uns rächen zu müssen. Aber ich muss dir leider sagen, dass ich Mike nicht umgebracht habe.«

»Mike, soso«, sagt sie. »So nennst du den Mann also.«

Ihm fällt auf, dass er sich gerade verplappert hat. Was vermutlich nicht viel ändern wird.

»Wie kannst du eigentlich behaupten, dass du es nicht warst? Worauf stützt du diese Behauptung? Ist es, weil du dich nicht erinnern kannst? Oder hast du auch noch andere Beweise?«

»Warum sollte ich mich nicht erinnern können?«, fragt er. Doch sie hat einen wunden Punkt berührt. Gerade noch hat er überlegt, ob er sich Mikes Leiche vielleicht nur eingebildet hat. Diese Sinnestäuschung hätte er gerne akzeptiert. Und nun wehrt er sich? Mit welcher Berechtigung?

»Das ist unmöglich«, hält er dagegen.

»Du weißt, dass es möglich ist.«

Er schüttelt heftig den Kopf. Alles in ihm ist ein Durcheinander, seine Gedanken, seine Erinnerungen, seine Gefühle. Nichts ist mehr an seinem Platz. Die alte Ordnung ist ins Wanken geraten, das hat Margret geschafft. Darum scheint es ihr gegangen zu sein. Die bisherige Ordnung in seinem Leben hat Platz gemacht für etwas Neues. Und diesen Platz will Margret nun füllen. Er wird es nicht zulassen.

Denn auch wenn Margret offensichtlich verrückt ist und glaubt, sich an ihm und Jens rächen zu müssen, hat ihre Aktion etwas aufgezeigt, das wichtig ist. Marc glaubt plötzlich, etwas zu übersehen. Etwas, das zum Greifen nah ist, aber zu groß, um es ganz zu fassen.

»Du bist verrückt. Ich höre mir das nicht weiter an«, verkündet er.

Er will sich davonmachen, und das scheint ihr nicht zu passen. »Wenn du jetzt gehst, zeige ich dich an. Ich sage ihnen, dass du diesen Mike umgebracht hast. Das kannst du nicht riskieren, nicht in deiner Position.«

Er schüttelt den Kopf und weicht langsam zurück. »Ich kann nicht mehr klar denken. Ich muss raus.«

»Du gehst nirgendwohin!«, fährt sie ihn an und fasst auf die Sitzbank neben sich.

Plötzlich hält sie eine Pistole in der Hand. Ein altes Modell, doch die Art, wie sie den Schlitten vor- und zurückschnellen lässt, um eine Patrone in den Lauf zu laden, zeigt, dass die Waffe gut in Schuss ist und Margret damit umgehen kann.

Daran, dass sie es ernst meint, besteht kein Zweifel. Er bleibt also stehen und hebt die Hände.

»Was willst du? Sag einfach, was du willst.«

»Die Wahrheit!«, schreit sie. »Du musst verstehen!«

»Ich will doch verstehen!«, gibt er zurück. »Sag mir, warum du das tust! Wer bist du eigentlich?«

Plötzlich nickt sie. »Na siehst du, wir kommen der Sache langsam näher. Das ist schon einmal eine ziemlich gute Frage. Wer könnte einen Grund haben, so etwas zu tun, was ich hier tue?«

Marc beginnt tatsächlich nachzudenken. Wer könnte Groll gegen ihn und Jens hegen? Ruth hat Marc schon erwähnt. Bei ihrem Verschwinden damals waren auch ihre beiden Namen immer wieder im Gespräch. Sie wurden befragt, doch nachdem keine Spur gefunden wurde und die Ermittlungen insgesamt erfolglos blieben, ließ man auch sie in Ruhe. Wenn sich allerdings jemand nicht damit abfinden wollte, wären die beiden Jungen mit der schwierigen Kindheit ein dankbares Ziel für Hass und Racheaktionen.

Doch um Ruth geht es offenbar nicht, das hat Margret bereits ausgeschlossen.

»Okay, ich helfe dir auf die Sprünge. Von allein schaffst du es offenbar nicht. Das ist okay. So viel Lügen im Kopf, das kann einen schon verwirren. Irgendwo muss man anfangen. Ich helfe dir beim ersten Schritt, weil ich sicher bin, dass du den Rest selbst hinbekommst.«

Sie sieht ihn mit einem seltsamen Blick an, und da ist wieder das Gefühl, dass er etwas übersieht, etwas, das enorm wichtig ist.

»Ich dachte, dass das Kleid dir helfen wird, aber offenbar ist deine Fähigkeit, die Realität zu verleugnen, zu stark. Denn auch wenn du es offenbar noch immer nicht gecheckt hast: Wir kennen uns, wir sind uns bereits begegnet, mehr oder weniger zumindest.«

»Sie kennen diese Frau also nicht?«

Tamara betrachtet noch einmal das Foto, doch sie ist sich sicher, das Gesicht noch nie gesehen zu haben. Auch wenn daran etwas Vertrautes ist, das sie nicht genau zuordnen kann.

Sie befindet sich auf dem Präsidium, nicht in einem kühlen Vernehmungsraum, sondern im großzügigen Büro der beiden Ermittler, die auf der Fahrt sehr freundlich zu ihr waren. Sie haben ihr gesagt, dass sie sich keine Sorgen um Marc machen soll, dass sich sicher alles aufklären wird. Auch wenn sie glaubt, dass das gelogen ist, tut es ihr gut. Und sie hat das Gefühl, dass die beiden sich ehrlich um sie bemühen. Sie machen einfach ihre Arbeit, und sie, Tamara, ist eine Unbeteiligte, die nichts dafür kann, dass sie da hineingezogen wird.

»Sie ist es, die dieses Haus gemietet hat?«, vergewissert sich Tamara.

»Ja. Margret Höfner-Erler. Wobei sie den zweiten Teil dieses Namens in den letzten Jahren kaum geführt hat. Eine Kollegin von Ihrem Lebensgefährten. Sie haben sie also nie getroffen?«

»Nein, noch nie. Hat das etwas mit dem Grab zu tun, das Sie gefunden haben?«

Darauf geht der Ermittler nicht ein.

»Wir fragen uns, warum dieses Camp gerade hier stattfindet. Nach unseren Informationen hat Frau Höfner-Erler mit der Organisation der Veranstaltung ja gar nichts zu tun. Warum also genau hier?«

»Ich weiß auch nicht. Zufall?«

»Schon ein seltsamer Zufall, finden Sie nicht?«

»Doch«, gibt Tamara zu. »Warum fahren Sie nicht hin?«

»Das haben wir schon getan«, erklärt der Beamte. »Uns

hat niemand aufgemacht. Wir hätten einen Durchsuchungsbeschluss beschaffen müssen. Doch wir fanden nicht, dass das notwendig ist. Vielleicht ein Fehler.« Er wirft einen Blick auf seine Kollegin, die danebensitzt, dann seufzt er. »Wir würden einfach gern wissen, womit wir es zu tun haben. Ihr Lebensgefährte, dann sein Bruder, der verschwunden ist. Und schließlich diese Frau mit ihrem Haus, das zufällig in der Nähe dieses kurzfristig organisierten Camps liegt. Wir glauben, dass das zusammenhängt. Wenn wir dort noch mal hinfahren, was denken Sie, werden wir finden?«

»Was fragen Sie mich das?«

»Wird Ihr Lebensgefährte dort sein?«

»Warum sollte er?«

Der Polizist stößt genervt die Luft aus. »Sie wissen es wirklich nicht? Hat er nie darüber gesprochen?«

»Was weiß ich nicht?«, gibt Tamara genervt zurück.

»Margret Höfner-Erler ist die Schwester von Marc und Jens.«

Nachdem Margret ihm die Wahrheit gesagt hat, ist sie aktiv geworden. Sie hält Marc mit der Waffe in Schach, was ihn noch nervöser macht, weil sie mit einem Kamerastativ und einem Scheinwerfer hantiert, wobei die Mündung der Pistole die ganze Zeit über auf ihn zeigt.

»Ich glaube dir nicht«, sagt er. »Meine Mutter ist an der Schussverletzung gestorben.«

»Ja, aber nicht gleich. Es hat eine Weile gedauert. Ich erzähle dir jetzt mal eine kleine Geschichte. Es war eine Mutter, auf sie wurde geschossen und sie wurde ins Koma versetzt, aus dem sie nie wieder erwachte. Aber währenddessen wuchs das Kind in ihrem Bauch, das sie nicht hatte beschützen können. Als es um die Mutter schlechter und schlechter stand, mussten die Ärzte eine Entscheidung treffen. Sie holten es auf die Welt, viel zu früh. Ganz rot war die Haut des winzigen Geschöpfs. Die Chancen standen nicht einmal fünfzig-fünfzig. Doch wie durch ein Wunder gelang es, das Kleine durchzubringen. Es schien sich an sein Leben zu klammern. Vielleicht verstand es noch nicht, dass da keine Mutter sein würde, wenn es zum ersten Mal seine Augen aufmachte. Nur eine Krankenschwester, die es ab und zu in den Arm nahm. Im Gegensatz zu seinen Geschwistern, die wegen ihrer Geschichte niemand bei sich aufnehmen wollte, kam das kleine Mädchen gleich zu einer Pflegefamilie mit einer Frau, die sie von Anfang an Mutter nannte. Doch irgendwie wusste es immer, dass da etwas nicht richtig ist. Als das kleine Mädchen erfuhr, dass seine Eltern gar nicht seine richtigen Eltern waren, ergab plötzlich alles Sinn.«

Margret hat inzwischen eine Kamera auf das Stativ gesteckt. Sie prüft, ob das Gerät funktioniert, und tippt auf das Mikrofon.

Marc versteht immer noch nicht. Er glaubte, dass Margret älter als er sein müsste. Doch ihre Größe und ihre Physiognomie könnten ihn getäuscht haben. Sie ist durch Schmerz gealtert, mit hängenden Wangen und Falten auf der Stirn, deshalb konnte Marc ihr Alter anfangs so schlecht einschätzen. Womöglich hat er sich getäuscht.

»Sobald es alt genug war, begann es nachzuforschen, wer seine wirklichen Eltern waren. Zuerst wollte ihm niemand etwas erzählen. Seine Pflegefamilie war besonders strikt dagegen, doch das Mädchen setzte sich durch. Es war noch ganz klein, als es davonlief und direkt zum Jugendamt ging, wo ein Mitarbeiter sich erweichen ließ und ihr die Akten zeigte. Das Mädchen weinte lang und bitter. Es hatte gehofft, seine wirkliche Familie finden zu können. Doch es erfuhr, dass die Mutter nicht mehr lebte und dass der Vater im Gefängnis saß. Der Sozialarbeiter des Jugendamts überredete das Mädchen, die beiden Brüder nicht zu kontaktieren. Er erzählte, was für eine Rolle einer der beiden bei Mutters Tod gespielt hatte, dass er es war, der abgedrückt hatte. Er sagte auch, dass sie um die Existenz ihrer jüngeren Schwester wussten, aber auch von sich aus nie Kontakt aufnehmen wollten. Sie hätten schwer genug an ihrem eigenen Los zu tragen. Das Mädchen ließ sich darauf ein. Es ging zurück zu seiner Pflegefamilie und lebte sein Leben. Es wuchs heran, mit gewissen Einschränkungen, die auf seine zu frühe Geburt zurückzuführen waren. Aber es lernte, das Leben so zu akzeptieren, wie es war. Bis der Krebs kam. Die Ärzte sagten, dass es sich um eine seltene Spätfolge seiner Geburt handelte, ein Andenken an seine zu früh verstorbene Mutter. Und da wurde das Mädchen, das inzwischen eine erwachsene Frau war, sehr nachdenklich. Es bereute nun, nie die Brüder kennengelernt zu haben. Die Krankheit änderte vieles. Das, was die Frau bisher für ihr Leben gehalten hatte, trat plötzlich in den Hintergrund und wurde unwichtig. Sie begann, die beiden Brüder zu beobachten. Einer von ihnen arbeitete in einer Kanzlei, also bewarb sie sich dort für einen Job, den sie prompt bekam. Nach und nach kam ihr die Idee für einen Plan. Zuerst glaubte die Frau, nicht lange genug zu leben. Der Plan war nur eine Idee, die sie in einsamen Nächten ersann, wenn sie nicht schlafen konnte. Doch der Krebs entwickelte sich nicht so schlimm wie erwartet, und die Frau gewann Zeit – Zeit, von der sie sich fragte, wie sie sie nutzen wollte. Und da begann sie die Idee mit dem Camp zu entwickeln. Als sich die Prognose der Krankheit plötzlich verschlechterte, nahte der Tag der Entscheidung. Sie zu treffen fiel im Endeffekt nicht schwer. Sie wusste, wenn sie allein in einem Sterbehospiz lag, würden ihre Gedanken immer um das kreisen, was passiert war. So wollte sie nicht aus dem Leben scheiden. Sie wollte wissen, dass es sich gelohnt hatte. Dass sie sich als Baby so an diese Existenz geklammert hatte.«

Inzwischen sitzt Margret wieder auf ihrem Platz und hat Marc einen Stuhl direkt vor die Kamera gestellt.

»Setz dich!«, befiehlt sie.

Er zögert, doch als sie den Arm mit der Pistole ausstreckt, gehorcht er. Das Licht des Scheinwerfers blendet ihn, als er sich niederlässt.

»Was soll das? Mit der Kamera?«, will Marc wissen.

»Du wirst gestehen«, erklärt sie.

»Ich sagte dir doch schon, ich habe den Mann nicht umgebracht!«

Sie lacht. »Wer redet denn davon?«

»Was denn sonst?«

»Den Mord an unserer Mutter natürlich, was sonst. Und den versuchten Mord an mir.«

Marc ist perplex. »Warum ich? Ich habe dir doch schon gesagt, das war Jens!«

Margret wirkt enttäuscht. »Ernsthaft? Ich lege dir alles hier auf den Tisch, du brauchst nur noch zuzugreifen, aber du tust es nicht. Ich treibe sogar noch deinen alten Teddybären auf. Doch du willst lieber mit einer gewaltigen Lüge leben, als die Wahrheit zu akzeptieren.«

»Welche Wahrheit verdammt?«

»Nicht Jens hat auf unsere Mutter geschossen. Das warst du.«

Als Marc gerade versucht zu verstehen, was sie da eben

gesagt hat, ist sie mit ihrer Aufmerksamkeit plötzlich woanders.

»Verdammt. Da ist jemand.«

Sie springt auf und rennt zur Tür, doch sie ist zu langsam.

Die Polizisten haben Tamara nach Hause geschickt. Ob sie zu dem Haus fahren wollen, haben sie ihr nicht gesagt.

Nun ist sie zurück in ihrer Wohnung, sitzt auf der Couch und starrt den ausgeschalteten Fernseher an. Genauso leer fühlt sie sich auch. Marc hat sich seit seiner letzten SMS nicht gemeldet, und absurderweise schlägt gerade nicht die Sorge durch, sondern einfach die Tatsache, dass er ihr fehlt. Irrsinnig sogar. Als müsste er nur zurückkommen und alles wäre gut.

Was nicht stimmt, gar nichts ist gut. Wenn er käme, wäre damit nichts erreicht. Sie würde ihn vielleicht kurz umarmen und sich dann mit ihm an den Küchentisch setzen, um mit ihm zu sprechen. Einfach all das nachholen, was noch zwischen ihnen ungesagt ist. Sie würde versuchen, mit ihm ins Reine zu kommen, so gut es eben geht. Und dann würde sie mit ihm zur Polizei fahren, damit er sich stellt. Er kann nicht davonlaufen, egal was passiert. Sie glaubt ohnehin nicht, dass er etwas Falsches getan hat, doch selbst wenn, wäre Fliehen keine Lösung. Um Schlimmeres zu verhindern, muss er mit den Behörden zusammenarbeiten.

Sie lässt den Blick über die Wohnung schweifen. Stimmt es wirklich, dass er versucht hat, die Wohnung zu verpfänden? Sie kann es sich nicht vorstellen. Wenn, dann steht es um sie noch viel schlimmer, als sie geglaubt hat.

Andererseits hat sie vielleicht einfach nur unterschätzt, wie groß seine Krise ist. Er hat es bestimmt nicht böse gemeint, er wollte nur nicht wahrhaben, dass es vorbei ist. Er ist zu spät aus seinem Traum ausgestiegen.

Wie sich das anhören muss, denkt sie. Ich entschuldige etwas, das unentschuldbar ist.

Und doch tut sie es. Sie glaubt, dass sie all das besprechen könnten. Sie würde ihm eine Chance geben, sich zu rechtfertigen. Wenn er ihr irgendwas gibt, das keine Lüge ist, das sie ernst nehmen kann, wird sie es akzeptieren. Sie ist bereit, ihm zu verzeihen. Wenn da nicht weitere schreckliche Geheimnisse warten, von denen sie nichts weiß.

Was also nun? Hier warten, dass er zurückkommt? Das wird nicht passieren, wie ihr nun bewusst wird. Er ist irgendwo da draußen und kämpft gegen Probleme, die so groß sind, dass er das unmöglich schaffen kann. Er wird nicht kommen, und sie wird ihn womöglich längere Zeit nicht wiedersehen.

Die Tränen kommen ganz plötzlich. Es ist zu viel. Wenn sie nur etwas tun könnte!

Doch als sie nachdenkt, weiß sie plötzlich die Lösung.

Sie springt auf und zieht ihre Jacke an.

Nun hört Marc es auch. Es ist ein Poltern, als würden Krähen über ein Blechdach hüpfen.

»Nicht jetzt, das ist zu früh«, flucht Margret.

Sie zieht sich blitzschnell das Kleid über den Kopf. Darunter trägt sie immer noch ihre Outdoor-Klamotten, die inzwischen nicht mehr neu sind, sondern dreckig und teilweise kaputt. Margret stürmt aus dem Raum. Er hört es poltern, als sie Türen öffnet und zuschlägt. Immer wieder stößt sie Flüche aus.

Dann verstummt sie ganz plötzlich. Marc denkt daran, dass sie vielleicht hinausgegangen ist. Er erkennt, dass das seine Chance ist. Er muss von hier verschwinden, so schnell es geht. Es ist vielleicht seine letzte Möglichkeit.

Marc steht auf und tapst zur Tür. Vorsichtig lugt er in den Vorraum, der verlassen ist. Er hat sich nicht getäuscht, die Eingangstür steht offen. Reflexartig will er zuerst gleich dorthin, zögert aber. Sie hat immer noch die Pistole. Woher soll er wissen, wie weit sie weg ist? Er kann nicht sagen, was geschieht, wenn sie ihn sieht. Falls es stimmt, was sie sagt, falls sie wirklich Krebs hat, ist ihr alles zuzutrauen.

Er dreht sich nach den anderen Türen um. Vielleicht findet er in einem der anderen Räume ein Fenster, durch das er aussteigen kann, auf der Hinterseite des Hauses, wo die Wahrscheinlichkeit, dass Margret ihn sieht, geringer ist.

Marc kann nicht länger zögern. Er behält die Vordertür im Auge und schleicht zur Tür zu seiner Rechten, als er plötzlich draußen Schritte hört, die sich der Tür nähern. Er rennt los, doch in diesem Moment ertönt ein ohrenbetäubender Knall. Er zuckt zusammen und geht in die Knie, wobei er die Hände über den Kopf hebt. Jeden Moment rechnet er mit einem weiteren Schuss, oder dass jemand mit der Waffe in der Hand zur Tür hereinkommt, doch alles bleibt ruhig. Also richtet er sich wieder auf und sieht sich um.

Im schwachen Licht kann er erkennen, dass die Tür an einer Stelle zersplittert ist. An der Wand gegenüber entdeckt er ein kleines Loch. Die Kugel ist quer durch den Raum geflogen, ganz in der Nähe der Stelle, wo er gerade gestanden hat.

Sein Verstand sagt ihm, dass er bei seinem Plan bleiben

soll. Er weiß nicht, was da draußen passiert ist. Er sollte eines der Fenster auf der anderen Seite des Hauses öffnen und zusehen, dass er von hier verschwindet. Schon gar nicht sollte er zur Vordertür gehen, wo er direkt in die nächste Kugel laufen könnte.

Doch statt auf seinen Verstand zu hören, tut er genau das. Er hat das bestimmte Gefühl, dass sich etwas verändert hat. Er muss nachsehen, was da vorgefallen ist.

Als er die Tür aufdrückt, liegt in der Nähe der Schwelle Margret auf dem Boden. In einiger Entfernung steht Jens und schaut ihn an.

»Hallo, kleiner Bruder«, sagt Jens und lockert seinen Griff um die Pistole.

Marc zögert nur einen Moment, bevor er hinausgeht, Margrets Körper umrundet und Jens in die Arme fällt.

»Schon gut, schon gut!«, meint er lachend.

»Wo zur Hölle warst du?«, fragt Marc.

»Ist doch egal – jetzt bin ich hier. Zum Glück! Ich dachte mir schon, dass du da drinnen bist.«

Sie hören beide ein Geräusch. Es kommt von Margret, die sich noch bewegt. Jens umfasst die Waffe wieder fester.

»Wie hast du …«, beginnt Marc.

»Sie wollte auf mich schießen. Aber ich konnte die Waffe … Ach, darüber reden wir später. Ich kann alles erklären. Zuerst müssen wir sie hier wegschaffen.«

»Wegschaffen? Was meinst du?«

»Die Polizei ist auf dem Weg hierher. Sie dürfen dich nicht finden.«

»Aber …«

»Da, nimm«, sagt er und drückt ihm die Pistole in die Hand.

Marc nimmt sie entgegen und ist zugleich gefesselt von

Margrets Anblick. Sie beginnt, in Richtung der Tür zu kriechen.

»Warte, geh nicht hin!«, warnt ihn Jens.

Doch Marc hört nicht auf ihn. Er nähert sich Margret, die auf dem Bauch liegt, zur Tür hin gewandt. Es sieht aus, als hätte sie ins Haus fliehen wollen, wäre dabei aber überrascht worden.

Margrets Atem rasselt. Als sie Marc bemerkt, der neben ihr steht, hält sie inne.

»Ich … hab's … ja … gesagt«, bringt sie hervor. »Ihr … seid Mörder.«

Das scheint ihr ein unerklärliches Vergnügen zu bereiten.

»Vielleicht … wert«, flüstert sie.

Marc weiß nicht, was er fühlen soll. Da ist so vieles, was ihn gerade bewegt. Aber vor allem ist er erleichtert. Es fühlt sich unendlich falsch an, aber so ist es.

»Es tut mir leid, was mit dir passiert ist«, sagt Marc.

Sie lächelt mit aller Bitterkeit der Welt. »Mehr … bekomme … ich wohl nicht. Wenn ich gewusst hätte …«

Und als das Rasseln erstirbt, versteht Marc, dass Margret gerade zu atmen aufgehört hat.

»Sollen wir das wirklich tun?«, fragt Marc.

Er ist außer Atem. Seit einigen Minuten tragen sie Margrets Körper nun schon durch den Wald. Jens geht voraus und hält die Beine, während Marc den Oberkörper unter den Achseln trägt und sich bemüht, nicht nach unten zusehen. Dabei ist es so dunkel, dass er ihr Gesicht ohnehin nicht erkennen würde.

Jens scheint den Weg genau zu kennen.

»Du warst die ganze Zeit hier, nicht wahr?«, mutmaßt Marc.

»Ich habe ein Auge auf euch geworfen«, gibt er zu. »Unter anderem.«

»Warum hast du nichts gesagt? Ich habe mir Sorgen gemacht. Ich dachte, dir wäre etwas passiert.«

»Zuerst wollte ich wissen, wer hinter all dem steckt. Ich konnte nicht riskieren, mit dir in Kontakt zu treten.«

Marc kann sein Gesicht nicht sehen, aber er stellt sich das dünne Lächeln seines Bruders vor. Dieses »Ich habe alles im Griff«-Lächeln. Jens scheint ganz der Alte zu sein, was Marc verwirrt, denn er selbst steht völlig neben sich. Sein Leben liegt in Trümmern.

»Sie hat mir erzählt, wer sie ist«, erklärt Marc. »Wusstest du es?«

»Nein, woher auch. Sie hat es gut verborgen.«

»Aber jetzt weißt du es.«

»Ja, ich habe euer Gespräch mitgehört.«

»Glaubst du, sie hat die Wahrheit gesagt?«

Jens verlangsamt kurz seinen Schritt, bevor er wieder schneller wird. »Was tut das schon zur Sache? Die Vergangenheit hatte doch nie eine große Bedeutung für uns, oder? Wir müssen nach vorne schauen, so haben wir es gelernt. Was war, ist egal.«

»Ich bin mir da nicht mehr so sicher«, gibt Marc zu.

»Nicht«, warnt ihn Jens. »Tu's nicht.«

»Ich habe Mutter erschossen«, spricht Marc das Ungeheuerliche aus. »Das war ich.«

Kurz schweigt Jens. »Ich dachte schon, du erinnerst dich nicht. Du hast im Heim irgendwann angefangen, wirr darüber zu reden. So, als wärst du nicht dabei gewesen.«

»Habe ich das?«

»Ja. Und irgendwann hast du gemeint, ich sei es gewesen, der auf Mutter geschossen hat. Ich habe dich in diesem Glauben gelassen.«

»Du hast mich bestärkt.«

»Weil ich dir helfen wollte. Du hast schreckliche Dinge durchgemacht. Ich hätte dich beschützen sollen.«

»Du warst in diesem Heim«, gibt Marc zu bedenken.

»Ich werde mir das trotzdem nicht verzeihen. Ich habe mir geschworen, dass das nie wieder passieren darf.«

»Sie glaubt, dass ich auch das mit Mike war.«

»Mike? Du meinst, dieser Kredithai? Ich habe gemerkt, dass dir jemand auf den Fersen ist. Was ist mit ihm?«

»Er ist tot.«

»Ah«, sagt Jens. »Deshalb die Polizei. Sie haben ein Grab geöffnet.«

»Kann sie recht haben? Kann es sein, dass ich ihn umgebracht habe? Vielleicht kann ich mich einfach nicht erinnern.«

»Unsinn, du hast niemanden getötet.«

»Wer soll es denn sonst gewesen sein?«, fragt Marc verzweifelt. Er muss an Margrets Worte denken. *»Erinnerst du dich daran, oder hast du es verdrängt?«*

Sie schweigen einige Minuten, als sie einen Ort erreichen, an dem die Akustik merkbar anders ist. Jens lässt die Beine von Margret fallen, und Marc legt ihren Oberkörper ab.

Vor ihnen liegt die Schlucht, in der Marc auch die Leiche von Mike entdeckt hat. Marc erkennt, was sein Bruder vorhat.

»Wir sollten uns das noch mal überlegen«, sagt er.

Jens sieht in der Dunkelheit zu ihm her. »Wir können nicht zurück. Sie suchen dich. Wir müssen Zeit gewinnen, damit wir dich in Sicherheit bringen können.«

Er beginnt, die Leiche in Richtung der Abbruchkante zu zerren.

»Nein«, sagt Marc plötzlich.

»Was ist?«

»Ich kann nicht weg. Ich werde Tamara nicht im Stich lassen.«

»Sie werden dich einsperren.«

»Vielleicht.«

Jens hält kurz inne. »Okay«, sagt er dann.

Die Leiche liegt nun direkt an der Kante, und bevor Marc etwas tun kann, verpasst Jens ihr einen Fußtritt, und sie verschwindet in der Dunkelheit.

»Sag ihnen, dass ich es war«, meint Jens. »Es ist okay.«

»Sie werden mir nicht glauben.«

»Hier sind überall Spuren von mir. Es wird funktionieren. Denk dir was aus, dir fällt schon ein Grund ein, warum ich es getan habe.«

Jens lächelt spitzbübisch, und kurz fühlt sich Marc in ihre Jugend zurückversetzt.

»Warte. Wenn ich sage, dass du es warst, sperren sie dich auch ein.«

Während beide schweigen, ist Marc, als würde irgendwo ein Licht flimmern. Jens scheint es auch zu bemerken und dreht sich danach um. Da ist es wieder, er hat sich nicht getäuscht. Eine Taschenlampe.

»Da kommt jemand«, sagt Jens. »Ich muss los.«

»Geh nicht!«, bittet Marc.

Nicht, weil es vernünftig ist oder irgendetwas lösen würde. Er will einfach nicht allein sein. Er braucht die Hilfe seines großen Bruders, der auf alles eine Antwort weiß. Auch wenn es manchmal verrückte, extreme Antworten sind. Vielleicht ist gerade das so beruhigend, dass egal, was auch passiert, sein Bruder noch ein Stück verrückter ist als die verrückteste Situation.

»Tut mir leid, kleiner Bruder, ich kann nicht bleiben. Ich lasse mich nicht noch einmal einsperren. Ich suche mir einen sicheren Ort, irgendwas mit Sandstrand und Palmen. Vielleicht kommst du mich dort ja einmal besuchen, wenn sich alles beruhigt hat. Ich schicke dir eine Karte.«

Jens verschwindet in der Dunkelheit, während Marc ein paar Schritte von der Schlucht weggeht, dem Licht entgegen. Das muss die Polizei sein, sie haben ihn endlich. Irgendwie ist er froh. Wenn diese Leute etwas können, dann ist es, Klarheit zu bringen. Sie klären die Fakten und teilen Menschen in Gut und Böse ein. Das ist es, was Marc gerade am dringendsten braucht.

Doch als er in Richtung des Lichts sieht, erkennt er, dass es nur eine einzige Taschenlampe ist. Es ist nicht die Polizei, die da anrückt.

Als die Person ihre Schritte verlangsamt und den Lichtkegel der Lampe senkt, erkennt er Tamara.

EPILOG

Die Spaziergänge sind ein festes Ritual geworden. Er geht zuerst die Straße entlang, auf der heute mehr Verkehr herrscht als gewöhnlich. Die Strecke ist aber nur zweihundert Meter lang, bevor er nach rechts in eine Wohnstraße abbiegt, wo nur selten jemand fährt. Er befindet sich in der Nähe der Stadt, viele Leute sind in letzter Zeit aufs Fahrrad umgestiegen. Sie radeln zur Endhaltestelle der Straßenbahn und fahren von dort weiter. Marc grüßt eine Frau, die er vom Sehen kennt und die auf ihrem Rad den Berg hinunterrollt.

Weiter oben führt die Wohnstraße in einen Wald, um schließlich auf einer kleinen Anhöhe wieder ans Licht zu kommen. Dort ist die Gegend dünner besiedelt, zwischen älteren Bauernhöfen stehen Designerhäuser mit Flachdächern. Zu seiner Linken hat Marc eine gute Aussicht auf die Stadt.

»Guten Morgen!«, grüßt ihn eine Frau.

Sie lehnt am Gartenzaun vor einem alten Bauernhof, der inzwischen ein Wohnhaus ist. Nur einige Hühner und ein Gemüsegarten erinnern noch an den ursprünglichen Zweck des Anwesens.

Marc grüßt zurück und geht zu ihr. Sie tratschen oft,

wenn er hier vorbeikommt. In letzter Zeit ist ihm manchmal, als würde sie schon auf ihn warten. Ihr Mann ist immer irgendwo unterwegs, und wenn sie sich nicht gerade um den Garten oder die Hühnerzucht kümmert, scheint ihr langweilig zu sein.

»Deiner Frau geht es gut?«

»Jaja, gut.«

»Und der Kleinen?«

»Auch gut«, gibt Marc zurück.

Er lächelt, so wie er es sich angewöhnt hat. Es macht eine bessere Stimmung, die Leute stellen weniger Fragen. Sie glauben dann, dass alles so weit in Ordnung ist.

Marc stellt ihr die eine oder andere Frage, um zu verhindern, dass sie sich länger mit ihm beschäftigt. Sie beginnt immer nach einer Weile zu reden, das Thema kann er sich ein wenig aussuchen. Besser, er lenkt das Gespräch schon früh auf sie. Dann spricht sie über die Hühner und nicht über seine Vergangenheit. Wie »froh« sie ist, dass jetzt alles wieder in Ordnung ist, wie glücklich er aussieht, wie sehr sie sich für Tamara freut.

Marc lässt sie eine Weile reden, bevor er nach einem geeigneten Moment Ausschau hält, an dem er sich verabschieden kann, ohne unhöflich zu sein.

Dann geht er weiter, dreht seine Runde und blickt nicht mehr zu den Häusern. Ein wenig Interaktion ist gut, aber für heute hat er genug.

Es war Tamara, die ihn zu den Spaziergängen überredet hat. Zuerst wich er ihnen aus, musste immer wieder daran erinnert werden. Doch seit einiger Zeit hat sich das Ritual gefestigt, und er kann es kaum erwarten loszugehen, selbst bei Schlechtwetter.

Dass es ihn glücklich macht, kann er nicht sagen. Es ist

in letzter Zeit überhaupt schwer zu beurteilen, was er empfindet. Er will spazieren gehen, und das genügt für den Moment.

Dabei ist er ursprünglich eine andere Runde gegangen. In diese Richtung zog es ihn erst nach einer Weile, und seither geht er immer hier.

Marc bleibt bei einer Kehre stehen. Von dort aus führt ein Weg zwischen den Feldern hindurch. Hier rastet er oft, in letzter Zeit auch mal länger. Er starrt ans Ende des Weges und stellt sich vor, was sich dort befindet. Wenn er es zu lange macht, wird ihm schwindlig, deshalb wendet er nach einer Weile den Blick ab und geht weiter.

Die Straße führt nach etwa einem Kilometer wieder in den Wald und endet an jener, die Marc zu ihrem Reihenhaus bringt.

Er ist hungrig geworden und hofft, dass Tamara das Essen schon bestellt hat. Heute gibt es Sushi. Sie lassen meist das Frühstück aus, um dafür früh zu Mittag zu essen. Tamara hat Jasmin vermutlich bereits mit einem Fläschchen gefüttert. Die Kleine rudert dann immer lebhaft mit den Armen und scheint vergnügt. Wenn Tamara fertig ist, schläft Jasmin meist sofort ein, und sie beide setzen sich an den Tisch, um sich über das bestellte Essen herzumachen.

Er wird ihr von seinem Gespräch mit der Frau im Bauernhaus erzählen, ihr Grüße ausrichten. Tamara wird sich freuen, auf die gleiche unaufgeregte, etwas müde Art, wie sie es in letzter Zeit immer tut. Sie hat sich mit der Situation abgefunden, dass sich bis auf Weiteres nichts ändern wird. Ihre Aufmerksamkeit gilt dem Kind, damit ist sie ausgelastet.

Vor zwei Monaten noch hat sie immer wieder versucht, mit ihm zu sprechen. Immer ging es um das, was bei dem

Camp passiert ist. Marc antwortete, so gut es ging, doch sie schien mit seinen Antworten nie wirklich zufrieden.

Was erwartet sie auch? Er war immerhin in Behandlung, hat seinem Therapeuten haarklein erzählt, was geschehen ist. Doch obwohl sie alle fragen, scheint niemanden die Geschichte wirklich zu interessieren. Nicht einmal die Polizei, das hat ihn am meisten gewundert.

Nachdem Mikes Leiche tatsächlich in dem Grab entdeckt wurde, fand man bald darauf auch Margrets zerschundenen Körper in der Schlucht. Natürlich wurde Marc verdächtigt, und er gestand auch bereitwillig alles. Er wurde in Untersuchungshaft genommen, was Tamara weit mehr zu belasten schien als ihn.

Doch nach einer Weile hieß es, er käme frei, müsse sich aber einer Therapie unterziehen. Tamara holte ihn unter Tränen vom Gefängnis ab und gab ihm die Karte eines Psychiaters. Sie war angewiesen worden, ihn dorthin zu schicken. Falls er die Stunden nicht wahrnähme, würde er wieder hinter Gittern landen, so wurde ihm gedroht. Grundlos, denn er ging verlässlich zu den Stunden, auch wenn diese etwas langweilig waren. Der Therapeut nickte viel und stellte Zwischenfragen, die nicht verrieten, ob er etwas von Marcs Worten verstanden hatte.

Die Position der Polizei lässt sich inzwischen so darstellen: Dass Marc Margret umgebracht hat, gilt als erwiesen. Doch weil die Pistole ihr gehört hat, wertet die Polizei den Tötungsakt als Notwehr. Das Verschwindenlassen der Leiche wird als Affekthandlung gewertet, die ebenso wie die Tötung in einem Zustand verminderter Zurechnungsfähigkeit geschah.

Dass alles sich so auflösen ließ, lag nicht zuletzt an dem guten Anwalt, den Badler ihm verschafft hatte, einen älteren

Herrn namens Senger, von dem Marc schon gehört hatte, weil er viele Prominente vertritt. In Vier-Augen-Gesprächen interessierte sich Senger nur mäßig für Marcs Geschichte, um sich dann im Gerichtssaal in einen anderen Menschen zu verwandeln, der mit äußerstem Nachdruck und viel Geschick Marcs Anliegen vertrat und Widersprüche in der Argumentation der Polizei fand, die Marc für den Tod von Mike verantwortlich machte. Dass Marc bei ihm Schulden gehabt haben soll, ließ sich nicht belegen, ebenso wenig wie eine Tatbeteiligung am Mord.

Auf die Auswahl der Gutachterin nahm Senger Einfluss. Ursprünglich hatte die Psychiaterin Böcklin noch versucht, an den Job zu kommen, doch kurz nach Erteilung des Auftrags kursierten plötzlich Bilder von schrecklichen Misshandlungen in ihrer Nervenklinik in den Medien, und der Auftrag wurde ihr wieder entzogen. Die neue Gutachterin stellte schließlich fest, dass Marc der Mord nicht zuzutrauen sei. Seine Probleme seien von anderer Art. Er habe Schwierigkeiten, Realität und Fiktion auseinanderzuhalten, gewalttätig sei er nicht.

Die Medien waren überhaupt sehr interessiert an der Angelegenheit. Sie recherchierten mehr und mehr Hintergründe des Camps und brachten grausige Details über die verscharrte, von Pfeilen durchbohrte Leiche ans Licht, ebenso wie über die verrückte Mitarbeiterin, die alle mithilfe der Fitnesstracker überwacht hatte.

In der Folge verlor Badler noch während des Prozesses seine wichtigsten Aufträge. Nach Marcs Freispruch – unter Auflagen – konnte sich die Kanzlei noch gut zwei Monate halten, bevor sie Insolvenz anmelden musste und Badler mitsamt seinen antiken Waffen, Diplomen und Aktenordnern voller eigener Fälle in den Ruhestand ging.

Was Jens angeht, so fand sich kein Hinweis darauf, dass er tatsächlich vor Ort war. Und weil Marcs Gesundheitszustand Zweifel an seiner Geschichte aufwarf, blieb letztlich unklar, ob er sich Jens nicht nur eingebildet hatte.

Marc nimmt den Vorwurf gelassen. Er hat mit der Weigerung, Jens bei seiner Flucht zu folgen, eine Entscheidung getroffen. Er will alles, was nun passiert, so hinnehmen. Eigentlich hat er damit gerechnet, für eine ganze Weile ins Gefängnis zu gehen. Dass es nun so gekommen ist, war auch für ihn überraschend, aber er nimmt es gern so hin. Das Kind war nicht geplant, und auf Tamaras sanften Druck hin haben sie geheiratet. Er hatte nichts dagegen. Ihm ist klar, dass er in etwas gelandet ist, das viele Menschen als Familienidylle wahrnehmen würden. Dass er nicht so empfindet, mag vorübergehend sein. Er wird sich noch daran gewöhnen. Tamara ist sich all dessen natürlich bewusst. Was sie wirklich dabei fühlt, ist ihm nicht zur Gänze klar.

Als er vor das Reihenhaus tritt, macht er sich auf einen ganz normalen Tag gefasst. Doch als er zur Tür blickt, ist alles anders.

Tamara braucht gute zwanzig Minuten, um ihn zu beruhigen. Er hyperventiliert und spricht mit ihr, doch kein einziges verständliches Wort kommt aus seinem Mund, es ist nur Gebrabbel. Also konzentriert er sich aufs Atmen, während die Panik immer wieder nachlässt, um dann gleich wieder zurückzukehren.

»Wir müssen weg«, bringt er schließlich hervor. »Wir sind hier nicht mehr sicher.«

Ihre beruhigenden Worte machen ihn wütend.

»Du hörst mir nicht zu! Sie hat uns gefunden! Sie wird Jasmin etwas antun, und dir!«

Tamara bekommt es nun sichtlich mit der Angst zu tun.

Sie bringt ihm Wasser, gibt ihm eine Tablette, die er zuerst ablehnt und dann doch nimmt. Doch sie scheint noch immer nicht zu verstehen.

»Ich zeige es dir«, sagt er schließlich und richtet sich auf.

Er bedeutet ihr, hinter ihm zu bleiben, und geht zur Eingangstür. Alles in ihm wehrt sich dagegen, sie zu öffnen, doch er hat keine Wahl. Sie glaubt ihm nicht. Nicht die Tatsache, dass er Mike umgebracht hat, dass er mit Jens Margret in die Schlucht geworfen hat und dass er als kleiner Junge seine eigene Mutter schwer verletzte. Niemand hier scheint zu akzeptieren, wer er ist. Dass er eine Missgeburt ist, eine Gefahr für andere Menschen. Dass man ihn aus dem Verkehr ziehen muss.

Als er mit einem einzigen Ruck die Tür öffnet, kann er es nicht glauben.

Der Teddy ist weg. Gerade eben war er noch hier, an die Tür genagelt, genau wie im Haus im Wald, wo Margret ihn erwartet hat.

Sie ist zurückgekommen. Sie hat überlebt und ist hier, um sich zu rächen.

Doch an der Tür ist nichts. Kein Teddy, keine Abdrücke von Nägeln.

»Schatz, was hast du gesehen?«

Er ist nicht fähig zu antworten. Sie gehen hinein, wo Marc vollends zusammenbricht. Nicht das erste Mal, deshalb fährt Tamara nicht mit ihm in die Klinik, sondern versucht die Sache auszusitzen. Es wird Stunden dauern, bis er ihr gesteht, dass er den Teddy aus seiner Kindheit gesehen hat.

Sie wird ihn umarmen und sagen, dass alles gut wird. Doch er wird von dem Moment an wissen, dass es nie gut sein wird. Das Vergangene wird ihn nie loslassen, es wird immer zurückkommen, um das bisschen Glück zu zerstören, das er sich aufbaut. Es war ein Fehler zu glauben, dass man glücklich leben kann, wenn man etwas Ähnliches erlebt hat wie er.

Zwei Tage später ist er in der Lage, seine Spaziergänge wieder aufzunehmen. Es ist regnerisch, und er zieht seine Gore-Tex-Jacke an, doch schon nach wenigen Schritten lässt der Regen nach und er spürt die Wirkung der frischen Luft. Sie tut ihm gut.

Wie immer biegt er in die Wohnstraße ein und folgt ihr bis in den Wald. Oben auf der Anhöhe wartet heute niemand auf ihn, worüber er dankbar ist. Seit dem Zusammenbruch hat er mit niemandem außer Tamara gesprochen, und obwohl die redselige Frau vom Bauernhof eine einfache Möglichkeit bieten würde, wieder mit Menschen in Kontakt zu kommen, ist er froh, es noch eine Weile hinausschieben zu können.

Als er die Biegung der Straße erreicht, die ihn wieder zurück zum Haus bringt, hat es wieder zu regnen begonnen. Deshalb bleibt er diesmal nicht stehen, sondern geht gleich weiter. Er hat den Wald, in dem die Straße nach unten führt, fast erreicht, als er innehält.

Fast zehn Minuten steht er im Regen, bevor er zurück nach oben geht, wo er die Biegung erreicht und dem Weg zwischen den Feldern folgt.

Er braucht länger, als er gedacht hat. Er kennt diesen Weg noch aus seiner Kindheit und hat sich in letzter Zeit oft gefragt, wie er inzwischen aussieht. Er hat ihn sich verwachsen vorgestellt, mit umgefallenen Bäumen, die ihn blockieren. Doch stattdessen scheint alles wie immer zu sein. Der Weg wird augenscheinlich für Forstarbeiten genutzt und ist in gutem Zustand.

Leicht abschüssig geht es gerade und ohne größere Veränderungen der Umgebung dahin, bis langsam ein gleichmäßiges Rauschen immer lauter wird. Ein Rauschen, das mit der Zeit mehr und mehr Struktur bekommt, bis es nach und nach in einzelne Motorengeräusche zerfällt.

Als er die Brücke erreicht, sieht sie fast so aus, wie er sie in Erinnerung hat. Das mag aber auch täuschen, denn sie ähnelt jener, die er im Wald bei dem Camp entdeckt hat. Die Unterseiten der Brücken von Schnellstraßen ähneln sich, sie bestehen aus mit verfärbter Rostschutzfarbe bestrichenem Stahl und von schlechten Graffitis verunzierten Betonsockeln, einmal mehr, einmal weniger von Pflanzen überwuchert.

Marc findet mühelos das Loch in dem Stahlträger und glaubt sich einen Moment tatsächlich in seine Kindheit versetzt, nur dass er heute größer ist, was ihm das absurde Gefühl gibt, nicht er selbst zu sein, sondern sein Bruder.

So also muss Jens sich gefühlt haben, mit seinem kleinen Bruder neben sich. Die Vorstellung erzeugt Gefühle, zu denen Marc seit Monaten nicht fähig war. Die Vergangenheit triggert, was die Gegenwart im Moment nicht vermag. Er spürt mit einem Mal, wie verletzlich und schützenswert der kleine Marc ist, den er neben sich wähnt. Den er hochheben will, damit er in das Loch sehen kann.

So also ist das mit dem inneren Kind gemeint, von dem sein Therapeut gesprochen hat. Es ist, als wäre man sein eigener großer Bruder, der einen beschützt und der mit einem manchmal verrückte Abenteuer erlebt, wenn man ihn lässt.

Jedenfalls ist dieser große Bruder, wenn es nach dem Therapeuten geht, zuallererst dem Kind verpflichtet. Erst danach kommen Familie, Freunde und die Gesellschaft mit ihren Regeln.

Marc tritt zu dem Loch und tut das, was er die ganzen Jahre hinausgeschoben hat. Er hat sich eingeredet, dass er ohnehin nichts entdecken wird, doch wenn er ehrlich ist, hat er einfach Angst gehabt, tatsächlich etwas zu finden.

Er greift in das Loch und holt etwas Weiches hervor, das sich als Stapel Kleidung entpuppt, brüchig und schimmlig, aber fein säuberlich zusammengelegt. Es handelt sich um Frauenkleider, und Marc erkennt die Weste, die Ruth immer getragen hat.

Treffen wir uns bei der Brücke.

Marc hört ein Geräusch, und noch bevor er nachsieht, weiß er, dass es Jens ist.

»Hallo, kleiner Bruder. Da bist du ja endlich.«

»Hallo, Jens.«

Er trägt dasselbe bübische Grinsen zur Schau wie immer. »Freust du dich gar nicht?«

Marc betrachtet die Kleidungsstücke in seiner Hand und antwortet zunächst nicht. »Ich dachte, ich sehe dich nie wieder«, sagt er schließlich.

»Das hätte leicht passieren können«, gibt Jens zu. »Aber ich musste einfach zurückkommen, um zu sehen, wie es dir geht.

Sein Gesicht wird ernst.

»Ich habe dich beobachtet. Das war nicht schön. Du hast eine Familie, aber du bist nicht für sie da. Ich hätte auch gern so ein Leben, weißt du. Aber ich bin auf der Flucht. Es ist nicht einfach, sich zu öffnen, wenn man niemandem die Wahrheit sagen kann.«

»Wo warst du die ganze Zeit?«

»Hier und da. Afrika, hauptsächlich. Man glaubt es nicht, aber in Südafrika können Weiße ziemlich gut unauffällig leben. Es ist nur etwas abgeschieden, aber einige der Strukturen, die in der Apartheid geschaffen wurden, funktionieren noch. Ich habe dort ein Haus und fast so etwas wie einen Hofstaat.«

Der Blick von Jens ist verklärt, als er das erzählt, doch er findet schnell ins Hier und Jetzt zurück.

»Warum hast du ihnen erzählt, dass ich dort war? In der Nacht, als Margret dich töten wollte?«

Marc versteht die Frage nicht. »Hätte ich etwas anderes erzählen sollen?«

»Du hättest nicht erwähnen müssen, dass ich dort war. Es hätte für mich einiges leichter gemacht. Es wäre fair gewesen, nachdem ich dir geholfen habe.« Er wischt das mit einer Geste beiseite und deutet auf das Bündel in Marcs Händen. »Ich dachte nicht, dass sie noch hier sind. Ich wollte schon vor einiger Zeit nachsehen. Ich habe es nicht getan, weil ich sicher war, dass du es längst gemacht hast. Erst vor Kurzem kam ich hierher und habe bemerkt, dass sie nie angerührt wurden. Du warst nicht mehr hier, oder?«

Marc verneint.

»Das bedeutet, du hast es nie gewusst?«

»Sie ist tot?«, vergewissert sich Marc. »Damals, als sie verschwand, das warst du?«

Er verzieht das Gesicht. »Ich dachte immer, du wüsstest es.«

»Wie ist es passiert?«

Die Frage scheint ihm unangenehm zu sein. »Das ist doch egal. Wir haben gespielt, wir haben Dinge ausprobiert. Wir haben getrunken und uns etwas eingeworfen. Und dann hat sie begonnen, wirres Zeug zu reden. Über Vater und Mutter. Und über uns. Es ist passiert, ich kann nichts mehr machen.«

Das Bündel in Marcs Hand wird plötzlich eigenartig schwer. Er will es loswerden. Kurz überlegt er, es zurück in das Loch zu legen. Doch dann geht er zu Jens und will es ihm in die Hand drücken.

»Was soll ich damit?«

Marc weiß darauf keine Antwort, und Jens wird wütend. Er greift nach dem Bündel und schleudert es in die Luft, sodass sich die Kleidung entfaltet und zu Boden segelt.

»Wir können nicht mehr so leben«, sagt Marc. »Unsere Vergangenheit entschuldigt nicht, was wir tun.«

Jens blickt ihn verwirrt an. »Das ist es? Das willst du mir sagen? Nachdem ich dich beschützt habe, nach dem Tod von Mutter, nach dem Bankrott deiner Firma und vor Margret?«

»Danke, ich weiß das zu schätzen. Aber es kann so nicht weitergehen.«

»Da hast du vermutlich recht«, sagt Jens, der auf einmal nachdenklich geworden ist. »Du hast dich verändert«, sagt er schließlich. »Ich kann es dir nicht verdenken, es muss schwer gewesen sein, und ich war nicht da. Aber ich will es wiedergutmachen. Ich will dich da rausholen, weil ich es nicht mehr mitansehen kann. Ich will dir helfen, wie ich es immer getan habe. Komm mit mir. Ich habe einen Pass, wir buchen ein Ticket. Morgen kannst du in meinem Haus in Afrika sein, du bist frei von deiner Geschichte, die hier jeder kennt. Ich helfe dir wieder auf die Beine. Das ist mir wichtig, wir müssen zusammenhalten, so wie immer.«

»Nein. Ich bleibe hier, und du auch. Wir müssen reinen Tisch machen. Nur dann haben wir eine Chance.«

Jens lacht. »Wie willst du das tun? Du hast Mutter erschossen, damals! Du konntest das bisher nicht hinter dir lassen, wie soll dir das jetzt gelingen?«

»Ich erinnere mich jetzt wieder«, sagt Marc.

Jens horcht auf.

»Ich war wütend auf Mutter, ich weiß es jetzt. Es war alles wie im Nebel, zwischendurch war ich mir nicht sicher, ob das überhaupt ich war, aber jetzt erinnere ich mich. Ich war böse auf sie, weil sie dich weggegeben hat.«

Jens erstarrt, und Marc spricht weiter.

»Ich konnte als Kind nicht verstehen, warum sie mir meinen Bruder wegnimmt. Vater wollte es auch nicht, aber sie sprach mit dem Jugendamt. Sie wollte uns beide dem Einfluss von Vater entziehen, aber bei mir gelang es ihr nicht. Ich habe damals nicht verstanden, warum sie das getan hat. Doch heute weiß ich es. Du warst damals schon so verhaltensauffällig, dass die Leute vom Jugendamt alarmiert waren. Du hast in der Schule die anderen misshandelt und Lehrer geschlagen, wenn dir etwas nicht passte. Die Sozialarbeiter haben erkannt, dass es Vaters Einfluss war. Also gaben sie dich in eine Pflegefamilie. Doch das funktionierte auch nicht. Du hast dich auch mit ihnen angelegt und kamst schließlich in ein Heim.«

Marc fühlt plötzlich Kräfte zurückkehren, die er lange nicht gespürt hat.

»Ich hab immer Mutter dafür verantwortlich gemacht, dass sie dich mir weggenommen hat. Heute verstehe ich, dass es richtig war. Es wäre besser gewesen, wir wären beide weggekommen, wir und Mutter. Doch Vater ließ uns nicht gehen. Alles wäre viel einfacher gewesen. So musste ich zurückbleiben, und das konnte nicht auf Dauer gut gehen.«

Marc fällt es schwer, die nächsten Worte auszusprechen.

»Deshalb habe ich geschossen. Nicht weil Vater es gesagt hat. In diesem Moment habe ich daran gedacht, dass sie dich mir weggenommen hat.«

»Hat sie ja auch«, sagt Jens hart.

»Weil sie dich vor Vaters Einfluss schützen wollte.«

»Sie hat mich von euch getrennt!«, gibt Jens wütend zurück. »Du verteidigst sie dafür?«

»Ich glaube heute, es war richtig.«

»Du machst Vater für alles verantwortlich«, resümiert Jens.

Marc widerspricht nicht.

»Ist ja auch egal«, sagt Jens. »Ich werde jedenfalls nicht länger zusehen. Du kommst mit. Ende der Diskussion.«

Marc schüttelt den Kopf. »Du musst dich stellen«, sagt er. »Wie ich es getan habe. Wir machen reinen Tisch.« Er beginnt, die Kleidung aufzusammeln.

»Was zur Hölle tust du?«

»Du musst ihnen sagen, was mit Ruth passiert ist. Ihre Eltern haben ein Recht, es zu erfahren. Wenn ihr zugedröhnt wart, wirst du davonkommen. So wie ich jetzt.«

Jens geht zu ihm hin und reißt ihm die bereits gesammelten Kleidungsstücke aus der Hand. »Du bist nicht bei Verstand.«

Marc beginnt erneut, die Kleider aufzusammeln, nur um zuzusehen, wie Jens sie wieder wegreißt.

»Ich komme nicht mit«, sagt Marc mit einer Entschlossenheit, wie er sie lange nicht mehr gespürt hat. Es ist vielleicht doch möglich, mit dem Geschehenen zu leben, wenn man nichts verdrängt, sondern sich mit allem konfrontiert und überall, wo es möglich ist, die Dinge ins Reine bringt.

Doch Jens beginnt nun seinerseits, die Kleidung aufzusammeln. Er ist auf einmal fahrig, die typische Gelassenheit ist weg. »Wehe, du erzählst jemandem davon.«

»Wir müssen«, gibt Marc zurück.

»Ich werde dich nie in Ruhe lassen, wenn du das tust. Ich werde in dein Haus kommen, wenn du nicht da bist. Ich werde deine Familie im Auge behalten.«

»Lass meine Familie aus dem Spiel.«

»Du wirst tun, was ich dir sage«, befiehlt Jens, nachdem er alle Kleidungsstücke aufgehoben hat. »Und jetzt kommst du mit. Oder etwas Schlimmes wird geschehen.«

»Ich kann nicht«, sagt Marc und tritt einen Schritt zurück. Noch nie war er sich einer Sache so sicher.

Jens sieht es und lässt das Bündel erneut fallen.

Kurz stehen sie sich gegenüber. Es ist Jens, der schließlich angreift. Er versucht, Marc zu Boden zu reißen. Als es ihm gelingt, ist er über ihm und greift nach einem Stein.

»Es ist zu deinem Besten«, sagt Jens und lässt den Stein niedersausen.

Marc duckt sich im letzten Moment zur Seite. Seine Reflexe sind schneller, als er das für möglich gehalten hat. Da beginnt Jens, mit den Fäusten auf ihn einzuschlagen.

In diesem Moment glaubt Marc, dass es vorbei ist. Jens ist größer und stärker als er und wird ihn fertigmachen. Er wird seinen Willen durchsetzen, auf welche Art auch immer. Marc wird tun, was sein Bruder sagt, wie er es immer getan hat.

Doch als er nach den Fäusten von Jens greift, gelingt es ihm, sie festzuhalten. Und da erkennt er, dass es nicht mehr stimmt, was er eben gedacht hat. Er ist nicht mehr der kleine

Bruder, inzwischen sind sie gleich groß. Jens ist schlanker, aber Marc kräftiger. Mühelos wehrt er die Angriffe ab.

Jens wird dadurch nur noch rasender. Er greift sich einen neuen Stein und trifft Marc damit an der Schulter. Schmerz breitet sich wie ein elektrischer Schlag in seiner Seite aus, strahlt aus bis zur Hüfte.

Marc erkennt, dass er keine Zeit zu verlieren hat. Er wirft Jens zur Seite, der kurz perplex ist, gerade lange genug, damit Marc seinerseits nach einem Stein greifen kann. Kurz zögert er, als sein Bruder vor ihm liegt. Beinah wartet er zu lang, doch auch Jens hält einen kurzen Augenblick lang inne. In seinen Augen steht Verletzung geschrieben.

Ich tue das für uns, sagt sein Blick.

Nur einen Sekundenbruchteil später lässt Marc den Stein auf den Kopf seines Bruders niedersausen.

Den Rückweg rennt Marc. Als er glaubt, nicht mehr zu können, verschärft er sein Tempo nur noch. Bergab fällt er mehrmals hin, bis ein Auto vorbeikommt und ein Mann, den er nicht kennt, ihn eilig nach Hause fährt.

Tamara erschrickt, als sie ihn zur Tür hereinfallen sieht. Marc rennt zur Krippe und vergewissert sich, dass es Jasmin gut geht.

»Jens«, sagt er nur. Und: »Polizei.«

Tamara schaltet schnell. Sie nimmt ihr Handy und wählt den Notruf.

Marc schildert in erstickten Worten, was geschehen ist, wo die Brücke liegt und dass sie sich beeilen sollen.

Als sie nach einer halben Stunde immer noch nichts gehört haben, stellt Marc sich darauf ein, den Rest seines

Lebens in Angst zu verbringen. Doch dann kommt der erlösende Anruf. Jens ist am Leben und wurde in Gewahrsam genommen.

Und sie haben ein Foto von Ruths Weste einem pensionierten Kollegen geschickt. Er hat sie wiedererkannt.